Fach-
buch
Klett-Cotta

Bindungs-traumatisierungen

Wenn Bindungspersonen zu Tätern werden

Herausgegeben von Karl Heinz Brisch

Klett-Cotta

Die Beiträge von Valerie Sinason, Howard Steele et al., Mary Margaret Gleason, Daniel Hughes sowie Mathilde M. Overbeek et al. wurden von Ulrike Stopfel aus dem Englischen übersetzt.

Klett-Cotta
www.klett-cotta.de
J. G. Cotta'sche Buchhandlung Nachfolger GmbH
Rotebühlstraße 77, 70178 Stuttgart
Fragen zur Produktsicherheit: produktsicherheit@klett-cotta.de

Printed in Germany
Cover: Bettina Herrmann, Stuttgart
unter Verwendung eines Fotos von © JPagetRFphotos/fotolia.com
Gesetzt von Eberl & Koesel Studio, Kempten
Gedruckt und gebunden von Esser printSolutions GmbH, Bretten
ISBN 978-3-608-98954-0
E-Book ISBN 978-3-608-10030-3
PDF-E-Book ISBN 978-3-608-20316-5

Vierte Auflage, 2026

Bibliografische Information der Deutschen Nationalbibliothek
Die Deutsche Nationalbibliothek verzeichnet diese Publikation in der Deutschen Nationalbibliografie; detaillierte bibliografische Daten sind im Internet über <http://dnb.d-nb.de> abrufbar.

Inhalt

Vorwort

Vom 9. bis 11. Oktober 2015 wurde von der Abteilung Pädiatrische Psychosomatik und Psychotherapie am Dr. v. Haunerschen Kinderspital, der Ludwig-Maximilians-Universität München eine internationale Konferenz mit dem Titel »Bindungstraumatisierungen: Wenn Bindungspersonen zu Tätern werden« (»Attachment Traumatizations: When Attachment Figures become Perpetrators«) durchgeführt. Das Interesse an dieser Konferenz und die positiven Rückmeldungen waren für den Veranstalter außerordentlich ermutigend, so dass er die Beiträge dieser Veranstaltung mit der Herausgabe dieses Buches einer größeren Leserschaft zugänglich machen möchte. Die Thematik des vorliegenden Konferenzbandes umfasste eine Vielzahl von Aspekten aus dem Bereich »Bindungstraumatisierungen«.

Es ist eine traurige Wahrheit, aber Menschen werden manchmal gerade – oftmals über viele Jahre – durch ihre Bindungspersonen traumatisiert. Solche Traumatisierungen können bereits während der Schwangerschaft, aber auch in allen späteren Altersphasen – vom Säuglingsalter bis zum hohen Alter – erfolgen. Wir sprechen dann von Bindungstraumatisierungen. Die Betroffenen werden hier von den Personen traumatisiert, von denen sie eigentlich Schutz und Sicherheit erwartet hätten. So können etwa Kinder durch ihre Eltern, Schüler durch Lehrerinnen und Lehrer, Patienten durch Ärzteinnen und Ärzte sowie Therapeutinnen und Therapeuten, alte Menschen durch Pflegepersonen oder ihre eigenen Kinder traumatisiert werden.

Dies hat langfristige und gravierende Auswirkungen auf alle psychischen, körperlichen und sozialen Bereich der Betroffenen. Hieraus entstehen u. a. pathologische Bindungen des Opfers an die Täter, Erkrankungen mit dissoziativer Symptomatik und vielfältige Muster von Bindungsstörungen. Welche Faktoren schützen, welche Rolle spielen neue wichtige Bindungspersonen, wie können neue Beziehungen aufgebaut werden? Was müssen aufnehmende Pflege und Adoptivfamilien wissen, damit aus dem Schicksal früherer Bindungstraumatisierung eine neue Ressource für Entwicklung und Bindungssicherheit erwachsen könnte? Welche Form der Begleitung, Beratung, Therapie und Prävention ist für diese Menschen hilfreich? Führende, international renommierte Fachleute und Forscher geben in diesem Buch Antworten auf diese Fragen und berichten über die neuesten Erkenntnisse und Ergebnisse aus ihren Studien, die uns für die Problematik sensibilisieren sowie Wege für neue Entwicklungen aufzeigen sollen.

Ich danke allen Autorinnen und Autoren, dass sie ihre Beiträge für die Publikation zur Verfügung gestellt haben. Ein herzlicher Dank gilt Frau Ulrike Stopfel, die wiederum sehr engagiert, wie auch in den vergangenen Jahren, alle englischsprachigen Beiträge in exzellenter Qualität rasch übersetzt hat. Ein besonderer Dank gilt auch der hervorragenden Arbeit von Herrn Thomas Reichert, der die einzelnen Manuskripte rasch und sorgfältig editiert hat. Ein weiterer Dank gilt Herrn Dr. Heinz Beyer sowie Frau Ulrike Wollenberg vom Verlag Klett-Cotta dafür, dass sie sich mit großem Engagement für die Herausgabe dieses Buches beim Verlag eingesetzt und die rasche Herstellung gewährleistet haben.

Das Buch richtet sich an Ärztinnen und Ärzte aller Fachrichtungen sowie an Psychologinnen und Psychologen, Psychotherapeutinnen und Psychotherapeuten, Sozialarbeiterinnen und Sozialarbeiter, Pädagoginnen und Pädagogen, Mitarbeiterinnen und Mitarbeiter der Jugendhilfe, ebenso an alle, die sich mit der Diagnostik und Behandlung von psychischen Störungen nach Traumatisierungen durch Bindungspersonen bei Erwachsenen sowie bei Säuglingen, Kindern und Jugendlichen beschäftigen. Ebenso sind alle Berufsgruppen angesprochen, die kranke Menschen nach Bindungstraumatisierungen in allen Altersgruppen betreuen und begleiten, wie etwa Hebammen, Lehrerinnen und Lehrer, Erzieherinnen und Erzieher, Krankenpflegerinnen und Krankenpfleger, Heilpädagoginnen und -pädagogen, Umgangspflegerinnen und -pfleger, Ergotherapeutinnen und Ergotherapeuten, Logopädinnen und Logopäden, Physiotherapeutinnen und Physiotherapeuten, Seelsorgerinnen und Seelsorger, Juristinnen und Juristen, Politikerinnen und Politiker sowie Adoptiv- und Pflegeeltern. Ich hoffe sehr, dass dieses Buch allen hilft, die im Kontext von Therapie, Beratung, Begleitung und sozialer Arbeit für Menschen mit Bindungstraumatisierungen tätig sind. Es soll auch denjenigen wichtige Anregungen geben, die mit der Prävention in Bezug auf Störungen im Kontext von Bindungstraumatisierungen beschäftigt sind.

Karl Heinz Brisch

Einleitung

Das vorliegende Buch umfasst verschiedene Beiträge aus den Bereichen »Forschung«, »Klinik« und »Prävention«, die sich aus ganz unterschiedlichen Perspektiven mit dem Thema »Bindungstraumatisierungen« beschäftigen. Neben den Ergebnissen aus der Forschung werden auch anhand von Fallbeispielen Erfahrungen aus der klinischen Arbeit vermittelt, um die therapeutischen Möglichkeiten und die Voraussetzungen für eine erfolgreiche Therapie, Begleitung und Beratung bei Menschen mit Bindungstraumatisierungen aufzuzeigen sowie Hinweise zur Prävention zu geben.

In einem grundlegenden Beitrag beschäftigt sich Karl Heinz Brisch mit der Frage, welcher Unterschied zwischen z.B. einer als traumatisch erlebten Naturkatastrophe und einer Bindungstraumatisierung besteht. Er schildert die spezifischen Auswirkungen von Bindungstraumatisierungen für die Opfer, die Täter und auch die Behandler.

Wenn Patienten in der Psychotherapie von ihren Therapeutinnen oder Therapeuten traumatisiert werden, weil es zu verschiedenen Formen von Grenzverletzungen kommt, ist dies eine besondere Form von Bindungstraumatisierung. Andrea Schleu fragt, was in diesem Zusammenhang einen ausreichend guten Psychotherapeuten ausmacht und wie durch die Arbeit von Ethikkommissionen mit Grenzverletzungen umgegangen werden kann.

Valerie Sinason, eine Spezialistin für die Behandlung von dissoziativen Identitätsstörungen, beschäftigt sich in ihrem Beitrag mit komplexen und sehr ungewöhnlichen Bindungsmustern bei bindungstraumatisierten Patienten und den therapeutischen Herausforderungen, wenn der Patient mit dem Täter, meistens der Bindungsperson, identifiziert bleibt und von starken Täterintrojekten beherrscht ist.

Howard Steele, Daniel Brown und Valerie Sinason haben Bindungsinterviews mit bindungstraumatisierten Patienten durchgeführt und analysiert. Hieraus konnten sie grundlegende Überlegungen zum Thema »Reflexionsbereitschaft und Mentalisierung« herausarbeiten.

Kinder, die schon sehr früh, oft vom Säuglingsalter an, unter Bedingungen von Vernachlässigung aufwachsen, etwa unter schwierigsten deprivatorischen Heimbedingungen, entwickeln oft ein Muster der indifferenten Bindungsstörung. Mary Margaret Gleason gibt einen Überblick über den Stand der Forschung und die Relevanz dieser Störung für die klinische Behandlung dieser Kinder.

Silke Gahleitner, Katharina Gerlich, Heidemarie Hinterwallner und Hermann Radler verfügen über ein großes Spektrum von Erfahrungen in der Jugendhilfe. Wenn Kinder mit Bindungstraumatisierungen in der Jugendhilfe bzw. in Jugendhilfeeinrichtungen behandelt werden, so kommt es oft zur Re-Inszenierung der Bindungstraumatisierung mit den pädagogischen Betreuungspersonen. Die Autoren fragen, wie mit solchen bindungstraumatisierten Kindern gearbeitet werden kann, ohne dass es zur Re-Inszenierungen kommt, wobei die Betreuer dann nicht mehr sichere Bindungspersonen sind, sondern auch zu Tätern werden können.

Auch in der Pflege alter Menschen können diejenigen, die für Schutz zuständig sind, zu Tätern werden, so dass Bindungstraumatisierungen auch im Alter vorkommen. Gisela Zenz ist eine der Ersten, die sich mit dieser so wichtigen Fragestellung auseinandergesetzt hat, und plädiert für einen Rechtsschutz für Pflegende und Gepflegte.

Die Behandlung von bindungstraumatisierten Kindern, Jugendlichen und Erwachsenen stellt für alle Beteiligten eine große Herausforderung dar. Daniel Hughes hat eine spezifische dyadische Entwicklungspsychotherapie entwickelt, die auf der Bindungstheorie aufbaut und sehr erfolgreich Kinder, deren Eltern zu Tätern wurden, behandeln kann, wie er mittels Fallbeispielen dokumentiert und darstellt.

Auch der Beitrag von Elke Garbe schildert eine Methode zur Integration traumaassoziierter Selbstanteile in der Kinder- und Jugendpsychotherapie. Die therapeutische Methode, welche die Autorin entwickelt hat, wird sehr differenziert dargestellt. Mit dieser Methode können die durch frühe Bindungstraumatisierungen entstandenen fragmentierten Selbstanteile eines Kindes wieder erfolgreich integriert werden. Dies wird mit Hilfe von Abbildungen erläutert.

Mathilde Overbeek, Clasien de Schipper, Francien Lamers-Winkelman und Carlo Schuengel wenden sich einem sehr schwierigen und belastenden Thema zu: Wenn Bindungspersonen, z. B. Eltern, sich gewalttätig auseinandersetzen und die Kinder Zeugen dieser gewalttätigen Auseinandersetzungen werden, so stellt dies ebenfalls eine Bindungstraumatisierung der Kinder dar, obwohl sie nicht direkt durch Gewalt geschädigt wurden. Aber alleine durch das Miterleben der

Gewalt erfahren die Kinder – infolge der Spiegelneuronen – Angst, Panik, und das Geschehen hinterlässt traumatische Spuren im Gehirn der Kinder. Mathilde Overbeek hat ein Programm entwickelt, wie diesen Kindern, die »nur Zeugen« der Gewalt zwischen Bindungspersonen geworden sind, geholfen werden kann.

Rituelle Gewalt in destruktiven Kulten und Sekten ist ein nach wie vor in unserer Gesellschaft stark verleugnetes Thema. Brigitte Hahn hat sich seit vielen Jahren genau diesem Thema gewidmet, sie schildert mit großer Expertise die Folgen von ritueller Gewalt und berichtet über präventive Ansätze.

Abschließend beschreibt Karl Heinz Brisch das MOSES®-Therapiemodell, das speziell zur Behandlung von bindungstraumatisierten Kindern entwickelt wurde. In diesem Konzept der stationären Intensivpsychotherapie zur Behandlung früh und schwer bindungstraumatisierter Kinder zeigen die Evaluationsergebnisse erste spannende Erfolge. Nicht nur die Symptomatik der Kinder hat sich entsprechend positiv verändert, sondern es finden, wie an einem Fallbeispiel aufgezeigt wird, auch in spezifischen traumaassoziierten Hirnstrukturen umfangreiche Wachstums- und Vernetzungsprozesse statt, die im Vergleich zwischen Messungen durch Kernspinuntersuchungen des Gehirns vor und nach der Behandlung sowie im Follow-up als mit der spezifischen Behandlungsmethode nach dem MOSES®-Therapiemodell assoziiert verstanden und interpretiert werden können. Ähnlich positive Veränderungen finden sich auch in der Reaktion des Oxytocin-Hormons auf einen emotionalen Stressor.

Brisch verweist abschließend noch auf das Präventionsprogramm »SAFE – Sichere Ausbildung für Eltern«, durch das nachweislich transgenerationale Traumatisierungen, d. h. die Weitergabe von traumatischen Erfahrungen von Bindungspersonen an die Kinder, mittels früher Interventionen, die in der Schwangerschaft beginnen, unterbrochen werden können.

Alle Beiträge haben einen spezifischen Fokus und profitieren von der großen Expertise der Autoren, speziell auf diesem Gebiet. Auf diese Weise können das Buch und die Beiträge zu einem vertieften Verständnis der Entstehung, der Konsequenzen von Bindungstraumatisierungen sowie der therapeutisch möglichen Prozesse beitragen.

KARL HEINZ BRISCH

Trauma ist nicht gleich Trauma

Die spezifischen Auswirkungen von Bindungstraumatisierungen auf Opfer, Täter und Behandler

Traumatisierung und physiologische Reaktion

Traumatische Erfahrungen sind dadurch gekennzeichnet, dass wir in eine Situation geraten, in der wir uns so bedroht fühlen, dass wir von Panik und Ohnmacht überwältigt werden. In der Regel ist dies eine Situation, die durch Todesbedrohung gekennzeichnet ist. Wir wissen keinen Ausweg, fühlen uns hilflos und ohnmächtig, sind von Stress überwältigt und haben das Gefühl, dass wir sterben werden. In einer solchen Situation wird das Gehirn von Stresshormonen überflutet, der Körper ist im Kampf- und Fluchtmodus, weil er von Adrenalin durchflutet wird, der Puls rast, der Blutdruck ist hoch, es wird im Körper Blutzucker zur Verfügung gestellt. Dies sind extreme physiologische Reaktionen, die den Sinn haben, doch noch durch Kampf und Flucht der lebensbedrohlichen Situation zu entrinnen. Dies sind sehr »archaische« Verhaltensweisen des Körpers, die sich in der Evolution so entwickelt haben (Fischer & Riedesser 1999).

Nur dann, wenn wir in einer vollkommen ausweglosen Situation sind und Kampf und Flucht nicht einmal ansatzweise eine Lösungsmöglichkeit bzw. einen Weg zur Rettung darstellen, geraten unser Körper und das Gehirn in einen sogenannten »dissoziativen Zustand« (Brisch 2012b; Huber & Schickedanz 2014). In dieser Situation wird das Großhirn sozusagen »abgeschaltet«; wir funktionieren dann vorwiegend auf der Funktionsebene des Stammhirns. Hier werden alle physiologischen Reaktionen für Herz, Kreislauf, Blutdruck und Atmung organisiert und koordiniert. Dies bedeutet: Einerseits wird zwar mit diesen Stammhirnfunktionen das Überleben garantiert, andererseits sind aber Fühlen, Denken, Erinnern, Handlungsplanung, Empathie, Sprache, also alle wesentlichen Großhirnfunktionen, beeinträchtigt bis ganz »abgeschaltet«, blockiert.

Trauma und Erinnerung

Durch den Prozess der unterschiedlich ausgeprägten Dissoziation ist es nicht verwunderlich, dass Menschen sich manchmal an eine traumatische Situation nicht mehr erinnern können oder auch nur Fragmente von Erinnerungen übrig sind, die z. B. bei einem Polizeiverhör berichtet werden können. Opfer etwa eines Überfalls werden oftmals damit konfrontiert, dass in Frage gestellt wird, ob die traumatische Situation überhaupt stattgefunden hat, wenn sie sie nicht vollständig und stimmig, sondern nur in Fragmenten erinnern können. Die fragmentarische Erinnerung spricht aber eher dafür, dass das Trauma stattgefunden hat, weil unsere normale Gedächtnisfunktion im Hippocampus durch extremen Stress beeinträchtigt ist und Erfahrungen etwa von Körpersensationen, Gerüchen, Stimmen, aber auch von visuellen Eindrücken ebenso nur fragmentiert oder gar nicht erinnert werden. Diese bilden unter diesen stressvollen Bedingungen in der Regel keine zusammenhängende, integrierte Erinnerung, die in einem kohärenten Narrativ wiedergegeben werden könnte, weil unter der extremen Stresserfahrung die einzelnen Eindrücke fragmentiert abgespeichert wurden.

Für eine später stattfindende traumazentrierte Therapie ist es typisch, dass die einzelnen, wie Puzzle-Teile versprengten Erinnerungen dann wieder zusammengefügt und auch zusammenfassend erinnert und berichtet werden können. In der Traumatherapie findet also nachträglich eine Synthese von fragmentierten Erinnerungsspuren auf der kognitiven, affektiven, sensorischen und der körperlichen Ebene statt (van der Kolk et al. 1997; Arditi-Babchuk et al. 2009; Gaensbauer 2002; Bremner et al. 1993).

Welcher Art ist das Trauma?

Dabei macht es nun einen großen Unterschied, welcher Art das Trauma ist, das einen Menschen bedroht: Ein Trauma, das uns in diese ohnmächtige lebensbedrohliche Situation bringt, kann ein Ereignis sein, das quasi plötzlich, einmalig und von außen kommt – wie etwa eine Naturkatastrophe, die Beteiligung an einem Unfall oder das Miterleben eines Banküberfalls oder ein ähnliches Ereignis (wir sprechen auch von sogenannten Typ-I-Traumata). Das Trauma aktiviert in extremer Weise unser Bindungsbedürfnis. Bestenfalls haben wir selbst eine sichere Bindungsrepräsentation. Dann ist die Wahrscheinlichkeit groß, dass wir uns unmittelbar Hilfe holen und uns an unsere spezifischen Bindungspersonen oder Personen wenden, von denen wir ebenso eine bindungsorientierte Hilfe erwarten, wie Rettungssanitäter, Notarzt, Polizist, Psychotherapeuten. Von diesen erwarten wir, dass sie uns versorgen, beruhigen und schützen sowie uns bei der Verarbeitung, der Stressbewältigung und der Integration des Traumas helfen können, selbst dann, wenn sie etwa durch das Naturereignis auch in Angst und Schrecken versetzt und eventuell auch verletzt wurden (Wöller 2014; Brisch 2015a, c). Bindungsvermeidende Menschen haben dagegen nach einem Trauma größere Schwierigkeiten, Hilfe anzunehmen, lehnen diese eher ab und vermitteln nach außen, dass sie mit dem Schrecken des Erlebten schon alleine klarkommen werden. Gleichzeitig bleibt ihr nicht geäußertes Bindungsbedürfnis innerlich sehr aktiviert, der innere Stress wird nicht beruhigt, wie sich auch an erhöhten Cortisolwerten nachweisen lässt.

Erleben Menschen ein länger andauerndes oder sich immer wiederholendes Trauma, dessen Ende nicht voraussehbar noch beeinflussbar ist, sprechen wir von Trauma Typ II. Dies ist z. B. der Fall, wenn Menschen Bedrohungen während Kriegshandlungen, durch Folter, Vertreibung oder Geiselnahme, wiederholten Vergewaltigungen über lange Zeit ausgesetzt sind. Hierbei werden oft vielfältige Arten von Traumatisierungen gleichzeitig erlebt, wie körperliche, sexuelle und emotionale Gewalt.

Die häufigsten Traumatisierungen dieser Art ereignen sich im Rahmen sogenannter familiärer Gewalt und hier wiederum oftmals während der Kindheit. Die traumatische Situation wird als umso stressvoller erlebt, je häufiger und länger andauernd die eigene Person direkt körperlich und psychisch bedroht ist, etwa durch körperliche und sexuelle Gewalt, die von Menschen an Menschen verübt wird. Je früher im Leben eines Menschen diese Erfahrungen gemacht werden, etwa schon im Säuglings- und Kleinkindalter, umso stressvoller sind sie und umso gravierender sind auch die neurobiologischen Veränderungen im Gehirn. Dies zeigt sich besonders in Reifungsdefiziten in stressrelevanten Regionen wie etwa dem limbischen System, dem Hippocampus und dem präfrontalen Cortex.

Werden diese Traumatisierungen durch eine dem Opfer bekannte Bindungsperson ausgeübt, sind sie traumatisierender, als wenn die Bedrohungen durch eine fremde Person ausgeführt werden. Denn wenn die Bindungspersonen selbst – also die Personen, die uns nahestehen, die eigentlich für Schutz und Sicherheit stehen sollten –, die Quelle des Traumas sind, dann bekommt die traumatische Situation noch einmal eine andere, vielleicht die schlimmste Qualität, die man sich vorstellen kann. Wir sprechen dann von einer »Bindungstraumatisierung«. Die beiden Arten der traumatischen Erfahrung – auf der einen Seite z. B. der Autounfall und auf der anderen die Vergewaltigung und die sexuelle Gewalt etwa an der Tochter durch den Vater – lassen sich im Hinblick auf die Auswirkungen auf das Stress- und Bindungssystem sowie das Ausmaß der Traumafolgestörungen nicht miteinander vergleichen. Während bei der ersten Situation, dem Autounfall, die Bindungspersonen, z.B. die Eltern, im besten Fall einem etwa betroffenen Kind als hilfreiche Unterstützer zur Verfügung stehen und bei der Verarbeitung des Geschehens helfen, ist dies nicht der Fall, wenn das traumatische Ereignis durch eine Bindungsperson selbst ausgeübt wird. Wenn die Personen, die per definitionem für Schutz und Sicherheit zuständig sind, gleichzeitig z.B. ihr Kind lebensbedrohlich traumatisieren, dann führt dies zu einer Verschärfung der traumatischen Situation und zu einer Intensivierung des Gefühls von Ohnmacht und Hilflosigkeit. Dies ist besonders gegeben, wenn das eigene Kind etwa für rituelle sexuelle Gewalt Tätern zur Verfügung gestellt wird; ebenso durch ausgeprägte körperliche und emotionale Vernachlässigung und durch emotionale Gewalt im Sinne von Ablehnung, Kränkung, Verletzung und konstanten Demütigungen. Während im ersten Fall, beim Autounfall, die betroffenen Opfer sich relativ rasch Hilfe und Unterstützung holen können – etwa bei ihren Bindungspersonen –, sind diese Bindungspersonen im zweiten Falle nicht zugänglich. Im Gegenteil: Diese sind die Quelle von intensiver, lebensbedrohlicher Angst. Sie sind für das Kind die bedrohlichsten Peiniger, denen es nicht entkommen kann, weil es, um zu überleben, von ihnen abhängig ist.

Es ist typisch, dass Kinder, die sexuellen Missbrauch erleiden, sich auch dann nicht an ihre Bindungspersonen wenden, wenn eine Bindungsperson indirekt bei dem sexuellen Missbrauch beteiligt ist, etwa wenn eine Mutter wissentlich den sexuellen Missbrauch an ihrer Tochter durch den Vater toleriert. Nicht selten schauen Mütter weg, wenn sie mitbekommen, dass das Kind etwa vom Kindsvater oder einem neuen Partner der Mutter sexuell missbraucht wird. Ein solches Wegschauen, das für Außenstehende ganz unverständlich ist, hat manchmal den Hintergrund, dass die Mütter selbst bereits in ihrer Kindheit sexuellen Missbrauch erfahren haben. Sie werden dann durch die Beobachtung des sexuellen Missbrauchs an ihrem Kind »getriggert«. Dies bedeutet: Alte Erinnerungen und Ängste an den selbst erlebten sexuell Missbrauch aus ihrer Kindheit tauchen mit allen Gefühlen von Panik, Ohnmacht und Hilflosigkeit aus der Vergangenheit wieder auf und überfluten die Mütter innerlich mit heftigsten Emotionen. Manchmal erleben die Mütter nur eine extreme Anspannung und Erregung, die sie nicht zuordnen können, weil die Erinnerungen an den eigenen frühen Missbrauch dissoziiert wurden und damit nicht erinnerbar sind. Dadurch sind sie, jetzt als erwachsene

Frauen, nicht in der Lage, den Täter in die Schranken zu weisen, ihn zu konfrontieren, eine Anzeige gegen ihn zu erstatten, sich sofort von ihm zu trennen bzw. ihn aus dem Haus zu weisen. Vielmehr ist es so, dass sie unter den gerade geschilderten Bedingungen wegschauen, schweigen. Im schlimmsten Falle helfen sie auch noch bei der Vorbereitung des sexuellen Missbrauchs durch den oder die Täter – wie das in Kreisen üblich ist, wo ritueller sexueller Missbrauch verübt wird. So unterstützen sie die Täter dabei, die Kinder den z. B. rituellen, sexuellen Missbrauchshandlungen zuführen, die auf schlimmste sadistische Weise an ihnen ausgeführt werden. Sie werden also – getriggert durch ihre eigene traumatische Vorgeschichte mit eigenen Bindungstraumatisierungen aus ihrer Kindheit – jetzt im Erwachsenenalter zu Co-Tätern, die den Tätern loyal und ergeben »zuarbeiten«. Dies ist daraus zu verstehen, dass sie die täterloyale Bindung an jene Personen, durch die sie *einst* selbst sexuelle oder körperliche Gewalt in ihrer Kindheit erfahren haben, *jetzt* auf erwachsene Täter, die als Partner oder Verwandte, Bekannte auftauchen, übertragen. Damit lassen sie sich als Co-Täter in den Missbrauch einbinden und glauben, den Täter »steuern« zu können, indem sie sich ihm unterwerfen und sich ihm gegenüber loyal verhalten. Diesmal ist das Opfer aber nicht die eigene Person, sondern das eigene Kind.

Auf diese Weise wiederholen sich Bindungstraumatisierungen über Generationen, und es erklärt sich, warum Mütter, die selbst als Kind Opfer von sexueller Gewalt geworden waren, quasi als täterloyale Bezugsperson jetzt bei sexueller Gewalt »mitmachen«, statt sich entschieden gegen die Täter zu wenden (Brisch 2015b; Wöller 2014).

Die Opfer einer Bindungstraumatisierung

Für die betroffenen Opfer, meistens Kinder, ist die Traumatisierung durch Bindungspersonen eine stressvolle Extremerfahrung. Zu den Tätern können bei Bindungstraumatisierungen neben Eltern und anderen Betreuungspersonen aus der Familie auch etwa Lehrer und Lehrerinnen, Priester bzw. Pfarrer, Psychotherapeuten sowie alle gehören, die grundsätzlich aufgrund ihrer Position und ihres Wissens und ihrer Machtstellung als Bindungspersonen mit Schutz und Sicherheit assoziiert werden. Bei all diesen Personen spricht man, wenn Kinder – aber auch Jugendliche und Erwachsene – durch sie körperliche und sexuelle Gewalt erfahren, von einer Bindungstraumatisierung. Eine solche zeigt sich klinisch bei Patienten oft in Form von schweren Persönlichkeitsstörungen, wie etwa Borderline-Störungen. Wir sprechen in diesem Zusammenhang auch von der Entwicklung von chronifizierten komplexen posttraumatischen Belastungsstörungen, die mit vielfältigen generalisierten Ängsten, Panikanfällen, Depressionen, suizidalen Krisen und Suizidversuchen sowie dissoziativen Zuständen einhergehen.

Bei Bindungsstraumatisierungen sitzen die Kinder sozusagen doppelt »in der Falle«: einmal durch die Gewalterfahrungen und auch -androhungen und zum andern, weil es oft niemanden, schon gar keine Vertrauens- bzw. Bindungsperson, mehr gibt, an den sie sich in ihrer Not wenden könnten. Nur ganz selten gelingt es ihnen doch noch, etwa gegenüber einer Lehrerin bzw. einem Lehrer, einer Kindertherapeutin, in Bezug auf welche sie sich ein wenig bindungssicherer fühlen, eine Andeutung zu machen über das, was zu Hause passiert. Werden diese Andeutungen oder Bemerkungen gehört, wird darauf reagiert, bedeutet dies eine wunderbare Hilfestellung für das Kind: besonders dann, wenn solche Notsignale etwa von einer Lehrerin bzw. einem Lehrer aufgegriffen werden und zur Folge haben, dass das Jugendamt eingeschaltet wird. Das kann dazu führen, dass in der Familie des Kindes »nach dem Rechten geschaut wird« und durch einen Besuch bei der Familie auch unter Umständen klar wird, dass das betreffende Kind aus der Familie herausgenommen werden muss (Brisch 2015b).

Die Therapie bei Bindungstraumatisierungen

Bindungstraumatisierungen, wie sie oben beschrieben wurden, stellen dann auch für die Behandler eine besondere Herausforderung dar. Die Kinder haben besonders große Angst, sich einer Therapeutin bzw. einem Therapeuten anzuvertrauen, sie sind misstrauisch, skeptisch, wollen nicht sprechen noch in einer Spieltherapie spielen, ziehen sich zurück, verhalten sich gehemmt und verschlossen. Dies ist aber nur eine Variante des Verhaltens solcher Kinder. Ähnlich schwierig verhalten sich Kinder, die auf geradezu gegenteilige Weise reagieren: Sie zeigen sich in den Spielstunden oft über lange Zeit überaus freundlich, kooperativ, ja geradezu angepasst und unterwürfig; sie demonstrieren, dass sie bereit wären, alles zu tun, um einer schwierigen Situation zu entgehen. Sie wollen sich mit der Behandlerin bzw. dem Behandler »gut stellen«, Konflikte möglichst vermeiden.

Dies ist auch in der Familie eine Abwehrstrategie gewesen. Das Kind sagte sich: Ich passe mich an, ich unterwerfe mich, ich verhalte mich maximal kooperativ, unauffällig bis »unsichtbar« – dann wird alles nicht so schlimm werden. Widerstand, eine eigene Position, eine eigene Meinung, sich zurückzuziehen, gar sich zu verweigern, dies wäre lebensbedrohlich gewesen, weil die traumatisierende Bindungsperson, etwa der Vater, ein solches Verhalten nicht toleriert und mit offener Gewalt gedroht hätte.

Es kann passieren, dass die Behandler in der Übertragung über lange Zeit in der Kindertherapie keinen Zugang zum Kind bekommen, weil die Kinder wenig sprechen, lächeln. Manche Kinder fragen ganz freundlich, geradezu devot höflich, was die Therapeutin/der Therapeut heute für Spiele machen möchte – und dies kann über viele Stunden so ablaufen. Behandler sollten sich dadurch nicht irritieren lassen, denn es wird der Zeitpunkt kommen, wo das Kind hinter dieser Abwehrformation und Fassade der Freundlichkeit – wobei es indirekt zum Ausdruck bringt: »Tu mir bitte nichts Böses, ich bin auch freundlich und kooperativ« – dann doch beginnt, sich auf den therapeutischen Prozess einzulassen und auf verschiedene Arten, oft über kreative Möglichkeiten im Sandspiel oder beim Malen, etwas von seinen traumatischen Erfahrungen zu zeigen.

Ebenso verhält es sich bei Kindern, die in den Anfangszeiten der Kindertherapie mit Verschlossenheit oder Aggression als Ausdruck der Abwehr reagieren. Auch sie werden mit der Zeit kooperativer und fangen an, sich auf den therapeutischen Prozess einzulassen, wenn die Therapeutin bzw. der Therapeut mit ihrer »rauhen Abwehrseite« umgehen kann und sich nicht nur provoziert, abgelehnt und kontrolliert fühlt. Die Aggression und das Sich-Verschließen dienen natürlich dazu, die gesamte zwischenmenschliche Situation in der Therapie zu kontrollieren, wobei das Kind hofft, dass es auf diese hoch kontrollierende, aggressive Art die Kontrolle auch über das in der Zukunft vermutete bedrohliche Geschehen behalten kann. Aggressives Verhalten dient – sozusagen als Nach-vorne-Verteidigung und -Abwehr – dazu, die Entwicklung einer therapeutischen Bindungsbeziehung und therapeutischer Nähe zu vermeiden, um jeglicher Form von erneuter Traumatisierung, die natürlich befürchtet wird, zu entgehen. Die Kinder sind sehr skeptisch gegenüber der Freundlichkeit der Therapeutin bzw. des Therapeuten, weil auch frühere traumatische Erfahrungen in Bindungsbeziehungen immer mit solchen Freundlichkeiten und besonderen Begünstigungen und Aufmerksamkeiten begonnen haben.

Es ist sehr typisch, dass im weiteren Verlauf der Therapie, selbst wenn sich mit der Zeit eine sichere therapeutische Bindung entwickeln konnte, immer wieder negative Übertragungsphänomene, Enttäuschungen, Kritik, Abwertung und vor allen Dingen Ängste auftauchen, dass die Beziehung doch noch nicht so sicher sei. Die Patienten befürchten, dass sie – früher oder später – doch noch durch die Therapeutin/den Therapeuten verraten oder missbraucht werden könnten. Manchmal ist es so, dass die Kinder den Therapeuten direkte Vorwürfe machen, sie seien auch missbräuchlich, vernachlässigend, würden sie, die Kinder, auf Dauer ebenso für ihre Zwecke benutzen oder gar missbrauchen.

Es ist sehr wichtig, in solchen Krisenzeiten die Geduld zu bewahren und sich mit Hilfe von Supervision so weit seiner eigenen Kompetenz als Therapeutin/ Therapeut zu vergewissern, dass es in diesen Zuspitzungen nicht zu Therapieabbrüchen kommt. Gelingt es, die Therapie an diesen schwierigen Punkten fortzusetzen und die damit im Untergrund verbundenen Gefühle offener in der therapeutischen Beziehung anzuschauen und zu bearbeiten, wird es zu einem enormen Wachstumsschub von Bindungssicherheit und emotionaler Stabilität des Kindes kommen (Brisch 2012a; Brisch 2016a). Wir haben speziell für die Therapie von sehr früh und sehr umfassend in Bindungsbeziehungen traumatisierten Kindern eine spezielle Station der stationären Intensiv-Psychotherapie entwickelt, in der nach dem MOSES®-Therapiemodell solche Kinder selbst dann erfolgreich behandelt werden können, wenn sie bereits eine komplexe chronifizierte posttraumatische Belastungsstörung entwickelt haben (Brisch et al. 2013; Brisch 2016b).

Die Arbeit mit den Täterinnen und Tätern

Auch für die Arbeit mit den Täterinnen und Tätern ist es eine besondere Herausforderung in der therapeutischen Beziehung, ein erstes Schuldbewusstsein beim Täter herauszuarbeiten und in einen therapeutischen Prozess zu überführen. Hierzu gehört beim Täter auch ein Eingeständnis der Tat sich selbst gegenüber und das Empfinden, die Beziehungssituation mit dem eigenen Kind missbräuchlich benutzt zu haben. In der Regel ist es nicht leicht zu erreichen, dass sich Täterinnen und Täter überhaupt therapeutische Hilfe holen, um sich die gewalttätigen Vorgänge und Handlungsweisen in einer Therapie anzuschauen. Meist tauchen bei der Verarbeitung der Gewalthandlungen auch eigene Erfahrungen von Misshandlung und Missbrauch aus der eigenen Kindheit der Täterinnen und Täter auf – Erfahrungen, die nicht verarbeitet wurden und daher in der Beziehung mit den eigenen Kindern in bindungsrelevanten Kontexten wieder aktiv wurden und reinszeniert werden konnten. Es ist der relativ typische Verlauf: Eigene Missbrauchserfahrungen der Eltern werden mit den Kindern in Form von Missbrauch, Vernachlässigung und Gewalt wiederholt.

Sobald man mit den Täterinnen und Tätern Kontakt bekommt und mit ihnen über ihre eigenen Erfahrungen von körperlicher, sexueller und emotionaler Gewalt und Vernachlässigung sprechen kann, fällt es der Therapeutin/dem Therapeuten in der Regel leichter, einen emotionalen Zugang zu den Täterinnen/Tätern zu bekommen und nicht in der emotionalen Abwehrhaltung der Täterin/des Täters stecken zu bleiben, die in der Regel so lautet: »Ich habe gar nichts getan, es war gar nicht schlimm, ich habe mein Kind besonders geliebt, mein Kind lügt, meine Partnerin will mir nur etwas Böses anlasten und manipuliert mein Kind.« Wenn Schmerz, Angst, Panik, die mit den eigenen Kindheitserfahrungen zusammenhängen, in der Therapie überhaupt erst einmal zugelassen werden könnten, wäre ein großer Schritt getan – auch in die Richtung, das dem eigenen Kind zugefügte Leid anzuschauen und daran zu arbeiten. Dies kann dann bedeuten, Empathie gegenüber den Kindern zu entwickeln – mit der langfristigen Perspektive von Schuldanerkennung und Wiedergutmachung, damit sich diese Verhaltensweisen des Täters/der Täterin nicht in der nächsten Partnerschaft mit den nächsten Kindern wiederholen. Insofern ist jede therapeutische Arbeit mit Täterinnen und Tätern eine enorm präventive Arbeit, um Wiederholungen in weiteren Beziehungen zu vermeiden (Huber 2012, 2013; Salter 2006; Hirblinger 1998).

Weitergabe des Wissens über Bindungs- bzw. Entwicklungstraumatisierung

Es ist von großer Bedeutung, die Unterschiede zwischen einem extern – außerhalb der Bindungsbeziehungen – erlebten Trauma und einem Bindungstrauma und den damit verbundenen Konsequenzen auch Richtern und Rechtsanwälten sowie Mitarbeiterinnen und Mitarbeitern von Jugendämtern zu erklären, um diesen die unterschiedlichen Auswirkungen auf die Stressregulation, die Neurobiologie, die Beziehungsfähigkeit und auch die therapeutischen Chancen und Möglichkeiten – die Therapie bei einer Bindungstraumatisierung ist extrem langwierig und schwierig – verständlich zu machen. Es wäre ein Wunsch für die Zukunft, dass alle, die im Bereich Kinderschutz, Jugendhilfe, Kinderheilkunde, Pädagogik und Psychotherapie in der Begleitung, Beratung und Behandlung von Kindern arbeiten, etwas über die extremen Auswirkungen einer Bindungstraumatisierung auf die Gehirnentwicklung der Kinder, ihr Stressregulationssystem und auch die gesamte Entwicklungshemmung in allen Bereichen wissen. Auf Letzteres verweist der Begriff Entwicklungstraumatisierung, wie er von Elke Garbe (Garbe 2015) in diesem Buch weiter ausgeführt wird. Bindungstraumatisierungen haben auf die gesamte körperliche, psychische, emotionale und soziale Entwicklung des Kindes einen extrem hemmenden Einfluss und bereiten den Boden für die Entstehung einer schwerwiegenden Psychopathologie. Diesem Prozess sollte durch ein frühzeitiges Erkennen einer Bindungstraumatisierung, das Wissen über die Risiken der langfristigen Folgen von Bindungstraumatisierungen und über die Notwendigkeit einer möglichst rasch einsetzenden, intensiven bindungs- und traumasensiblen Behandlung möglichst frühzeitig und rasch entgegengewirkt werden.

Eine Prävention – in Bezug auf Bindungstraumatisierungen über Generationen – könnte darin bestehen, die Eltern, oder werdende Eltern, frühzeitig im Hinblick auf ihre in ihrer Kindheit erlebten Bindungstraumatisierungen zu untersuchen und ihnen rasch eine traumazentrierte langfristige Behandlung zukommen zu lassen. Genau dieses Vorgehen wird in dem von uns entwickelten Programm »SAFE® – Sichere Ausbildung für Eltern« realisiert (Brisch 2008, 2010, 2013; vgl. auch den Abschnitt »Prävention« zum Schluss meines Beitrags zum »MOSES®-Therapiemodell« in diesem Band).

Literatur

Arditi-Babchuk, H., Feldman, R. & Gilboa-Schechtman, E. (2009): Parasympathetic reactivity to recalled traumatic and pleasant events in trauma-exposed individuals. *Journal of Traumatic Stress*, 22, S. 254–257.

Bremner, J. D., Scott, T. M., Delaney, R. C., Southwick, S. M., Mason, J. W., Johnson, D. R., Innis, R. B., McCarthy, G. & Charney, D. S. (1993): Deficits in short-term memory in posttraumatic stress disorder. *American Journal of Psychiatry*, 150, S. 1015–1019.

Brisch, K. H. (2008): Prävention von Gewalt durch die Förderung von Bindungssicherheit und Empathie: »SAFE® – Sichere Ausbildung für Eltern« und »B. A. S. E.® – Babywatching in Kindergarten und Schule«. In: M. Franz & B. West-Leuer (Hrsg.): *Bindung – Trauma – Prävention. Entwicklungschancen von Kindern und Jugendlichen als Folge ihrer Beziehungserfahrungen*. Gießen (Psychosozial-Verlag), S. 129–161.

Brisch, K. H. (2010): SAFE® – *Sichere Ausbildung für Eltern: Sichere Bindung zwischen Eltern und Kind*. Stuttgart (Klett-Cotta).

Brisch, K. H. (2012a): Bindung und EMDR: Grundlagen für die therapeutische Bindungsbeziehung und die Behandlung von Bindungstraumatisierungen. Vortrag, EMDRIA-Tag Köln, 2. Juni 2012.

Brisch, K. H. (2012b): Intergenerationale Bindungen, Trauma und Dissoziation: Ursachen, Therapie und Prävention. In: M. Huber & R. Plassmann (Hrsg.): *Transgenerationale Traumatisierung*. Paderborn (Junfermann), S. 99–126.

Brisch, K. H. (2013): Attachment-based intervention programs to prevent transgenerational trauma: »SAFE– Safe attachment formation for educators« and »B. A. S. E. – Babywatching«: Aims, methods, implementation and preliminary results. Vortrag bei der Dutch Association of Marital and Family Therapy, Amsterdam/Niederlande, 21. September 2013.

Brisch, K. H. (2015a): Attachment and dissociation. *ESTD Newsletter*, 4, S. 4–5.
Brisch, K. H. (2015b): Bindungstraumatisierung, emotionale und körperliche Verletzungen durch Beziehungspersonen. Beitrag über die 14. Internationale Bindungskonferenz 2015 München. In: ORF1, Radio Österreich 1: 29. Oktober
Brisch, K. H. (2015c): *Bindungsstörungen. Von der Bindungstheorie zur Therapie*. 13. Aufl. Stuttgart (Klett-Cotta).
Brisch, K. H. (2016a): Das MOSES®-Therapiemodell zur bindungsbasierte stationären Intensiv-Psychotherapie schwer und früh traumatisierter Kinder und Jugendlicher. Vortrag auf der 18. Jahrestagung der Deutschsprachigen Gesellschaft für Psychotraumatologie, Hamburg. DeGPT, 10.–12. 03. 2016.
Brisch, K. H. (2016b): Migration und internationale Adoption: Psychotherapie zwischen den Kulturen. In: K. H. Brisch (Hrsg.): *Bindung und Migration*. Stuttgart (Klett-Cotta), S. 249–285.
Brisch, K. H., Erhardt, I., Kern, C., Formichella, A., Paesler, U., Ebeling, L. & Quehenberger, J. (2013): How to treat children with severe attachment disorders after multiple early experiences of trauma? A model of treatment in an intensive care unit of psychotherapy. In: L. Barone (Hrsg.): *6th International Attachment Conference*. Pianoro/Italien (Medimond), S. 139–144.
Fischer, G. & Riedesser, P. (Hrsg.) (1999): *Lehrbuch der Psychotraumatologie*. München, Basel (Ernst Reinhardt, UTB).
Gaensbauer, T. J. (2002): Representations of trauma in infancy: Clinical and theoretical implications for the understanding of early memory. *Infant Mental Health Journal*, 23, S. 259–277.
Garbe, E. (2015): *Das kindliche Entwicklungstrauma. Verstehen und bewältigen*. Stuttgart (Klett-Cotta).
Hirblinger, A. (1998): Der Opfer-Täter-Komplex im Bereich sexuellen Missbrauchs. Behandlungstechnische Perspektiven bei der Aufarbeitung des Beziehungstraumas. In: M. Endres & G. Biermann (Hrsg.): *Traumatisierung in Kindheit und Jugend*. München, Basel (Ernst Reinhardt), S. 143–171.
Huber, M. (2012): Destruktive Täter-Opfer-Bindungen. In: K. H. Brisch (Hrsg.): *Bindungen – Paare, Sexualität und Kinder*. Stuttgart (Klett-Cotta), S. 244–268.
Huber, M. (2013): *Der Feind im Innern. Psychotherapie mit Täterintrojekten*. Paderborn (Junfermann).
Huber, M. & Schickedanz, H. (2014): Heilungsprozesse bei dissoziativen Störungen. In: R. Plassmann (Hrsg.): *Die Kunst, seelisches Wachstum zu fördern. Transformationsprozesse in der Psychotherapie*. Gießen (Psychosozial-Verlag), S. 67–74.
Salter, A. (2006): *Dunkle Triebe. Wie Sexualtäter denken und ihre Tat planen*. München (Goldmann).
van der Kolk, B. A., Burbridge, J. A. & Suzuki, J. (1997): The psychobiology of traumatic memory: Clinical implications of neuroimaging studies. In: R. Yehuda & A. C. MacFalane (Hrsg.): *Annals of the New York Academy of Sciences*, , 821, S. 99–113.
Wöller, W. (2014): *Bindungstrauma und Borderline-Störung: Ressourcenbasierte Psychodynamische Therapie (*RPT*)*. Stuttgart (Schattauer).

ANDREA SCHLEU

Verletzung von Grenzen in der Psychotherapie

Was zeichnet einen ausreichend guten Psychotherapeuten aus?

Um welche Grenzen geht es in der Psychotherapie? Es bestehen Grenzen zwischen Menschen und es bestehen Grenzen in uns Menschen, zwischen Bewusstem und Unbewusstem, zwischen Implizitem und Explizitem, zwischen dissoziierten und integrierten Teilen und Grenzen im Soma selbst bis hinunter zur Zellebene. Diese Grenzen sind notwendig, denn sie schaffen Ordnung, Unterscheidung und Identität.

In der psychotherapeutischen Behandlung geht es andererseits um Veränderung von Verhalten und Erleben, und dies ist nur möglich durch Veränderung und Bewegung an diesen Grenzen. Es geht also um die Frage, wie Veränderung in psychotherapeutischen Behandlungen gelingen kann, ohne Schaden und Verletzung der Grenzen.

Alle Prozesse, die mit dem Leben vereinbar sind, erfordern einerseits eine gewisse Stabilität der Grenzen und andererseits Bewegung an diesen Grenzen. So trennen Zellmembranen unterschiedliche Körperkompartimente mit unterschiedlichen Milieus. Membranen haben aber auch Poren und Ionenkanäle, die sich öffnen und schließen können. So ist beispielsweise die Erhaltung des Ruhemembranpotentials[1] und damit eines Unterschieds zwischen verschiedenen Zellmilieus einerseits die Voraussetzung für die Erhaltung des Lebens. Andererseits muss kurzfristig der Ionenkanal geöffnet werden, um Bewegung für eine Muskelkontraktion zu ermöglichen, für einen Herzschlag oder eine Informationsübermittlung im Nervensystem. Der Blick auf die zelluläre Ebene zeigt: Es bedarf zum Leben sowohl der Grenzen als auch der lebendigen Bewegung an den Grenzen und des Ausgleich des Gradienten und eines Ausgleichs des Gefälles an diesen Grenzen.

In unserer psychischen Wahrnehmung bieten Grenzen einerseits das Gefühl von Sicherheit und Schutz und mindern die Angst vor Verletzung der Integrität und Vernichtung. Andererseits bestehen Impulse der Exploration und der Neugier, die Grenzen zu überwinden, es gibt den Wunsch nach persönlichem Wachstum, Heilung und Reife. Der Wunsch von Exploration und Wachstum treibt uns Menschen zu Kunst, Fortschritt, ökonomischem Wachstum und Wissenschaft.

Die Psychotherapie selbst hat einige Begrifflichkeiten definiert, um den Umgang mit Grenzen und Gradienten auf der individuellen Ebene zu beschreiben: Verdrängung, Verleugnung, Spaltung und Dissoziation. Auf der intersubjektiven Ebene sprechen wir von Abstinenz, Empathie, Übertragung und Gegenübertragung, Projektion und projektiver Identifizierung.

Auf der sozialen Ebene versuchen Menschen ihre Ängste durch die Gestaltung von Grenzen zu bewältigen: durch die Bildung sozialer Strukturen, durch Staatsgrenzen und Verträge, internationale Abkommen und die Bildung von Gruppen, in die wir uns ein- oder denen wir uns zuordnen können und für deren Erhalt wir kämpfen. Auch die Entwicklung von Sprache und Kommunikation – vom Sokratischen Dialog bis zum Habermasschen Diskurs – und von Kultur- und Wertesystemen, zu denen auch unsere professionellen und ethischen Standards gehören, ist ein Teil der menschlichen Angstbewältigung und dient der Erhaltung der Lebensfähigkeit.

Ethik in der Psychotherapie

Die Ethik in der Heilkunde beginnt in unserem Kulturkreis mit dem Eid des Hippokrates, der ca. 400 v. Chr. verfasst wurde. Auch Sigmund Freud, als der erste Psychotherapeut, war Arzt und orientierte sich an diesen ethischen Prinzipien. Als Kern der ethischen Norm sah Freud vor allem auch die eigene Wahrhaftigkeit an.

Im Eid der Hippokrates heißt es: »(…) und ich werde die Grundsätze der Lebensweise nach dem besten Wissen und Können zum Heil der Kranken anwenden, dagegen nie zu ihrem Verderben und Schaden (…). In welche Häuser ich auch gehe, die werde ich nur zum Heil der Kranken betreten unter Meidung jedes wissentlichen Unrechts und Verderbens und insbesondere jeder geschlechtlichen Handlung gegenüber weiblichen Personen wie auch Männern, Freien und Sklaven (…).« (vgl. Sass & Püschel 1988, S. 4 f.)

Unter dem Eindruck des Zweiten Weltkriegs wurde 1948 das Genfer Ärztegelöbnis erarbeitet und zuletzt 1994 aktualisiert. Die Charta zur ärztlichen Berufsethik wurde 2003 veröffentlicht und ist heute sinngemäß Bestandteil des Patientenrechtegesetzes geworden. Sie besagt, dass jeder Arzt und Psychotherapeut einen Patienten darüber aufklären muss, wenn er zu der Feststellung gelangt ist, dass der Patient durch die Behandlung eines Kollegen zu Schaden gekommen ist.

Tom I. Beauchamp und James F. Childress formulierten erstmals Ende der 1970er Jahre vier Prinzipien ethischen Handelns in der Medizin. Sie finden sich heute sinngemäß in der Berufsordnung der psychologischen Psychotherapeuten und Kinder- und Jugendlichen-Psychotherapeuten. Das Vier-Prinzipien-Modell nach Beauchamp und Childress umfasst das Prinzip der Autonomie, das Prinzip der Nichtschädigung, das Prinzip der Fürsorge und das Prinzip der Gleichheit und Gerechtigkeit (Beauchamp & Childress 1979).

Jedes der vier Prinzipien erscheint zunächst als selbstverständlich. Das Prinzip der Autonomie beschreibt die Entscheidungsfreiheit jedes Patienten und beinhaltet daher den »informed consent«. Dies bedeutet, dass der Patient vor jedem diagnostischen oder therapeutischen Eingriff nach einer Aufklärung sein Einverständnis erklären muss. Die Autonomie erfordert zudem die Berücksichtigung der Wünsche, Ziele und Vorstellungen des jeweiligen Patienten. Auch das Prinzip der Schadensvermeidung, »Primum nihil nocere«, erscheint nicht als erklärungsbedürftig, gilt es doch seit mehr als 2000 Jahren. Auch das Prinzip der Fürsorge, das ein aktives Verhalten zum Wohl des Patienten beinhaltet, erscheint als selbsterklärend, ebenso wie die faire und gerechte Verteilung von Gesundheitsleistungen.

Auf den zweiten Blick wird jedoch deutlich, dass die vier Prinzipien ein Spannungsfeld beschreiben. Für das Fachgebiet der Psychotherapie sind Einweisungen von Patienten mit akuter Selbst- und/oder Fremdgefährdung bei fehlender Einsichtsfähigkeit oder die zu frühe und forcierte Anamneseerhebung oder Expositionen bei schwer traumatisierten Patienten ohne ausreichend stabiles Arbeitsbündnis Beispiele dafür. Auch die Zwangsernährung bei anorektischen Patienten mit einem kritischen Body-Mass-Index steht ebenso wie die vorgenannten Beispiele im Spannungsfeld zwischen Fürsorge, Autonomie und Schadensvermeidung. Gerechtigkeit und Gleichheit fordern eine faire Verteilung von Gesundheitsleistungen. Dies erscheint zumindest für psychisch kranke Patienten – vor allem angesichts der unzureichend Versorgungslage und auch der weiter bestehenden Stigmatisierung psychisch kranker Menschen – nicht immer als gewährleistet.

Aus Sicht der behandelnden Psychotherapeuten zeigt sich ein Spannungsfeld bei der Frage, für welchen Patienten er sich bei einem frei werdenden Behandlungsplatz entscheidet. Dabei werden »schwierige Patienten« auch deshalb abgewiesen, weil mit der Auswahl der Patienten auch die notwendige Selbstfürsorge von Psychotherapeuten und die Herstellung und Erhaltung der Qualität der psychotherapeutischen Arbeit verbunden sind. Angesichts einer immer noch unzureichenden und gesetzeswidrigen Vergütung psychotherapeutischer Leistungen im Gesundheitswesen steigt das Risiko einer positiven Selektion von »guten Patienten«. Zur Selbstfürsorge eines Therapeuten gehören jedoch auch legitime eigene Bedürfnisse nach körperlicher Integrität und Durchsetzung berechtigter Honoraransprüche. Ehl et al. (2005) diskutieren das Prinzip der Gerechtigkeit für die Psychotherapie unter dem Aspekt »der guten Passung« zwischen Patient und Psychotherapeut. Ebendiese Passung oder ein gutes Matching ist der beste Indikator und Garant für eine erfolgreiche Therapie. Patienten dagegen, die beispielsweise einen Therapeuten in Angst versetzen, ergeben jedoch sicherlich kein sinnvolles Matching.

Diese ethischen Standards bilden die Grundlage für die geltenden Rechtsnormen: Berufs-, Straf-, Zivil-, Verwaltungs- und Sozialrecht, und stellen damit den gesellschaftlichen und professionellen Rahmen unserer psychotherapeutischen Arbeit dar. Ethikleitlinien von Berufsverbänden und Ausbildungsinstituten ergänzen das professionelle Regelwerk in der heutigen Zeit.

Ethikverein

Wenn die professionellen Regeln und die ethischen Standards verletzt worden sind, haben Patienten in Deutschland eine Vielzahl von Möglichkeiten zur Beschwerde und zum rechtlichem Vorgehen. Für Patienten mit psychischen Erkrankungen und zusätzlicher Schädigung durch eine grenzverletzende Psychotherapie stellen diese Möglichkeiten jedoch oft eine zu große Hürde dar. Diese Erkenntnis hat nach 6-jähriger Vorarbeit zur Gründung des Ethikvereins geführt, der seit nunmehr elf Jahren besteht und sich die Etablierung von ethischen Standards in der Psychotherapie zum Ziel gesetzt hat. Um dieses Ziel zu erreichen, wurde ein niederschwelliges Beratungsangebot aufgebaut, das institutionell unabhängig, kostenlos, vertraulich und anonym, bundesweit, methoden- und verfahrensübergreifend arbeitet. Ein Team aus erfahrenen Kollegen in Zusammenarbeit mit Juristen (Prof. Thomas Gutmann, Münster) berät Patienten, Kollegen, Institute und Kliniken in Bezug auf ethische Fragestellungen. Diese Beratungen finden unter regelmäßiger Super- und Intervision statt, werden dokumentiert und wissenschaftlich ausgewertet, in Kooperation mit Prof. Bernhard Strauß, Jena (www.ethikverein.de).

Ethikleitlinien

Grundlage für die Beratungen des Ethikvereins stellen die »Leitlinien« (Abb. 1, S. 30) dar, die kurz und prägnant auf einer Seite zusammenfassen, was die Standards und Leitlinien unseres Fachgebiets sind. Diese Leitlinien gründen sich auf den Leitlinien der großen Berufsverbände, ausgehend von den Standards der American Psychiatric Association zu Beginn der 1980er Jahre (Dewald 2007) und nachfolgend der Berufsverbände in Deutschland – dgvt, BDP, DGPT –, die seit Januar 1991 im »Verbändetreffen« gegen sexuellen Missbrauch in Psychotherapie und Beratung (www.verbaendetreffen.de) kooperieren.

Die Aufklärungspflicht beinhaltet – ebenso wie im 2014 verabschiedeten Patientenrechtegesetz – die Aufklärung über Diagnose, Indikationsstellung, Setting und Rahmen einer Psychotherapie, über die angewandte Methode und alternative Behandlungsmethoden, über Ethikleitlinien und Risiken und Nebenwirkungen. Dabei erscheint eine Zweitmeinung – vergleichbar mit der somatischen Medizin – auch für die ambulante und stationäre Psychotherapie als sinnvoll und angemessen. In jeder psychotherapeutischen Behandlung besteht eine asymmetrische Beziehung zwischen Patient und Psychotherapeut mit einem strukturellen Machtgefälle. Der Patient ist leidend und sucht Hilfe, weil er durch Symptome belastet ist und keine Lösung für seine Probleme und Schwierigkeiten finden kann. Die Aufklärung reduziert zwar das beschriebene Machtgefälle zwischen Patient und Psychotherapeut, hebt es aber keinesfalls auf. Aus dem strukturellen Machtgefälle resultiert die alleinige Verantwortlichkeit des Psychotherapeuten für die Einhaltung des therapeutischen Rahmens, Settings und die Gewährleistung der professionellen Abstinenz und Karenz.

Der Begriff Abstinenz beschreibt die Notwendigkeit, das bestehende Machtgefälle nicht zur Befriedigung eigener Bedürfnisse zu missbrauchen, sondern es zur Förderung des psychotherapeutischen Prozesses zu nutzen. Die Karenzzeit meint die Einhaltung der Abstinenz über das Ende der Therapie hinaus über mindestens zwei Jahre (gemäß der American Psychiatric Association), da sich die Abhängigkeit, die in jeder psychotherapeutischen Behandlung besteht, nicht automatisch mit dem Therapieende auflöst. Damit schützt die Karenz die Abstinenz.

Ein Fallbeispiel aus der Beratung illustriert sowohl das strukturelle Machtgefälle als auch die mangelnde Abstinenz:

Ein Patient berichtet über eine zwei Jahre dauernde selbstfinanzierte Therapie, in der er nach seinem Empfinden jedoch keine Vertrauensbeziehung zu seinem Therapeuten habe aufbauen können, obwohl dieser für ihn »wie ein Vater« sei. Er entschließt sich endlich, dem Psychotherapeuten zu sagen, dass er ihn als »nicht sehr empathisch« empfinde. Daraufhin sei der Therapeut jedoch in Tränen ausgebrochen und habe den Raum verlassen. Später habe er beleidigt reagiert: »... wir können es auch lassen (mit der Therapie).« Der Patient fühlt sich anschließend schuldig und – durch die Gefühlsausbrüche des Therapeuten und die Entwertungen seiner Person, die es zuvor schon gab – auch eingeschüchtert. Dennoch benötigt dieser Patient mehr als zwei Jahre, um sich Hilfe zu holen, die Therapie zu beenden und eine Folgetherapie zu suchen.

Abstinenz

Die tiefergehende Betrachtung des Abstinenzbegriffs beginnt bei Sigmund Freud. Früh erkannte er die Gefahren, die seiner Behandlungsmethode innewohnten. Abstinenz stellte für ihn daher erstens ein nicht verhandelbares ethisches Prinzip dar und bedeutete zweitens den Triebverzicht des Psychoanalytikers und damit den Verzicht auf die Realisierung eigener Bedürfnisse. Für ihn war dies so elementar, dass er sich von seiner Frau ein Bild sticken ließ und es über die Tür seines Behandlungszimmers hängte: »In dubio, abstine« (1905a).

Weiter forderte Freud Abstinenz in behandlungstechnischer Hinsicht. Der Therapeut solle sein wie ein Spiegel: neutral und objektiv. So wollte er die Verwöhnung des Patienten durch Triebbefriedigung verhindern und die Motivation zur Veränderung in der Behandlung erhalten. Gleichzeitig versuchte Freud mit Objektivität und Neutralität dem Anspruch der Wissenschaftlichkeit zu genügen und so die Akzeptanz für die neue Behandlungsmethode zu erlangen.

Auch in der heutigen Betrachtung bedeutet Abstinenz, so Brunhilde Schmieder-Dembek (2013), »dass der Therapeut seine Bedürfnisse nicht in der therapeutischen Beziehung befriedigt, sondern auf seine Befriedigung verzichtet und sein Handeln davon geleitet ist, was für die Entwicklung des Patienten hilfreich und von Nutzen ist«. Sie schreibt weiter: »Abstinenz verpflichtet den Therapeuten, seine therapeutische Rolle, Macht und Autorität nicht zur Befriedigung eigener aggressiver, erotischer und narzisstischer Bedürfnisse zu missbrauchen«. Mathias Hirsch (1998) führt aus, für den Psychoanalytiker bestehe die Notwendigkeit,

Gegenübertragungsgefühle zuzulassen, ihre Realisierung jedoch zu vermeiden, um damit den symbolischen Raum für die Psychoanalyse erst zu erschaffen. Auch Erika Krejic (2008) erläutert, im analytischen Setting seien die Grenzen zwischen Unbewusstem und Bewusstem sowohl bei Patient als auch Psychotherapeut gelockert, was ein Gegengewicht in der Beschränkung auf das Sprechen sowie einen sicheren und stabilen Rahmen der Behandlung erfordere.

Heute ist andererseits unstrittig, dass der von Freud postulierte »Spiegel« des Psychotherapeuten eine Fiktion war. Der Psychotherapeut als Spiegel ist lebendig und sollte es auch sein. Die Entwicklung der Intersubjektivität in der Therapie (Stolorow et al. 1996; Fonagy et al. 2004; Stern 2010), der Ko-Kreation der therapeutischen Beziehung (Beebe & Lachmann 2002), die Beschreibung von Handlungsdialogen (Klüwer 1995) oder Enactments (Jacobs 1986) und sensomotorischer Resonanz (Volz-Boers 2015) in der Therapie lassen ebenso wie heutzutage veränderte Krankheitsbilder unserer Patienten diesen Aspekt neu und flexibler erscheinen. Cremerius (1984) fasste dies so zusammen: Zu viel Abstinenz, und der Psychotherapeut reduziert sich zum Beobachter, zu wenig Abstinenz, und der Therapeut wird zum Co-Akteur des neurotischen Prozesses. Es geht somit nicht um Abstinenz als Prinzip allein, sondern um Abstinenz zur Förderung des therapeutischen Prozesses.

Ungeachtet dieser behandlungstechnischen Flexibilisierung bleiben der Verzicht auf die Realisierung eigener Bedürfnisse und die ethischen Prinzipien jedoch bestehen. Sie sind Voraussetzung für professionelles psychotherapeutisches Handeln (Ramshorn Privitera 2013). Hübner (2009) spricht von »notwendigen Regelverletzungen« und illustriert damit, dass Patienten mit frühen Störungen in der Lage sein müssen, die Erfahrung eines berührbaren Gegenübers zu machen, was aufseiten des Psychoanalytikers bedeutet, dass er punktuell seine dritte Position verlässt bzw. verlassen muss.

Somit definiert Abstinenz heute die notwendigen Grenzen des Handelns und Sprechens in der Psychotherapie generell und benennt mit diesem Begriff den Verzicht des Therapeuten, eigene Bedürfnisse zu realisieren und das bestehende Machtgefälle in der psychotherapeutischen Beziehung zu missbrauchen, dieses Machtgefälle vielmehr für die Entwicklung des psychotherapeutischen Prozesses zu nutzen.

Als Psychotherapeut oder Psychotherapeutin achte ich die Würde und Integrität der Patientin oder des Patienten.
Ich verpflichte mich, folgende Grundsätze einzuhalten:

1. Aufklärungspflicht
Zu Beginn der Behandlung und jederzeit während der Behandlung kläre ich meine PatientInnen über Inhalt, Form, Dauer, Ziel und Kosten der Therapie auf.

2. Machtgefälle
Ich bin mir bewusst, dass in jeder psychotherapeutischen Behandlung oder Ausbildung (Selbsterfahrung, Supervision, Weiterbildung mit Selbsterfahrungscharakter) ein Machtgefälle besteht. Ich werde dieses Machtgefälle nicht missbrauchen.

3. Verantwortung
Mir ist bewusst, dass intensive Fortbildung und Supervision wichtiger Bestandteil qualifizierter Psychotherapie ist.
Die Verantwortung für jede Form von Machtmissbrauch und/oder Grenzüberschreitung in einer psychotherapeutischen Behandlung oder Ausbildung liegt ausschließlich bei mir.

4. Abstinenzregeln
In einer psychotherapeutischen Behandlung oder Ausbildung gehe ich mit den mir anvertrauten Personen keine privaten, beruflichen oder ökonomischen Abhängigkeitsverhältnisse ein.
In einer psychotherapeutischen Behandlung oder Ausbildung unterlasse ich narzisstischen Missbrauch, Manipulation, politische, weltanschauliche und religiöse Indoktrination.
In einer psychotherapeutischen Behandlung oder Ausbildung gehe ich keine sexuellen Beziehungen mit meinen PatientInnen, AusbildungskandidatInnen und SupervisandInnen ein. Ich beende eine psychotherapeutische Behandlung oder Ausbildung nicht, um eine solche Beziehung einzugehen.

5. Karenzzeit
Die Verpflichtung zur Abstinenz gilt für einen Zeitraum von zwei Jahren nach Ende der psychotherapeutischen Behandlung oder Ausbildung. Auch nach Ablauf von zwei Jahren ist es ratsam, dass Therapeut und Patient vor Aufnahme einer sexuellen oder anderweitigen privaten Beziehung eine unabhängige, qualifizierte Supervision in Anspruch nehmen.

Abb. 1 Die Ethikleitlinien des »Ethikvereins e.V.« (http://www.ethikverein.de/leitlinien.html)

Abstinenz als Aktivität

In der Regel wird von einer abstinenten Haltung gesprochen. Dies erweckt den Eindruck, als handele es sich um eine statische oder passive Angelegenheit. Es erscheint mir jedoch als wichtig zu zeigen, dass der Begriff Abstinenz ein sehr aktives Vorgehen beschreibt. Ebenso wie ein Tänzer eine komplexe Muskelarbeit leisten muss, um eine bestimmte Haltung einzunehmen und beizubehalten, braucht ein Psychotherapeut zum abstinenten Halten viel konzentrierte und aufmerksame Beobachtung, Antwortbereitschaft und Reflexion. An der Grenze zwischen Patient und Therapeut geschieht viel (Abb. 2). Der Patient überträgt seine bewussten und unbewussten Beziehungsmuster, er überträgt seine subjektiven Beziehungserfahrungen aus der Vergangenheit über die intersubjektive Grenze zu seinem Therapeuten. Dies geschieht mit Übertragungen, projektiven Identifizierungen oder – bei strukturell gestörten Patienten – auch in einem Handlungsdialog. Im Therapeuten löst diese Übertragung eine Gegenübertragung aus, die es in der Introspektion wahrzunehmen und zu reflektieren gilt, wie dies in der Abbildung mit den Fahnen angezeigt wird, um dann in einem zweiten Schritt zu entscheiden, was, wann und in welcher Form dies dem Patienten mitgeteilt werden

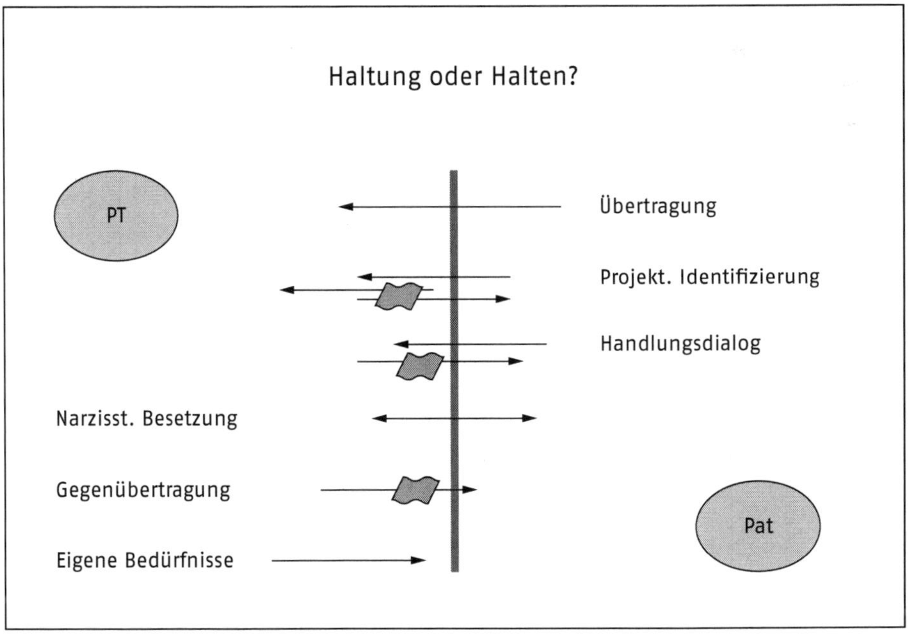

Abb. 2 Abstinenz

kann. Diese Mitteilung kann ganz unterschiedlich geschehen, manchmal durch Schweigen, wenn Patienten ansonsten Entwertung und Kritik fürchten, oder durch aktives Fragen, dann nämlich, wenn Patienten eigentlich Desinteresse und Gleichgültigkeit erwarten. Dies kann in Form einer psychoanalytischen Deutung geschehen, eines Ausdrucks des Mitgefühls oder auch einer verhaltenstherapeutischen Hausaufgabe und mit einer klärenden Nachfrage.

In selteneren Momenten wird sich die Übertragung in der therapeutischen Beziehung reinszenieren und es besteht die Chance auf eine neue, überraschende Erfahrung in einem *now moment* (Stern 2010), oder aber es antwortet das eigene Vegetativum in der sensomotorischen Resonanz und die Gedärme gurgeln zufrieden, wenn ein tieferes Begreifen und Verstehen stattgefunden hat. Außerdem besetzt ein Therapeut seine Patienten libidinös, narzisstisch und Patienten tun Gleiches und idealisieren ihren Psychotherapeuten, und das ist gut so. Diese wechselseitige Idealisierung und narzisstische Besetzung begründet eine gute psychotherapeutische Behandlungsbeziehung, was die wichtigste Voraussetzung für den Behandlungserfolg in der Therapie darstellt. Persönliche Mitteilungen eines Therapeuten können in reflektierter Form manchmal sinnvoll sein, um den Prozess oder die Beziehung zum Patienten zu fördern. Geschehen sie aus eigenem Mitteilungsdrang heraus, so haben sie dagegen in einer professionellen Behandlungsbeziehung keinen Platz. Die eigenen emotionalen, narzisstischen, sexuellen oder finanziellen Bedürfnisse eines Therapeuten dagegen sind in der therapeutischen Beziehung nicht zu realisieren, es sei denn, es geht um die eigene Sicherheit, die Erhaltung des psychotherapeutischen Rahmens oder die Durchsetzung berechtigter Honoraransprüche.

Es wird somit deutlich, dass *Grenzüberschreitungen* regelhaft in den Behandlungen stattfinden und auch stattfinden müssen, damit eine Behandlung Veränderung und Heilung ermöglichen kann. Um *Grenzverletzungen* hingegen handelt es sich, wenn eigene sexuelle, aggressive, ökonomische oder narzisstische Bedürfnisse des Psychotherapeuten realisiert werden und damit die empathische Resonanz dem Patienten gegenüber zusammenbricht. Diese Grenzverletzungen gilt es zu vermeiden.

Ein weiteres Fallbeispiel aus der Beratung zeigt eine Abstinenzverletzung:

> Eine Psychotherapeutin verschickt nach eigenen Angaben seit Jahren Neujahrsgrüße an alle ihre Patienten »ohne jegliches Problem«.
> So machte sie dies auch bei einer 50-jährigen Patientin mit einer komplexen posttraumatischen Belastungsstörung, und zwar drei Monate nach Beginn der

tiefenpsychologisch fundierten Therapie; sie schickte eine rote Karte, aus der Glücksbringer herausregneten. Die Patientin, die in ihrer Kindheit wiederholt massive Zurückweisung und Ablehnung erfahren musste, verstand dies als ein persönliches Beziehungsangebot und verliebte sich heftig in ihre Therapeutin; fortan kämpfte sie gegen die als Zurückweisung erlebten Grenzsetzungen der Therapeutin, suchte immer verzweifelter Nähe und Verständnis, was die Therapeutin immer bestimmter einzugrenzen versuchte. Schlussendlich mündete diese Abstinenzverletzung in einen Therapieabbruch und einen massiven Verlust an Vertrauen in die Psychotherapie überhaupt, die eigene Behandlungsfähigkeit im Speziellen und eine erhebliche Schädigung einer eh schon schwerkranken Patientin.

Empathie

Empathie überwindet die Grenzen zwischen Menschen, ermöglicht gegenseitiges Verstehen und ist biologisch verankert. Die Spiegelneuronen werden bei der Beobachtung von Aktionen anderer und auch bei der Wahrnehmung von Intentionen und Affekten anderer aktiviert und repräsentieren diese. Dies geschieht zunächst präreflexiv, prärational und vorsprachlich. Die achtsame Wahrnehmung des Zustand eines Objekts führt automatisch zur Repräsentation dieses Zustands im Subjekt selbst. Dabei sind die Aktivierungsmuster in den neuronalen Netzwerken fast identisch, wenn wir beispielsweise bestimmte Handlungen selbst ausführen oder aber wenn wir diese bei anderen beobachten (Allen et al. 2011). Die Ähnlichkeit wird wahrgenommen, die Perspektive übernommen und die Differenz zur eigenen Person in der zeitlichen Verschiebung repräsentiert.

Preston & de Waal (2002) unterscheiden zwischen impliziter Empathie und kognitiver Empathie, die über das Vorsprachliche und Präreflexive hinausgeht und auch eine mentalisierende explizite Aktivität umfasst. Mentalisieren (Schore 2007) geht über Empathie hinaus, weil das, was implizit repräsentiert worden ist, im zweiten Schritt auch explizit repräsentiert wird und so mentalisierend zum Ausdruck gebracht werden kann. Jaenicke (2010) weist darauf hin, dass ein Verstehen des anderen nur gewonnen werden kann, wenn wir unsere eigene Perspektive und Sichtweise, Gefühle und Reaktionen introspektiv wahrnehmen, um uns dann in einem zweiten Schritt davon zu dezentrieren. Schore (2007) zeigt auf, dass die integrierende Wahrnehmung visueller, auditiver und mimischer Reize des Objekts und interner eigener viszeraler Reize im (linken) orbitofrontalen

Cortex eine Synchronisation und interaktive Regulation zwischen Menschen und somit interpersonale Resonanz ermöglicht. Er führt jedoch auch aus, dass Menschen mit unzureichenden Bindungserfahrungen über eingeschränkte empathische Fähigkeiten verfügen und unter Stressbedingungen eine funktionelle Reduktion der Mentalisierungsfähigkeit durch Desintegration viszeraler und Selbst-Repräsentanzen zustande kommt. Dann versagt die interaktive Regulation und positive Resonanz zwischen Menschen, es kommt in der Folge zum Empathieversagen. Ein Patient erlebt ein solches Empathieversagen als einen Bruch in seiner Selbstrepräsentanz, seiner Kontinuität, als ein Verlassen-Sein aufgrund der fehlenden Resonanz mit seinem Therapeuten (Küchenhoff 2004).

Beispiele aus der öffentlichen Diskussion sind Inzestfamilien, die Odenwaldschule, das Kloster Ettal: Den betroffenen Kindern wurde nicht geglaubt, das Mitgefühl versagte und eklatante Verletzungen und Missbrauch wurden allseits verleugnet. Im Empathieversagen gibt es kein Verstehen und keine Solidarität mit den Opfern, sondern Schweigen, Fassungslosigkeit, tiefes Erschrecken und Verleugnung. In solchen Missbrauchssituationen entwickelt sich eine paranoide Abschottung und Verleugnung gegen das dann nach außen projiziert Böse. Es kommt zu massiven Spaltungsprozessen, und die zentrifugalen Kräfte in solchen Konstellationen werden durch Beschämung, Schuldgefühle und die daraus resultierende Isolation sowie auch die Angst vor Ausschluss aus der Gruppe oder Familie gebunden.

Ein weiteres Beispiel aus der Beratung verdeutlicht ein Empathieversagen:

> Die Patientin berichtet über eine 10-jährige Therapie, in der der anfangs sehr kompetent wirkende Psychotherapeut sie ermutigt hatte, ihre tiefsten Empfindungen zu äußern. Je mehr sie jedoch von ihren schmerzhaften und traumatischen Kindheitserlebnissen sprach, desto weniger zeigte der Psychotherapeut Interesse und Verständnis und schlief schließlich sogar in der Sitzung ein. Die Patientin sprach den Psychotherapeuten daraufhin an, es änderte sich jedoch nichts. Der Therapeut sei immer wieder eingeschlafen, bis die Patientin die Behandlung am Ende abbrach, ohne im Hinblick auf ihre Schwierigkeiten Hilfe gefunden zu haben.

Abbildung 3 stellt die empathische Aktivität eines Psychotherapeuten dar: Die eingehenden Sinneswahrnehmungen repräsentieren das, was an der Grenze zwischen Patient und Psychotherapeut geschieht. Wir nehmen mit unseren Sinnen wahr, erfassen können wir jedoch nur introspektiv durch die sensomotorischen

Repräsentanzen in uns selbst (Schore 2007). Nur dadurch, dass wir die eigenen neuronalen Aktivierungsmuster kennen, können wir also unser Gegenüber verstehen. In unserer Selbstreflexion als Psychotherapeuten erkennen wir das Implizite und entwickeln mentalisierend das Explizite. Dies geschieht an der Grenze zwischen Patient und Therapeut beispielsweise durch Benennen von Gefühlen und Affekten und Deuten von Zusammenhängen sowie andere Interventionen. Hier realisieren sich Empathie und interpersonelle Resonanz. Diese Abstimmung geschieht als ein *trial and error*-Prozess mit Behutsamkeit und in kleinen Schritten und in »verdaubaren Portionen«, ebenso wie bei der feinfühligen Eingestimmtheit zwischen Mutter und Kind. Sie ist eine intersubjektive Leistung und ein dialogischer Prozess.

Körner (2014) beschreibt Empathie als Dreischritt aus (1) impliziter Gefühlsansteckung, (2) nachfolgender expliziter Perspektivenübernahme und (3) einem Verständnis für soziale Kontexte. Empathische Kompetenz wird in der psychodynamischen Therapie auch als die Fähigkeit verstanden, zwischen Identifizierung und Distanzierung zu oszillieren, zwischen konkordanter und komplementärer Gegenübertragung (Racker 1959). Bei psychopathischen Persönlichkeitsstörungen zeigt sich – im Gegensatz zum Empathieversagen – kein Mangel an empathischem Verständnis, vielmehr nehmen solche Menschen ein Gegenüber besonders im Hinblick auf seine verletzlichsten Seiten wahr. Außerdem zeigen sie eine ver-

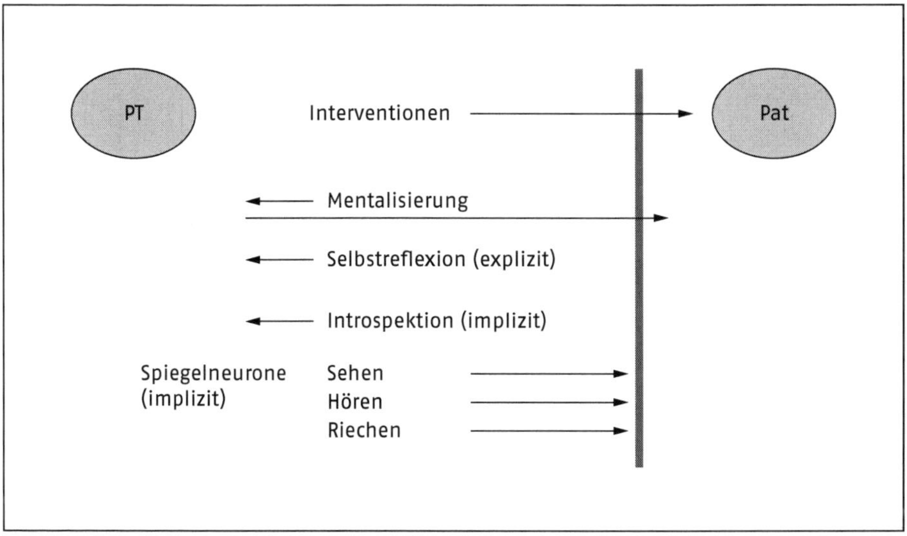

Abb. 3 Empathische Aktivität des Psychotherapeuten

minderte Reagibilität auf ängstliche und traurige Gesichter (Schore 2007) – eine solche Reagibilität würde egoistisches und dissoziales Verhalten bremsen. So nutzen sie ihre (selektive) Empathie, um eigene Interessen auf Kosten ihres Gegenübers durchzusetzen.

Beratungsdaten des Ethikvereins

Die Beratungen des Ethikvereins (n = 540) aus den Jahren 2004 bis 2015 wurden sowohl quantitativ als auch qualitativ in sechs Beratungsabschnitten ausgewertet und die entsprechenden Ergebnisse im Rahmen von Promotionen und Bachelorarbeiten veröffentlicht (Lange 2009; Kaczmarek et al., 2011, 2012; Sobe & Hagenstein 2013; Welther et al. [eingereicht]; Franke et al. [eingereicht]). Es handelt sich um naturalistische Stichproben. Die Fallzahlen aus der Beratung sind in den zurückliegenden Jahren stetig gestiegen, zumeist ausgelöst durch Veröffentlichungen oder Fortbildungsveranstaltungen. Die Berater schenken den Ratsuchenden zunächst Glauben, verstehen sich aber als fragende und sprechende Dritte (Benjamin 2005) unter dem Konzept der Triangulierung. Dabei geht es also nicht um eine unreflektierte Solidarisierung mit den Geschädigten oder anderen Ratsuchenden. Vielmehr geht es darum, mit Patienten oder auch Kollegen Wege aus der Ohnmacht, Verwirrung und Handlungsunfähigkeit zu suchen. Die Anfragen beziehen sich in aller Regel nicht auf Nebenwirkungen, sondern auf Grenzverletzungen der Kategorien »unprofessionell, fehlerhaft und unethisch« im Sinne von Hoffmann et al. (2008). Dadurch wird deutlich, dass Patienten in keiner Weise Fehlerfreiheit erwarten. Es muss vielmehr weit mehr passieren als ein versehentlicher Fehler, damit ein Patient extern Hilfe sucht oder versucht, Beschwerde einzulegen.

In den ersten beiden Beratungsabschnitten wurden die nachfolgenden Beschwerdekategorien (Kaczmarek et al. 2011; Schleu & Hillebrand 2015) definiert (Abb. 4).

Empathieversagen beinhaltet fehlende Wertschätzung, Entwertungen, Beschimpfung, Pathologisierung, emotionale Kälte, mangelnde Einfühlung mit dem Gefühl von Unverstandensein aufseiten des Patienten und liegt bei genauerer Betrachtung eigentlich in allen Beschwerdefällen vor, also auch dann, wenn der Patient selbst nicht darüber klagt, weil er ein solches Verhalten aus seiner eigenen Entwicklung als »normal« kennt.

Die *Verletzung der Rahmenbedingung* umfasst kurzfristige Terminabsagen, Ver-

- Empathieversagen
- Verletzung von Setting und Rahmen
- Aufklärungspflicht-/Dokumentationspflicht-/Schweigepflichtverletzung
- Mangelhafte Diagnostik/Technik
- Ökonomischer Missbrauch
- Befangenheit
- Ideologischer Missbrauch und sonstige
- Abbruch der Behandlung
- Probleme bei Folgetherapie
- Soziale Grenzverletzung, Karenzverletzung
- Sexueller Missbrauch

Abb. 4 Beschwerdekategorien

kürzungen von Sitzungen, Sitzungsunterbrechungen durch Telefonanrufe, unregelmäßige Terminvereinbarungen, die die Kontinuität der Behandlung in Frage stellen, mangelnde Ausbildung des Therapeuten oder fehlende Klärung der finanziellen Rahmenbedingungen oder auch verweigerte Beantragung einer Therapieverlängerung.

Die Kategorie *Verletzung der Aufklärungspflicht, Dokumentationspflicht und Schweigepflicht* umfasst beispielsweise Mängel der Aufklärung. So sind manche Patienten nicht darüber informiert, wie lange eine Therapiestunde dauert, und sie stehen nach 20 Minuten wieder auf der Straße. Die Verletzung der Dokumentationspflicht stellt in einigen Fällen einen wichtigen Ersatztatbestand bei schwerwiegenden Grenzverletzungen dar,[2] wenn wesentliche Therapieschritte nicht dokumentiert sind, so als nicht erbracht gelten und auch die Glaubwürdigkeit und Gewährleistung der Sorgfaltspflichten des Therapeuten in Frage stellen können. Auch die Verweigerung der Einsicht in die Behandlungsunterlagen ist in dieser Kategorie erfasst. Verletzungen der Schweigepflicht sind im Bereich psychischer Erkrankungen aufgrund der oft damit verbundenen Stigmatisierung besonders schwerwiegend. Es werden hier Umstände zusammengefasst, wie das Sprechen über Patienten mit oder vor anderen Patienten unter Namensnennung, der Austausch mit Kollegen über Patienten gegen deren Willen oder ohne Schweigepflichtentbindung oder eine fehlende Anonymisierungen bei Veröffentlichungen.

Unter der Kategorie *mangelhafte Diagnostik und Technik* werden folgende Konstellationen erfasst:

- es wird keine biografische Anamnese erhoben;
- Gruppentherapie wird bei nicht ausreichenden sozialen Kompetenzen von Patienten durchgeführt;
- eine EMDR-Anwendung findet ohne ausreichend stabile therapeutische Beziehung statt;
- Fehlindikation einer tiefenpsychologisch fundierten Psychotherapie von nur 50 Stunden bei Patienten mit bekannter dissoziativer Identitätsstörung;
- Fehlindikation für ein Setting im Liegen in der analytischen Therapie bei manchen strukturell gestörten Patienten;
- die Indikationsstellung zu einer Kurzzeittherapie mit der Begründung, dass man ausschließlich in dieser Weise arbeite;
- offensichtliches Abweichen von vereinbarten Therapiezielen.

Ökonomischer Missbrauch umfasst zusätzliche Zahlungen für Therapien neben den Honoraren in der gesetzlichen Krankenversicherung, unentgeltliche Arbeiten des Patienten als Gärtner, Putzhilfe oder Praxisassistent, die Abrechnung einer Einzeltherapie, wenn eine Gruppentherapie durchgeführt wird, Selbstzahlung der Behandlung, weil der Psychotherapeut nicht bereit ist, einen Gutachtenantrag zu stellen, mit teilweise solch abenteuerlichen Begründungen wie: der Patient sei zu krank für einen Antrag oder man habe nach 30 Stunden noch keine ausreichenden Informationen über den Patienten sammeln können.

Die Kategorie *Befangenheit* beschreibt alle Beratungsfälle, in denen beispielsweise mehrere Mitglieder einer Familie oder enge Freunde von einem einzigen Therapeuten zur Therapie angenommen werden, oder Konstellationen, in denen der eigene Steuerberater oder Kinder des eigenen Physiotherapeuten behandelt werden. Auch Fälle, in denen der Psychotherapeut in eine Situation involviert ist, die Gegenstand der Behandlung ist: wenn beispielsweise der Supervisor die entgleiste Behandlung eines Patienten übernimmt, die er zuvor selbst supervidiert hat, oder der Supervisor eines Kandidaten gleichzeitig der Arbeitgeber im Rahmen des praktischen Teils der Ausbildung ist.

Ideologischer Missbrauch kommt bei den Beratungsfällen vergleichsweise selten vor; wenn doch, dann sind alle Konstellationen jedoch äußerst bizarr, daher nicht anonymisierbar und alle zeigen sektenartige Strukturen.

Mit der Kategorie *Abbruch* ist keine normale Beendigung einer Behandlung gemeint, sondern ein unprofessioneller Rauswurf, bei dem der Psychotherapeut den Patienten etwa anbrüllt – eine Beendigung der Therapie ohne Einvernehmen, Begründung, Ankündigung oder Hilfestellung bei der Suche einer Folgetherapie.

Probleme mit Folgetherapien zeigen sich häufig bei Patienten, die zuvor Grenzverletzungen in Therapien erlebt haben. Diese Patienten sind in nachvollziehbarer Weise enttäuscht und haben das Vertrauen auf Hilfe im Gesundheitswesen teilweise verloren. Sie sind misstrauisch und »schwierig« geworden, können den normalen Vertrauensvorschuss nicht mehr geben und bemühen sich so auch nicht mehr, gewinnende Patienten zu sein, sondern sehen eher hypervigilant und skeptisch kritische Punkte möglicher neuer Hilfsangebote (Schleu 2014b).

Der *soziale Missbrauch* beinhaltet Kontakte außerhalb des psychotherapeutischen Settings im privaten Raum, z.B. das Aufsuchen des gleichen Fitnesscenters inklusive Sauna, gemeinsame Konzertbesuche, Treffen im Café, eine Einladung zur gemeinsamen Gartenarbeit, die Unterbringung eines Patienten in den eigenen Räumlichkeiten, den Verkauf einer Immobilie an Patienten, die Förderung von Investitionen in Unternehmen, an denen man selbst beteiligt ist, regen wechselseitigen mitternächtlichen Mail- oder SMS-Kontakt, aber auch die Initiierung einer Abhängigkeitsbeziehung und die Verletzung der Karenzzeit. In den Bereich der sozialen Grenzverletzung fällt auch die Beschreibung der vielfältigen sozialen Grenzverletzungen, über die im Zusammenhang mit der Person von Masud Khan berichtet wird. Unter dem Titel *Entgleisungen in der Psychoanalyse* (Zwettler-Otte 2007) findet sich eine eindrückliche Beschreibung dieser Entgrenzung, die in der allerersten Therapiestunde mit einem Büchergeschenk und der Mitnahme des Patienten im eigenen Auto beginnen konnte und mit einem jahrelangen gemeinsamen gesellschaftlichen Leben zusammen mit beiden Ehefrauen fortgeführt wurde.

Die zweifelsohne gravierendste Beschwerdekategorie bezieht sich auf *sexuellen Missbrauch,* der auch die am besten untersuchte Schädigung im Rahmen einer Psychotherapie darstellt. Sexueller Missbrauch ist ein Straftatbestand nach § 174c StGB. Jedoch auch unterhalb dieser rechtlich verfolgbaren Norm kann ein sexueller Missbrauch in einer Therapie durch sexualisierte Grenzverletzungen bei den betroffenen Patienten immensen Schaden anrichten. Hier sei auf ein Beispiel aus der Literatur verwiesen. Margarete Akoluth veröffentlichte ihre lesenswerte grenzverletzende Therapiegeschichte in Zusammenarbeit mit ihrem Folgetherapeuten unter dem Titel *Unordnung und spätes Leid* (2004).

Quantitative und qualitative Auswertung der Beratungsfälle

Die überwiegende Zahl der Ratsuchenden sucht den Kontakt telefonisch (71 %), 24 % finden den Kontakt zur Beratung per E-Mail. Letzterer Anteil ist in den zurückliegenden zehn Jahren – von 19 % im ersten Beratungsabschnitt 2004 bis 2008 auf jetzt 24 % im Gesamtzeitraum 2004 bis 2015 – leicht angestiegen. Die Ratsuchenden sind zu 76,8 % betroffene Patienten und zu 9,5 % ihre Angehörigen. Das durchschnittliche Alter der Ratsuchenden beträgt 47,3 Jahre, und sie sind damit in einem mittleren Lebensalter, also weder jugendlich unerfahren noch altersbedingt eingeschränkt.

In den zurückliegenden Jahren wenden sich in steigender Zahl auch psychotherapeutische Kollegen mit ethischen Fragestellungen an den Ethikverein, wenn sie Grenzverletzungen beobachten, und gleichfalls zunehmend auch beschuldigte Kollegen selbst, um – im Sinne einer offenen Fehlerkultur – gemeinsam Wege eines guten Umgangs mit diesen schwierigen Situationen zu erarbeiten. Ausbildungskandidaten finden bislang den Weg zum Ethikverein nur selten oder aber sie geben sich nicht als solche zu erkennen.

Die überwiegende Zahl der Ratsuchenden meldet sich innerhalb von einem Jahr nach dem Ereignis. 7 % der Ratsuchenden suchen jedoch Hilfe erst nach mehr als einem Jahr und 14 % nach mehr als fünf Jahren. Die längsten Zeiten, die wir in der Beratung bedauerlicherweise nicht nur einmal beobachten konnten, lagen bei mehr als 18 Jahren, und zwar dann, wenn die Psychotherapeuten Kinder mit ihren Patientinnen gezeugt hatten und diese die Volljährigkeit ihrer Kinder abgewartet hatten, bevor sie sich selbst Hilfe suchten. Somit beziehen sich 21 % der Beschwerden auf Vorgänge, die mehr als ein Jahr zurückliegen, was die lange überdauernden Folgen und das Leid der von Grenzverletzungen betroffenen Patienten illustriert. Auch nach solch langen Zeiträumen finden sich bei den Betroffenen noch Verwirrung und Unsicherheit, Zweifel, ob man den eigenen Wahrnehmungen trauen kann, Angst, dass ihnen nicht geglaubt wird, und eine tiefe Blockade der Handlungsfähigkeit. So nehmen 64 % der Ratsuchenden die Beratung erst nach der Beendigung der Behandlung in Anspruch. Sie berichten, dass sie keine Ruhe im Hinblick auf das finden, was in der zurückliegenden Behandlung geschehen ist, oder dass sie erst nach dem Ende der Behandlung die Kraft, den Abstand und das Zutrauen haben, sich Hilfe zu suchen. In diesen Fällen erfährt der behandelnde ehemalige Psychotherapeut in aller Regel nicht, dass sein Patient nach der Behandlung bei ihm leidet und sich andernorts Hilfe sucht. 11 % der Ratsuchenden befinden sich zum Zeitpunkt der Beratung jedoch noch in einer laufenden Behandlung.

Sie empfinden sich als verstrickt und abhängig und wissen nicht, wie sie die schwierige Situation in der Therapie auflösen können. In diesen Fällen kann die Beratung dazu beitragen, die verwickelte Situation zu klären, entweder mit Hilfe der Beratung die Behandlung zu beenden oder eine Veränderung in der Therapie herbeizuführen.

Der überwiegende Anteil der Beratungen betrifft Probleme in der ambulanten psychotherapeutischen Behandlung. Dass der Anteil von Beschwerden aus dem stationären Bereich vergleichsweise klein ist, bedeutet allerdings nicht, dass dort keine Probleme festzustellen sind. Vielmehr weisen die Fälle aus dem stationären Setting auf sehr komplexe Grenzverletzungen mit Beteiligung verschiedener Personen hin, und die betroffenen Patienten berichten, dass sie bei Versuchen, sich innerhalb des stationären Settings Hilfe zu holen oder Beschwerde zu führen, auf unüberwindliche Mauern der Zurückweisung gestoßen sind, dass sie zu den grenzverletzenden Personen zurückverwiesen wurden oder auf eine nicht hinterfragbare Solidarität des Behandlungsteams trafen, die für sie selbst äußerst entmutigend war.

Häufigkeit der Grenzverletzungen

Die häufigste Grenzverletzung stellt mit 47% das Empathieversagen dar, die Patienten berichten dann über Entwertungen, Drohungen mit einer Diagnose – nach dem Motto: »Sie sind zu krank, um behandelt zu werden« – oder damit, dass es kaum möglich sei, einen anderen Therapeuten zu finden: »Sie sind so krank, Ihnen glaubt so und so keiner«; sie sprechen von Zurückweisungen, Schuldzuweisungen und Demütigungen. In manchen Fällen können Patienten sehr gut beschreiben, dass weitere Grenzverletzungen in einem Empathieversagen ihren Anfang genommen haben.

Verletzungen des Therapierahmens zeigen sich in 25%, Aufklärungsmangel, Dokumentations- und Schweigepflichtverletzung finden sich in 16% der Fälle, ökonomischer Missbrauch ist in 14%, mangelnde Diagnostik in 10% und Befangenheit in 7% der Beratungsfälle nachweisbar. Soziale Grenzverletzungen sind mit 32% weit häufiger als gemeinhin angenommen. Es ist dabei erstaunlich, welche privaten Details Patienten von ihren Therapeuten kennen, vom Herzinfarkt, Einzelheiten der notwendigen Herzkathederuntersuchung über Erziehungsprobleme, die Scheidung und Paarkonflikte des Therapeuten sowie finanzielle Engpässe. Patienten werden dabei oftmals zum Ratgeber ihrer Therapeuten und fühlen sich dadurch in der Rollenumkehr zunächst narzisstisch aufgewertet, müssen später dann jedoch feststellen, dass für ihre eigenen Anliegen in der Therapie kein Raum gegeben war.

Die gravierendste Grenzverletzung ist sicherlich der »professionelle sexuelle Missbrauch« (Professional Sexual Misconduct, PSM) in der Therapie, der in 21 % der Beratungsfälle vorliegt. Als justiziabel erweist sich jedoch nur ein Teil dieser Fälle. Die Voraussetzungen für den Straftatbestand des sexuellen Missbrauchs in der Psychotherapie gehen über die Kriterien des professionellen sexuellen Missbrauchs hinaus (Becker-Fischer & Fischer 1995). Becker-Fischer und Fischer konnten in ihrem Forschungsbericht im Auftrag des Bundesministeriums für Familie, Senioren, Frauen und Jugend (BMFSFJ) zeigen, dass die gravierenden Folgen von sexuellem Missbrauch nicht erst beim Versuch eines sexuellen Verkehrs auftreten, sondern bereits bei sexualisierten Deutungen und Gesprächsangeboten durch den Therapeuten in Zeiten der Durcharbeitung präödipaler biografischer Probleme von Patienten. Soziale und sexuelle Grenzverletzungen stellen mit insgesamt 54 % der Beratungsfälle schwere und fast immer folgenreiche Abstinenzverletzungen dar.

Die Summe aller Beschwerdegründe liegt über 200 %, was verdeutlicht, dass in einem Beratungsfall mehr als ein Beschwerdegrund – in einige Fällen bis zu sechs verschiedene Beschwerdegründe – vorliegt. Dies weist auf die Tatsache hin, dass es sich bei Grenzverletzungen in der Psychotherapie um eine Problematik der systematischen Entgrenzung (Bauriedl 2004) handelt, die sich mal auf die eine, mal auf die andere Weise in einer Behandlung offenbart.

Die von Grenzverletzungen Betroffenen sind in allen Kategorien signifikant häufiger weiblich. Bei sexuellen Grenzverletzungen sind die betroffenen Ratsuchenden zu 95 % weiblich und sind damit überzufällig häufig betroffen, auch wenn 70 % der Psychotherapiepatienten weiblich sind. Auch in der Kategorie »Empathieversagen« sind die Betroffenen mit 88 % überwiegend weiblich, beim Therapieabbruch sind es sogar zu 97 %, bei sozialem Missbrauch 92 % und bei Befangenheit 79 %.

Bei den beschuldigten Psychotherapeuten zeigt sich für den sexuellen Missbrauch ein signifikanter Geschlechtsunterschied. Sie sind zu 90 % männlich. Dies entspricht den im Forschungsgutachten von Becker-Fischer & Fischer (1995) gefundenen Zahlen, nach denen 88 % der Beschuldigten männliche Psychotherapeuten waren. Auch bei der sozialen Grenzverletzung und in geringerem Umfang für die Kategorie »Rahmenverletzung« zeigt sich bei den Therapeuten ein deutlicher Unterschied hinsichtlich der Geschlechterverteilung: Die Beschuldigten sind zu über 60 % männlich. Für die Kategorien »Empathieversagen«, »Befangenheit«, »ökonomischer Missbrauch«, »mangelhafte Technik und Diagnostik« sowie »Aufklärungs-, Dokumentations-, und Schweigepflichtverletzung« zeigen sich jedoch keine signifikanten Unterschiede hinsichtlich des Geschlechts der Therapeuten.

Anonymität

21% der Ratsuchenden möchten anonym bleiben und geben ihre Anonymität auch im Laufe der Beratung nicht auf. Für diese Ratsuchenden ist ein niederschwelliges Beratungsangebot unabdingbar, weil andere Beschwerdemöglichkeiten, wie sie zwar in Deutschland reichlich bestehen, bei den Kammern, Gesundheitsämtern, Berufsverbänden, Krankenkassen, Kassenärztlicher Vereinigungen oder auch bei Polizei und Staatsanwaltschaft deutlich höhere Hürden für ein Beschwerdeverfahren mit sich bringen. Eine schriftliche Einlassung, namentliche Nennung des Beschuldigten und natürlich der eigenen Person sind Voraussetzung für eine Beschwerde. Oftmals berichten Ratsuchende beim Ethikverein, dass sie andernorts nicht verstanden und nicht gehört, sondern abgewiesen worden sind. Selbst einfache Auskünfte wurden ihnen telefonisch nicht erteilt oder sie erhielten die Auskunft, ohne schriftliche Beschwerde könne keine Aussage gemacht werden. Betroffene erleben dies nicht zu Unrecht als Zurückweisung und als wenig hilfreich. Krankenkassen und Kassenärztliche Vereinigungen befassen sich nur mit unrechtmäßig gezahltem Honorar und lassen Beschwerden unberücksichtigt, wenn es sich um sogenannte »kleinere Beträge« von z. B. 500.– € handelt. Auch die Staatsanwaltschaft verfolgt solche Meldungen wegen Geringfügigkeit nicht. Für die betroffenen Patienten geht es aber um Glaubwürdigkeit und Wahrhaftigkeit. Für sie handelt es sich nicht um eine Kleinigkeit, für sie ist es ein Bruch des Vertrauens, sie fühlen sich betrogen.

Die Beschwerdeverfahren in den genannten Institutionen sind überdies uneinheitlich und für die Betroffenen unübersichtlich. Eine Befragung aller Kammern und Kassenärztlichen Vereinigungen durch das »Verbändetreffen gegen sexuellen Missbrauch in Psychotherapie und Beratung«, einen Zusammenschluss von Berufsverbänden innerhalb und außerhalb der Richtlinien-Psychotherapie, aus dem Jahr 2008/9 ergab, dass die Verfahren teilweise gar nicht definiert waren oder in den einzelnen Bundesländern ganz unterschiedlich gehandhabt werden. Weiter erhielten die Beschwerdeführer in aller Regel keine Rückmeldung über den Ausgang des Verfahrens, da die Kammern zunächst ihre disziplinarische Funktion gegenüber Ärzten oder Psychologischen Psychotherapeuten sowie Kinder- und

Jugendlichenpsychotherapeuten wahrnehmen und so der Beschwerdeführer eigentlich zum Zeugen seiner eigenen Beschwerde wird. Eine wissenschaftliche Auswertung (Kintscher 2015) der Beschwerdeberatungen der Kammer für Psychologische Psychotherapeuten und Kinder- und Jugendlichenpsychotherapeuten in Nordrhein-Westfalen für das Jahr 2012 (n = 50) konnte zeigen, dass bei diesen Beschwerden vor allem Empathieversagen (40,3 %) und Rahmenverletzungen (16,8 %) sowie ökonomischer Missbrauch (12,1 %) beklagt wurden. Alle übrigen Beschwerdekategorien lagen jeweils unter 7 %. Diese vergleichsweise geringeren Grenzverletzungen sind für Patienten vergleichsweise leichter zum Ausdruck zu bringen – im Gegensatz zum sexuellen Missbrauch, der bei den Beschwerden in der Kammer gar nicht zur Meldung kam. Dieser Befund weist erneut auf die Notwendigkeit einer niederschwelligen Beratung insbesondere für schwerere Grenzverletzungen hin.

Berufsgruppen

Interessant ist, dass betroffene Patienten zu nahezu gleichen Teilen Beschwerde über Ärztliche (17 %) und Psychologische Psychotherapeuten (19 %) führen. 60 % der Ratsuchenden können jedoch nicht angeben, ob sie von einem Arzt, Psychologischen Psychotherapeuten oder KJP (Kinder- und Jugendlichenpsychotherapeuten) behandelt werden. Damit sind Patienten zumindest in diesem Punkt nicht aufgeklärt und können so keinen Zugang zu den institutionellen Beschwerdeinstanzen finden, da sie die Zuständigkeiten gar nicht ohne Weiteres erkennen können. Selbst in den Beratungen ist diese Frage nach beendigten Therapien oft für die Patienten nicht einfach zu beantworten. Patienten von Heilpraktikern haben noch größere Probleme. Nicht nur, dass Patienten Schwierigkeiten haben, Heilpraktiker mit zusätzlicher Qualifikation in Psychotherapie von Psychologischen Psychotherapeuten zu unterscheiden, auch die strafrechtlichen Bestimmungen zum § 174c StGB haben nur bei Psychotherapeuten im Sinne des Psychotherapeutengesetzes Gültigkeit und finden daher bei Heilpraktikern keine Anwendung. Auch bestehen für Heilpraktiker nicht die gleichen Aufklärungspflichten wie im Rahmen der Berufsordnungen für Ärzte und Psychologische Psychotherapeuten sowie Kinder- und Jugendlichenpsychotherapeuten. Überdies ist die Möglichkeit, Beschwerde beim Gesundheitsamt als Aufsichtsbehörde für Heilpraktiker einzureichen, nicht ausreichend bekannt.

Therapieverfahren

Die Ratsuchenden berichten zu nahezu gleichen Teilen über Probleme bei beiden Richtlinientherapieverfahren: zu 19 % in der Verhaltenstherapie und zu 17 % in der tiefenpsychologisch fundierten und analytischen Psychotherapie. Dieses Ergebnis entspricht den Ergebnissen des Forschungsberichts im Auftrag des BMFSFJ (Becker-Fischer & Fischer 1995), der zeigen konnte, dass sexueller Missbrauch in allen Therapieverfahren innerhalb – und zum damaligen Zeitpunkt auch außerhalb – der Richtlinienpsychotherapie in gleichem Umfang festzustellen war. Die Beratungsdaten des Ethikvereins zeigen hingegen, dass 60 % der Ratsuchenden nicht mitteilen können, mit welchem Therapieverfahren sie behandelt worden sind oder werden. Und dies, obwohl entsprechend dem im April 2014 verabschiedeten und in Kraft getretenen Patientenrechtegesetz Patienten über die angewandte und alternative Behandlungsmethoden aufgeklärt werden müssen.

Dieses Ergebnis zeigt so erneut das schon beschriebene strukturelle Machtgefälle in psychotherapeutischen Behandlungen. Psychisch kranke Patienten vertrauen offenbar weit mehr blind der behandelnden Person, als dies allgemein angenommen wird. Sie sind viel weniger die aufgeklärten Nutzer im Gesundheitswesen, als dies politisch beschrieben und postuliert wird – wobei dies für Patienten mit anderen Erkrankungen allerdings auch nur eingeschränkt gelten kann.

Supervision

Im Verlauf von 9 % der Beratungen wird erkennbar, dass gravierende Grenzverletzungen während einer laufenden Supervision stattgefunden haben. Wir konnten beobachten, dass Psychotherapeuten eine Supervision als Teil ihrer Rechtfertigungsstrategie gegenüber Patienten oder einem Berater nutzen, oder es handelt sich um Behandlungen von Patienten durch Ausbildungskandidaten, die immer unter Supervision behandelt werden.

Wir müssen annehmen, dass über wichtige und relevante Dinge aus Therapien in manchen Supervisionen nicht gesprochen wird. Dies kann bewusst geschehen, weil bewusst gegen eine Regel verstoßen oder diese Regel vom betreffenden Therapeuten als für ihn selbst nicht gültig angesehen wird. Andererseits geschieht dies möglicherweise aus Angst, für Fehler kritisiert zu werden und damit Ausbildung oder Renomee zu gefährden, oder aber weil der behandelnde Therapeut einen Teil der problematischen Verwicklung selbst nicht wahrnimmt. In der

Supervision können wir scheinbar nicht darauf vertrauen, dass problematische Situationen sich »wie von selbst« offenbaren und mitgeteilt werden. Vielmehr scheinen unbewusste und konflikthafte und noch mehr dissoziierte und abgespaltene Aspekte sich nicht selbstverständlich zu offenbaren.

Hinsichtlich der psychischen Struktur und Psychodynamik unserer Patienten wissen wir, dass sich die Spaltung und strukturelle Dissoziation und demzufolge die Dynamik des Getrennt-Haltens und im Verborgenen-Bleibens umso grundlegender gestaltet, je traumatisierender die Objekterfahrung ist (Nijenhuis & Van der Hart 1999; Kluft 1996). Dies gilt jedoch nicht nur für Patienten, sondern auch für die Psychotherapeuten selbst. So konnte Gabbard (2006) zeigen, dass bei grenzverletzenden Therapeuten zu 60 % erhebliche psychische Traumatisierungen in der eigenen Biografie vorliegen.

Hier stellt sich die Frage, ob »Supervision« nicht anders als bislang üblich gestaltet werden muss. Ein Lösungsansatz könnte in aktivem Fragen und strukturiertem Suchen nach dem Vermiedenen und Nicht-Wahrgenommenen liegen. Eigene Versuche mit einer themenzentrierten statt fallzentrierten Vorgehensweise zeigen, dass Kollegen sich – offenbar durch andere Beschreibungen ermutigt – vermehrt trauen, frühzeitig über möglicherweise problematische Dinge aus Therapien zu sprechen bzw. dass Erinnerungen durch andere Berichte angeregt und freigelegt werden. Auch das Gedächtnis von Therapeuten arbeitet ja kontextabhängig, so dass durch die Berichte anderer ähnliche Dinge aus den eigenen Erinnerungen zugänglich werden können. Alle zuhörenden Kollegen profitieren indirekt davon, weil sie auf diese Weise auf schwierige Fragen aufmerksam werden können, die ihnen ansonsten verborgenen geblieben wären. So könnte sich langsam eine offene Fehlerkultur entwickeln, durch welche die Zahl der bislang gar nicht wahrgenommenen Grenzverletzungen reduziert werden kann.

Auswirkungen von sexuellen Grenzverletzungen

Die Auswirkungen von sexuellen Grenzverletzungen in der Therapie wurden zwischenzeitlich vielfach beschrieben (Schoener et al. 1989; Ehlert-Balzer 1992; Becker-Fischer & Fischer 1995; Gabbard 1996; Tschan 2005; Märtens & Petzold 2002; Hillebrand & Waldherr 2006; Wöller 2006; Munz et al. 2009; Franke & Riecher-Rössler 2011; Schleu et al. 2013; Schleu 2014a, b; Egle et al. 2015). Im Rahmen der Beratungsarbeit des Ethikvereins können wir jedoch feststellen, dass diese Folgen nicht nur im Rahmen von sexuellem Missbrauch in der Therapie zu beobachten sind, sondern auch bei den anderen angeführten Kategorien von

Grenzverletzungen auftreten. Die Auswirkungen von Grenzverletzungen für Patienten sind erheblich: Statt dass ihnen geholfen wird, Störungen und Krankheiten zu überwinden, verursachen Grenzverletzungen in psychotherapeutischen Behandlungen beim Patienten zusätzliche krankheitswertige Störungen und Symptomverschlechterungen, und dies über lange Zeiträume, oft über Jahre. Dann bleibt nicht nur psychotherapeutische Hilfe aus mit der Folge einer Verschlechterung und Chronifizierung der ursprünglichen Krankheit, sondern die Situation der Betroffenen wird in der Regel durch eine posttraumatische Belastungsstörung zusätzlich verschärft und kompliziert.

Patienten sind verwirrt und verunsichert, sie trauen ihrer Wahrnehmung nicht oder sind sich nicht sicher, ob sie ihrer Wahrnehmung trauen können, und leiden unter Denkstörungen. Sie verlieren kontextabhängig ihre zeitliche Struktur und inhaltliche Kohärenz im Denken, was jedoch in einigen Fällen durch nur wenige gezielte strukturierende und verständnisvolle Interventionen reversibel ist. Patienten erleben Sprachlosigkeit in dem Sinne, dass sie keine passenden Worte für das finden können, was mit ihnen geschehen ist, weil das Geschehen außerhalb des allgemeinen und ihres persönlichen Erwartungshorizontes liegt. Und Patienten erfahren wiederholt Zurückweisung, weil es auch für unbeteiligte Adressaten schwer ist, dem Bericht vom Schrecken des Geschehens zuzuhören, anstatt sich reflektorisch zu verschließen und zu schützen. Die Zuhörer empfinden ihrerseits Fassungslosigkeit und Sprachlosigkeit, sie wollen nicht glauben, was ihnen berichtet wird.

Zur Illustration sei ein Zitat von Ernst Federn, Psychoanalytiker und Überlebender des Holocaust, angeführt: »Was mich angeht, so hätte ich sehr gerne von meinen Erlebnissen [im KZ, A. S.] erzählen wollen, aber es waren die Analytiker, die ausnahmslos einem Gespräch über meine Lagererlebnisse aus dem Wege gegangen sind … Ich glaube, dass die Welt des Konzentrationslagers … in Gesprächen Menschen, die das nicht erlebt haben, kaum vermittelt werden kann. Wer davon erzählt, muss fürchten, dass die Zuhörer ihm nicht glauben oder dass ihnen das Gehörte so peinlich ist, dass man mit dem Erzählen lieber aufhört. Auch Psychoanalytiker bilden da keine Ausnahme. Unter dem Vorwand, *meine* Gefühle schonen zu wollen, verbarg sich die Angst vor eigenen Konflikten, die durch die Berichte über die Schrecken des Lagerlebens ausgelöst werden konnten.« (Federn 1986, S. 465 f.) Federn beschreibt als Betroffener und Fachmann, was viele Betroffene auch heute erfahren müssen.

Diese Patienten erleben sich in der Folge als isoliert, stigmatisiert und vom sozialen Kontakt ausgeschlossen. Dies steigert verständlicherweise ihre Angst und

Vermeidung, die sich allein schon aus der Erfahrung von Überforderung und Überflutung, Ohnmacht und Hilflosigkeit in der Grenzverletzung ergeben. Patienten empfinden oftmals auch Schuldgefühle und teilen vielfach in der Beratung mit, dass ihnen wiederholt durch den verletzenden Therapeuten suggeriert worden sei, sie selbst trügen die Schuld und Verantwortung. Es ist leicht nachzuvollziehen, dass hieraus bei diesen Patienten Ohnmachtsgefühle und eine Einschränkung der Handlungsfähigkeit resultieren. Patienten sind oftmals auch so voller Schamgefühle im Hinblick auf die aus ihrer Sicht nicht gelungene Behandlung, dass sie sich nur zögerlich und erst auf Nachfragen trauen, weitere grenzverletzende Details und einzelne Szenen aus der Behandlung zu schildern.

Die Schritte zur Fixierung auf die Opferrolle, zu Depression, Arbeitsunfähigkeit, Berentung und auch zu Suizidalität sind nur noch klein. Pope (1988) konnte eine erhöhte Suizidalität von 14 % nach sexuellem Missbrauch in der Psychotherapie nachweisen. Die genannten Auswirkungen bestehen nach sexuellem Missbrauch in der Psychotherapie bei mehr als 90 % der Patienten und entsprechen den Folgen von sexuellem Missbrauch im Kindesalter (Becker-Fischer & Fischer 1995).

Die qualitative Auswertung der Beratungsdaten zeigt, dass diese Auswirkungen sich nicht nur auf sexuellen Missbrauch in der Therapie beziehen, sondern auch bei anderen Formen der Grenzverletzung, wenn auch meist in geringerem Umfang, zu beobachten sind.

Zwei Fallbeispiele

Fallbeispiel zu den Folgen von Grenzverletzungen durch Empathieversagen: Eine Patientin, die seitens ihres Therapeuten fortgesetzt Entwertungen, Schuldzuweisungen und Beschimpfungen ausgesetzt war, entwickelte eine massive Leistungs- und Arbeitsstörung. Sie war verwirrt, verunsichert und immer mehr auf die sie schädigende Therapie angewiesen. Sie konnte in dieser Verfassung ihre Abschlussprüfung nicht ablegen und glaubte in der Folge der nicht klärbaren Missverständnisse, sich nicht mehr verständlich machen zu können. Sie konnte aber auch die Therapie nicht beenden, zahlte die Stunden aufgrund ihrer Abhängigkeit selbst und war trotz einer zunehmenden Symptomatik nicht in der Lage, sich aus der Verstrickung zu lösen. Erst während der Beratung wurde für sie eine Therapiepause vorstellbar. Anschließend legte sie ihre Prüfung ab und gab die Abschlussarbeit ab, für die sie eine sehr gute Note erhielt. Erst nach diesen Schritten in eine autonomere aktuelle Situation konnte sie sich dem Gedanken nähern, die schädigenden Therapie zu beenden und dies dem Therapeuten auch zu sagen.

Fallbeispiel von Empathieversagen in der Folgetherapie nach sexueller Grenzverletzung: Eine andere Patientin war in der Kindheit durch den älteren Stiefbruder sexuell missbraucht worden, ebenso mehr als ein Jahr in der Therapie. Sie fürchtete Verlassenheit so sehr, dass sie lange den Weg aus diesem Missbrauch nicht finden konnte. Aber auch nach der Beendigung dieser Therapie war sie noch so sehr in Enttäuschung und der Angst vor neuerlichem Missbrauch und Verrat gefangen, dass die Suche nach einer Folgetherapie trotz wiederholter Hilfestellung durch die Beratung über drei Jahre nahezu unmöglich wurde.

Erwartungen der Ratsuchenden

Den beschriebenen Folgen entsprechen die Erwartungen der betroffenen Patienten. Sie suchen zunächst Information, Orientierung und eine Einschätzung der Situation, emotionale Entlastung, Anerkennung des Unrechts und – aufgrund der durch die Grenzverletzung ausgelösten Handlungsunfähigkeit – Hilfe beim weiteren Vorgehen. So zeigen sie sich oftmals schon sehr entlastet, wenn der Berater ihnen mitteilt, dass das von ihnen beschriebene Verhalten des Therapeuten nicht den professionellen Standards entspricht. Schon diese Anerkennung des Unrechts durch einen Dritten führt zu spürbarer Beruhigung. Andere Patienten fühlen sich schon allein dann erleichtert, wenn ihnen geglaubt wird und nicht unmittelbar im Kontakt ihre Glaubwürdigkeit erneut in Frage gestellt wird. Als erleichternd wird auch empfunden, wenn keine weitere Anforderung an sie gestellt wird – wie beispielsweise die Nennung des Namens des Therapeuten oder die Formulierung einer schriftlichen Beschwerde. Viele Patienten sind auch sehr besorgt, dass der Therapeut nicht nur mit ihnen in solcher Weise verfahren, sondern noch weitere Patienten schädigen könnte. So sind es in der Regel nicht Rachegedanken und Wut, die Ratsuchende zu berufsrechtlichen Schritten bewegen, sondern die Sorge um weitere Patienten.

Es melden sich auch Ratsuchende, die sehr empört sind, oftmals, wenn sie schon bei anderen (zuständigen) Institutionen versucht haben, Beschwerde zu führen, in ihrem Bemühen jedoch nicht verstanden oder zurückgewiesen worden sind. Sie sind dann fassungslos, dass so etwas – wie sie es erlebt haben – nicht nur geschieht, sondern es auch niemanden zu interessieren scheint und keiner einschreitet, obwohl die Gesetze, die Berufsordnung und Standards verletzt worden sind.

Folgen bei Psychotherapeuten

Die beschriebenen Auswirkungen zeigen sich jedoch nicht nur bei den betroffenen geschädigten Patienten, sondern auch bei den sie behandelnden Psychotherapeuten. Dabei gleichen die zu beobachtenden Symptome der Psychotherapeuten denen ihrer Patienten in bedrückender Weise: Durch Verleugnung und Bagatellisierung, inkonsistente und/oder verzerrte Wahrnehmungen und erkennbare Spaltungsprozesse sind sie in ihrer Arbeitsfähigkeit beeinträchtigt. Sie sind in ihrem strukturierten Denken und ihrer Mentalisierungsfähigkeit zumindest punktuell eingeschränkt und von Affekten überflutet. Sie zeigen regelhaft einen deutlichen Mangel an Empathie für den betroffenen Patienten, äußern Schuldzuweisungen an ihre Patienten und lassen in unterschiedlichem Ausmaß Selbstreflexion vermissen. Im Gespräch zeigen sich selbstidealisierende Retter- und Machtphantasien und feindselige Rechtfertigungen auf Kosten ihrer Patienten sowie auf andere aggressive Weise abgewehrte Schuld- und Schamgefühle. Zuweilen ist trotz erdrückender Beweislage ein erschreckender Realitätsverlust zu erkennen. Oder es erfolgt eine scheinbare Reinszenierung eines Machtkampfes in der irrigen Annahme, man könnte eine verstrickte und grenzverletzende Situation durch eine Mehrheit in der Abstimmung oder mittels anderer Machtspiele klären. Auch in der Literatur finden sich entsprechende Hinweise (Gabbard 2006; Zwettler-Otte 2007; Henningsen 2008; Wallace 2008).

> **Beispiel für die berufliche Beeinträchtigung eines Therapeuten durch die Anfrage wegen Akteneinsicht:** Ein Psychotherapeut, der von seiner Patientin lediglich um die Herausgabe der Behandlungsunterlagen gebeten worden war, meldete sich voller Panik und unfähig, einen klaren Gedanken zu fassen, in der Beratung und konnte nur mit Mühe überzeugt werden, dass er in diesem Zustand seine normale Praxisarbeit ruhen lassen solle, bis er die ihn offensichtlich verstörende Anfrage bewältigt habe. Dabei war im Gespräch kaum eruierbar, was für den Kollegen so alarmierend war. Es ging nicht um Verständnis für den Patienten, sondern um eigene persönliche Belastungen.

Beeinträchtigung der Empathiefähigkeit in einer Folgetherapie: Ein anderer Kollege hatte die Folgetherapie für eine Patientin eines befreundeten Kollegen übernommen, nachdem es zu einer schweren sexuellen Abstinenzverletzung gekommen war. Er erkannte seine Befangenheit nicht oder leugnete sie und brach die Folgetherapie am Tag der Verjährung des Missbrauchs ab. Damit offenbarte er nicht nur ein eklatantes Empathieversagen, sondern schädigte die Patientin durch eine neuerliche tiefe Enttäuschung und einen Vertrauensmissbrauch.

Beispiel der Beeinträchtigung durch eine eigene verborgene Verletzung: Eine Kollegin fühlte sich schwer beeinträchtigt, nachdem eine Patientin, die bei ihr in Behandlung war, im Rahmen einer Familienaufstellung durch den Aufsteller massiv und eindeutig sexuell bedrängt worden war. Sie fühlte sich schuldig, da sie im Rahmen einer Intervision den Namen des Kollegen genannt hatte, obwohl sie die sexuelle Grenzverletzung von der Patientin unter Schweigepflicht erfahren hatte. Die Massivität der Schuldgefühle entsprach jedoch in keiner Weise der ihr unterlaufenen Verletzung der Schweigepflicht, die sie der Patientin schon eingestanden und wofür sie sich auch bei dieser entschuldigt hatte. Vielmehr konnten diese Schuldgefühle als eine Schuldumkehr verstanden werden: Nicht der Therapeut, der sich der Verletzung der sexuellen Abstinenz schuldig gemacht hatte, fühlte sich schuldig, sondern die Patientin und ihre Therapeutin. Erst in der weiteren Beratung wurde für die Therapeutin erkennbar, dass sie deshalb unter so immensem Druck stand, weil der grenzverletzende Kollege der Patientin auch sehr persönliche Dinge über sie selbst mitgeteilt hatte, mit dem Ziel, die bis dato stabile und auch schützende psychotherapeutische Beziehung zu untergraben.

Sexueller Missbrauch

Die gravierendste Grenzverletzung ist sicherlich der sexuelle Missbrauch. Hier sind in besonderer Schärfe die Prinzipien von Schuld- und Schamumkehr sowie Täter-/Opferumkehr zu beobachten. Das Machtgefälle in der Therapie wird durch den Täter unbewusst oder bewusst missbraucht. In letzterem Fall wird den Opfern sogar die gesamte Wahrnehmungsfähigkeit abgesprochen, sie werden oft schrittweise pathologisiert und verunsichert, isoliert und abhängig gemacht, und das Geschehen wird zum »Geheimnis« erklärt. In manchen Fällen wird sogar die

Schweigepflicht so »verdreht«, als wäre es der Patient, der mit niemandem über seine Behandlung sprechen darf, und nicht der Therapeut. Diese schrittweise systematische Verwirrung und Verunsicherung, Isolierung und Bindung eines Opfers wird auch als *grooming* bezeichnet (Abel et al. 1998; Tschan 2005). Das Ausmaß von Verleugnung und Spaltung schädigt nicht nur Patienten, sondern macht auch beobachtende Kollegen ungläubig und fassungslos, stellt es doch die eigene berufliche Identität infrage.

Der schon erwähnte, im Auftrag des Bundesministeriums für Frauen, Familie und Gesundheit erstellte Forschungsbericht (Becker-Fischer & Fischer 1995) stellt die wissenschaftliche Grundlage für die Diskussion um den Strafrechtsparagraphen § 174c dar, mit dem sexueller Missbrauch in Therapie und Beratung unter Strafe gestellt wurde. Deutschland ist damit das erste Land in Europa, das in dieser Frage Klarheit geschaffen hat. Der § 174c StGB beschreibt ein Offizialdelikt. Dies bedeutet, dass jeder, der davon Kenntnis erlangt, Anzeige erstatten kann.

Wenn man von dieser Möglichkeit Gebrauch machen möchte, sollte jedoch immer die Situation des Geschädigten bedacht werden, der auf diesem Wege immer zum Zeugen in einem rechtlichen Verfahren gemacht wird, über das er zunächst keine Kontrolle hat. Diese Situation kann durch die Möglichkeit zur Nebenklage teilweise verändert werden, es werden aber dennoch oftmals die Hilflosigkeit und Ohnmacht wiederholt, die zuvor schon in der grenzverletzenden Therapie erlebt wurden. Der Forschungsbericht geht bei konservativer Schätzung von 600 Fällen von sexuellem Missbrauch durch Therapeuten und Therapeutinnen pro Jahr in Deutschland aus, davon 300 in der Richtlinien-Psychotherapie und 300 aus der damaligen Erstattungspsychotherapie, die heute jedoch zum größten Teil in das Versorgungssystem integriert worden ist.

Der Bericht beziffert auch die erheblichen volkswirtschaftlichen Folgekosten, die in den Sozialsystemen durch sexuellen Missbrauch in der Therapie entstehen. Allein die Kosten von Folgetherapien werden mit 20 Mio. DM beziffert, daneben sind die Kosten für Arbeitsunfähigkeit, Berentung und der Ausfall von Zahlungen in die Rentenkassen zu veranschlagen.

Zur Gesamteinordnung muss die Zahl von 600 Fällen von sexuellem Missbrauch in der Therapie pro Jahr in Relation zur Zahl der psychotherapeutischen Behandlungen insgesamt gesetzt werden. 1,166 Mio. Patienten (Multmeier 2014), entsprechend 1,7 % aller im Rahmen der gesetzlichen Krankenversicherung (GKV) Versicherten, wurden im Jahr 2009 psychotherapeutisch behandelt. Die angenommenen 600 Fälle pro Jahr entsprechen demzufolge 0,5 ‰ der psychotherapeutischen Behandlungen insgesamt. Anzumerken ist auch, dass der Strafrechtsparagraph sich auf Behandlungen in der Richtlinienpsychotherapie bezieht und so für Heilpraktiker, aber auch Ausbildungskandidaten keine Gültigkeit besitzt. Letztere finden jedoch teilweise in den Ethikstandards ihrer Ausbildungsinstitute oder den entsprechenden Verbänden Berücksichtigung, denen diese Institute angehören.

Interessant ist, dass – gemäß einer Selbstauskunft von Psychotherapeuten in den USA aus den 1970er Jahren – 10 % von ihnen sexuellen Missbrauch begehen und dies als Teil der Heilung verstehen. 88 % der Missbrauchsfälle (Becker-Fischer & Fischer 1995) werden von männlichen Psychotherapeuten gegenüber Patientinnen begannen. Dabei sind mehr als 80 % der Täter Wiederholungstäter und demzufolge ebenso zu beurteilen wie jeder andere Sexualstraftäter (Abel et al. 1998; Endrass et al. 2012). Wie von Gabbard (1996) und Schilling (2007) beschrieben, werden auch bei den Beratungsfällen des Ethikvereins in fast allen Fällen erfahrene und hoch beleumundete Kollegen von den Patienten mit dem Vorwurf des sexuellen Missbrauchs beschwert.

Die folgenden beiden Skizzen zeigen einen Wiederholungstäter und einen Therapeuten, der sich geradezu einen »Harem« zugelegt hatte:

> Ein Psychotherapeut fragte seine ausländische Patientin in der ersten probatorischen Sitzung nach der Körbchengröße des BHs. Die Patientin war hierüber zutiefst verstört und beschämt, berichtete aber der ihr seit langem bekannten Hausärztin davon. Zwei Jahre später glaubte diese Hausärztin ihren Ohren nicht trauen zu können, als eine andere Patientin eine fast identische Geschichte erzählte – mit dem Unterschied, dass es sich diesmal um die zweite probatorische Stunde handelte. Sie durchforstet ihre Kartei und überzeugte sich davon, dass es zwar der gleiche Kollege, aber zwei verschiedene Patientinnen waren, und ermutigte beide Frauen nach entsprechenden Schweigepflichtentbindungen, Beschwerde bei der zuständigen Kammer zu führen.

> Eine andere Patientin berichtet, ein Jahr nach Beginn der Therapie habe der verheiratete Psychotherapeut und Leiter eines Instituts eine »Liebesbeziehung« mit ihr begonnen, ein Jahr später sei sie von ihm schwanger geworden. Sie wisse noch von drei weiteren Frauen, mit denen der Therapeut eine Liebesbeziehung einging, und darüber hinaus von einer – ihr bekannten – Frau, die ein Kind von ihm habe. Dies sei die Geschichte in Kürze.

Die Verabschiedung von § 174c StGB im Jahr 1998 stellt eine wichtige Orientierungsmarke dar und hat auch die innerprofessionelle Debatte zum Thema »Grenzverletzung« belebt. Für die betroffenen Patienten hat sich jedoch nichts Grundlegendes geändert. Weniger als 1 % der betroffenen Patienten gelingt es seitdem, ihre Rechte juristisch geltend zu machen, weshalb Gutmann (2014) die strafrechtlichen Bestimmungen als dysfunktional bewertet. Tschan (2005) beurteilt aus seiner schweizerischen Perspektive das deutsche Strafrecht als täterorientiert.

Zum internationalen Vergleich: In den USA wurden im Zeitraum 1996 bis 2001 Beschwerden über 2 % der approbierten Psychotherapeuten bei der Approbationsbehörde eingelegt, von denen 56 bis 70 % (entsprechend 1,3 % der Psychotherapeuten) je nach Bundesstaat staatsanwaltlich untersucht wurden, was in der Folge bei 5 bis 9 % (entsprechend 0,09 % aller zugelassenen Therapeuten) zum Entzug der Approbation führte (Van Horne 2004).

Diese Relationen zeigen, dass grenzverletzende Therapeuten nur selten zur Rechenschaft gezogen und damit Normen und Standards in der Fachgruppe indirekt aufgeweicht werden, was jedoch keinesfalls im Interesse der Gesamtprofession liegen kann. Auch bei den berufsrechtlichen Verfahren finden sich nur wenige Fälle aus dem Bereich der Psychotherapie. Im Hinblick auf Sanktionen scheint es erleichternd zu sein, wenn mehrere Beschwerden über einen Psychotherapeuten vorliegen, so dass es sinnvoll sein kann, geschädigte Patienten zu ermutigen, Beschwerde einzureichen, auch wenn nicht unmittelbar mit einer berufsrechtlichen Konsequenz zu rechnen ist. Dies muss dem betroffenen Patienten jedoch erklärt und transparent gemacht werden, damit unrealistische Erwartungen nicht zu einer neuerlichen Enttäuschung führen.

Vor dem Hintergrund dieser Datenlage stellt sich die drängende Frage, wie wir professionell mit Grenzen in der Psychotherapie umgehen können und sollten und wie wir ausreichend gute Therapeuten für unsere Patienten sein können.

Gelingende Psychotherapie und ihre Bedingungen

Eine gute empathische Einfühlung und Responsivität (Castonguay et al. 2010; Lilienfeld 2007) werden als für gelingende psychotherapeutische Prozesse entscheidend erkannt, ebenso wie gutes Timing, womit die insbesondere zeitliche Einstimmung auf den Patienten beschrieben wird. Ein Versagen der Empathie steht dagegen oft am Beginn verschiedener Grenzverletzungen, die im weiteren

Verlauf einer Therapie geschehen und sich mit den zuvor benannten Kategorien beschreiben lassen.

Ein unangemessenes Timing soll mit einem Beispiel illustriert werden, das von Kächele (1970) stammt:

> »Ein gut ausgebildeter und angesehener Psychoanalytiker konfrontiert eine junge Studentin mit einer Anorexia nervosa zu früh mit dem vermeintlichen zentralen Problem: sie wolle nicht erwachsen werden. Die Pat. reagiert lakonisch: ›ja wenn das so ist‹, und verstummt und fällt in einen Stupor, der 30 Min. später mit einem Kreislaufversagen trotz Reanimation tödlich endet.«

Günstig für eine gelingende Psychotherapie ist weiter eine hohe Qualität der psychotherapeutischen Beziehung (Castonguay et al. 2010). Dazu gehört eine Vertrauensbasis, ebenso wie die gute Passung zwischen Patient und Therapeut, und beide sind das Ergebnis einer empathischen Einfühlung und einer damit möglichen interpersonalen Resonanz, unabhängig von der jeweils angewendeten Methode oder dem Verfahren. Es zeigt sich vielmehr eine Korrelation zwischen dem flexiblen Einsatz von Methoden, Verfahren und Techniken und einem guten Outcome von Psychotherapien (Castonguay et al. 2010). Dies kann uns Psychotherapeuten ermutigen, ausgehend von den Bedürfnissen und Fähigkeiten unserer Patienten – und eingedenk des jeweiligen notwendigen Entwicklungsschritts – unseren »Handwerkskoffer« zu erweitern und in seiner Gänze zu nutzen.

Eine gute Mentalisierungsfähigkeit ist eine weitere Variable, die mit positiven Behandlungsergebnissen korreliert (Allen et al. 2011). Mentalisieren bedeutet das innere Repräsentieren von Affekten, Gefühlen und Gedanken des Patienten und ein angemessenes Verbalisieren. Fonagy (Fonagy et al. 2004) konnte feststellen, dass eine gute Mentalisierungsfähigkeit von Therapeut und Patient zu Beginn einer Therapie zum Gelingen einer Behandlung beiträgt. Andererseits kann die Mentalisierungsfähigkeit auch punktuell reduziert und eingeschränkt sein. Es handelt sich also nicht um eine statische Fähigkeit, sondern um eine Funktion, die kontextabhängig mehr oder weniger zur Verfügung steht und beispielsweise im Zusammenhang mit einer Traumatisierung und/oder Dissoziation beim Patienten und auch dem behandelnden Psychotherapeuten nicht oder nur eingeschränkt zur Verfügung steht.

Alle beschriebenen Variablen, die zum Gelingen einer Psychotherapie beitragen, erfordern eine sorgsame Wahrnehmung unserer Patienten, ihrer Worte, Taten und anderer nonverbaler Äußerungen, einen sorgsamen Austausch mit dem Patienten, eine klare Introspektion des Therapeuten und, darauf aufbauend, eine mentalisierende Distanzierung und einen reflektierten Einsatz von Techniken, Methoden und Timing.

Variablen einer misslingenden Psychotherapie

Neben den beschriebenen Variablen von erfolgreichen Behandlungen liegen andererseits Nachweise für schädliche Behandlungsmethoden vor. Hierzu zählt das Debriefing, eine Form der Gruppentherapie nach traumatisierenden Großeinsätzen, bei der die Einsatzkräfte sich gegenseitig ihre belastenden Erfahrungen mitteilen, was das Risiko, an einer posttraumatischen Belastungsstörung zu erkranken, deutlich erhöht (Castonguay et al. 2010). Aber auch Rebirthing, Boot Camps, Abschreckungsinterventionen, eine Trauerberatung bei normaler Trauer sind gemäß randomisiert-kontrollierten Studien (RCT-Studien) oder großen Metaanalysen oft mit einer Symptomverschlechterung verbunden. Auch eine Gruppentherapie ist bei mangelnden interpersonalen Fähigkeiten von Patienten, bei Ängsten vor Gruppen, paranoider Störung, Dominanz oder offener Feindseligkeit eines Patienten nachweislich schädigend (Strauß & Mattke 2013). Das Fehlen wirklicher Motivation, wenn es beispielsweise nur um ein Rentenbegehren geht oder ein sekundärer Krankheitsgewinn vorliegt, korreliert gleichfalls mit einem negativen Outcome einer Behandlung und stellt eine mindestens relative Kontraindikation zur Therapie dar.

In der Literatur findet sich weiter eine Vielzahl von Charaktereigenschaften von Psychotherapeuten, die mit einem erhöhten Risiko des Misslingens einer Therapie einhergehen: Dominantes, autoritäres oder charismatisches Verhalten einerseits, geringe Empathie und fehlende Wärme andererseits, narzisstische Bedürftigkeit, mangelnde Selbstkritik und die Verleugnung eigener Grenzen, Erschütterungen durch eigene Erkrankung oder den Verlust des Partners und Traumatisierungen (Castonguay et al. 2010; Lilienfeld 2007; Gabbard 2006, 2007; Eichenberg et al. 2009; Sandell et al. 2001) sind hier zu nennen.

Eine weitere wiederholt beschriebene Variable stellt die starre Methodenadhärenz dar (Castonguay et al. 2010; Schut et al. 2005; Crits-Christof & Gibbons 2002; Tibone 2014). Diese folgt dem Muster: »mehr hilft mehr«. Wenn es z.B. anfänglich möglicherweise an empathischer Einfühlung fehlt oder eine Störung in der psychotherapeutischen Beziehung nicht wahrgenommen wird, führt dies in einem zweiten Schritt zu vermehrter Anstrengung vonseiten des Therapeuten.

Dies äußert sich in der Verhaltenstherapie in einem vermehrten Einsatz kognitiver Interventionen, in der Psychoanalyse durch vermehrten Deutungen oder aber auch zunehmende Zurückhaltung. Insbesondere bei narzisstisch bedürftigen Psychotherapeuten führt dies zu einer wachsenden Verunsicherung und bei grundsätzlich oder aber aktuell angeschlagenem Selbstbewusstsein zu steigender Frustration, Ärger und schließlich Feindseligkeit gegenüber dem Patienten. Die Interaktionen zwischen Patient und Psychotherapeut weisen dann einen zunehmend grenzüberschreitenden Charakter vonseiten des Therapeuten auf, sind intrusiv, nicht mehr flexibel und gelassen, forschend, kreativ und humorvoll. Im Ergebnis korreliert eine starre Methodenadhärenz dann mit negativen Therapieergebnissen und vermehrt feindlichen Interaktionen zwischen Therapeut und Patient.

Eine weitere Variable misslingender Therapien ist eine unzureichende Diagnostik. Häufig wird kritisiert, dass psychische Erkrankungen in der somatischen Medizin nicht diagnostiziert und behandelt werden. Das Übersehen von somatischen Erkrankungen wie beispielsweise einer Hypo- oder Hyperthyreose (Schilddrüsenunter- bzw. -überfunktion) und die Interpretation somatischer Befunde als psychisch bedingt sind jedoch ebenfalls problematisch und können zu einer Stigmatisierung und Psychopathologisierung von Patienten führen. Eine unzureichende Diagnostik kann zudem die Ursache für das Übersehen einer dissoziativen Erkrankung sein, was sich insofern als besonders problematisch erweist, als diese Patienten ein erhöhtes Risiko haben, in der Therapie erneut traumatisiert zu werden (Wöller 2005). Eine geringe Bindungsqualität (Bowlby 1988) stellt einen prognostisch ungünstigen Faktor nicht nur der frühkindlichen Entwicklung, sondern auch für den psychotherapeutischen Prozess dar (Castonguay et al. 2010).

Der akute Zusammenbruch der empathischen Verbindung, der für die Behandlung psychischer Traumatisierungen charakteristisch ist, ist, wenn er nicht behoben wird, ein weiterer Indikator für das Misslingen der Therapie. Laub (2000) führt aus, das Trauma sei als amorphe Präsenz nicht in Zeit und Raum eingegrenzt und gehe daher mit einer Zerstörung von Form und psychischer Struktur einher. Auch Küchenhoff (2004) spricht davon, dass im Trauma die empathische Verbindung und in der Folge die trianguläre Struktur verloren gingen. Krause (2001) führt aus affektpsychologischer Sicht aus, dass narzisstische Verletzungen und chronische Beschämungserfahrungen schwer erträglich sind und kurzfristig in einem grandiosen Anfall narzisstischer (Zerstörungs-)Wut und mit apokalyptischer Erlösungsphantasie gemindert und in Schuldgefühle verwandelt werden können. So lassen sich die o.g. feindseligen Interaktionen zwischen Therapeut und Patient erklären, denn diese Dynamik gilt nicht nur für Patienten, sondern auch Therapeuten sind nicht vor ihr gefeit. Zwiebel (2004) führt darüber hinaus aus, dass – ganz grundsätzlich – in Therapien Situationen von Ungewissheit, Nicht-Wissen und Noch-nicht-Wissen, von Mehrdeutigkeit und Gegensätzlichkeit auftreten und dass es in jedem Fall einer kontinuierlichen inneren psychischen Arbeit des Therapeuten bedarf, um die aus der Ungewissheit resultierende Spannung zu tolerieren und in der Therapie zu einem besseren Verständnis und zum Wohl des Patienten zu transformieren und damit zum Gelingen der Psychotherapie beizutragen. Schore (2007) betont, allein die Spannweite der Affekttoleranz des Therapeuten, die aus den eigenen frühen emotionsgeladenen Bindungsrepräsentanzen resultiere, bestimme die therapeutische Wirkeffizienz.

In der Betrachtung der Beratungsfälle stellen wir fest, dass das Versagen der Empathie am häufigsten beklagt wird und dass, auch wenn der Ratsuchende selbst dies nicht benennen kann, die geschilderten Szenen offensichtliche Fehlabstimmungen zeigen. In den Beratungsgesprächen zeigt sich weiter die Schwierigkeit, zeitlich geordnet und überhaupt strukturiert zu berichten, so dass die Schilderungen am ehesten mit einem unsortierten Haufen von Puzzleteilen zu vergleichen sind und die zeitliche Orientierung im strukturierenden Gespräch erst wieder hergestellt werden muss. Infolge der fehlenden Struktur erscheint auch die Orientierung in der aktuellen Realität zumindest als eingeschränkt und behindert.

Vier Fallskizzen mögen das Dargestellte illustrieren:

Beispiel fehlender Anamneseerhebung: Eine 40-jährige Patientin, die wegen einer Mobbingsituation am Arbeitsplatz Hilfe gesucht hatte, berichtet, der Heilpraktiker habe mit ihr in der zweiten Sitzung EMDR durchgeführt. Anschließend habe sie nicht mehr schlafen können, und der Hausarzt habe einen völlig entgleisten Bluthochdruck festgestellt.
Es war keine Anamnese erhoben worden, die eine Vielzahl von Gewalterfahrungen in der Kindheit innerhalb und außerhalb der Familie gezeigt und zur Diagnose einer komplexen posttraumatischen Belastungsstörung geführt hätte. Überdies bestand keine ausreichend sichere Behandlungsbeziehung. Die Patientin dekompensierte unter der Behandlung vollends und wurde notfallmäßig vom Hausarzt an einen Facharzt überwiesen.

Beispiel für das Fehlen einer somatischen Diagnostik und für eine Psychopathologisierung: Eine Patientin wurde wegen einer somatoformen Schmerzstörung nach einer abdominalen Operation durch die betreffende Abteilung der Universitätsklinik zur Psychotherapie überwiesen. Die Patientin war dauerhaft auf Valoron angewiesen. Die behandelnde Psychotherapeutin stellte zwar gleichfalls die ausgeprägte Schmerzsymptomatik fest, konnte jedoch keinerlei psychopathologischen Befund erkennen und beantragte nur eine Kurzzeittherapie. Sie veranlasste – gegen erheblichen Widerstand der zuweisenden Klinik – eine erneute somatische Diagnostik, und so konnte intraabdominal ein vergessenes OP-Besteck gefunden werden.

Beispiel mangelnder Anamneseerhebung: Eine weitere Patientin berichtet über eine psychosomatische Reha, die aufgrund einer Exazerbation (deutlichen Verschlimmerung) einer chronisch obstruktiven Lungenerkrankung und einer Psoriasis einerseits und einer depressiven Symptomatik auf dem Boden einer ausgeprägten frühkindlichen Vernachlässigung und mehrerer traumatischer Gewalterfahrungen andererseits eingeleitet worden war.
Die Patientin wurde einem dominanten Therapeuten zugewiesen, mit dem sie keine vertrauensvolle Behandlungsbeziehung aufbauen konnte; er wollte allein die depressive Symptomatik bestätigen und wies die traumatischen Erfahrungen als irrelevant zurück. Er arbeitet traumakonfrontativ und forcierte eine Öffnung der Patientin in der Gruppenbehandlung, war dabei selber wenig einfühlsam und verletzend, so dass die Patientin sich angegriffen fühlte und von Gruppenteilnehmern ermuntert wurde, sich bei der Klinikleitung zu beschweren. Dies versuchte die Patientin, erfuhr dort aber keinerlei Verständnis, sondern wurde nur vor die Alternative gestellt, die Situation so zu akzeptieren, wie sie war, oder die Behandlung abzubrechen. Auch empfahl man ihr, die laufende ambulante psychotherapeutische Behandlung am Heimatort abzubrechen und zu einer Intervallbehandlung in die Klinik zurückzukommen.
Am Ende des Aufenthalts war die zuvor arbeitsfähige Patientin völlig destabilisiert; sie berichtete, sie könne nicht mehr nachvollziehen, wie sie mit dem eigenen Auto nach Hause gekommen war, sie sei überhaupt nicht richtig »da« gewesen.
Nach dieser Reha war sie über Wochen krankgeschrieben.

Beispiel starrer Methodenadhärenz: Eine Patientin, die als kleines Kind vernachlässigt und missbraucht worden war, machte wegen einer dissoziativen Symptomatik und Schwierigkeiten im Kontakt zu Menschen eine Therapie. Sie fühlte sich in der Behandlung immer wieder nicht verstanden und erhielt immer wieder, ebenso wie von ihrer Mutter, die Rückmeldung, ihre Gedanken und Fragen seien nicht hilfreich, unverständlich und unerwünscht. Die Patientin bemühte sich weiter, die Missverständnisse aufzulösen, zahlte die Behandlung nach dem Auslaufen der Kassenfinanzierung sogar selbst, fühlte sich jedoch immer stärker belastet und verstrickt. Die Therapeutin ihrerseits wiederholte mit wachsender Vehemenz die – aus ihrer Sicht zutreffende – Interpretation der Fragen und Gedanken der Patientin als Widerstand, was die Situation in der Therapie zum Erstarren brachte und zu einer weiteren Zunahme der Symptomatik führte.

Der Psychotherapeut als Risikofaktor

Die qualitative Analyse der Beratungsdaten zeigt ebenso wie der Blick in die Literatur: Jeder Psychotherapeut sollte sich der Tatsache bewusst sein, dass persönliche Krisenzeiten und Reifungsphasen eine erneute Selbstreflexion erforderlich machen. Schon Sigmund Freud – als der erste Psychotherapeut – hatte gefordert, dass sich jeder Psychoanalytiker in Abständen von fünf Jahren erneut einer Analyse unterziehen solle, ohne sich dessen zu schämen.

Belastende eigene Lebenssituationen, persönliche Krisen, Krankheit und Alter stellen nach Norris et al. (2003) Risikofaktoren für grenzverletzendes Verhalten von Therapeuten dar. Eine erhöhte Depressivität und narzisstische Bedürftigkeit ebenso wie eine eigene Traumatisierung, eine Sekundärtraumatisierung oder eine fehlende triadische Kompetenz beeinträchtigen unsere Schwingungs- und Resonanzfähigkeit und sind daher mit einem häufigeren Misslingen von Behandlungen verbunden (Becker-Fischer & Fischer 1995; Brodbeck 2008; Gabbard 2006, 2007; Schore 2007). Daher sollte es eine professionelle Selbstverständlichkeit sein, sich wiederholt mit der eigenen Psychodynamik auseinanderzusetzen; denn diese – in einer postmodernen, schnelllebigen Gesellschaft, in der von transistorischen Identitäten (Straub & Renn 2002) gesprochen wird – weit davon entfernt ist, eine Konstante zu sein. Eigene Lebensereignisse können uns stabilisieren, aber auch labilisieren oder auch unsere eigenen inneren Konfliktfelder verändern. Eigene unerkannte oder unbewusste Traumatisierungen können dagegen entgrenzte Beziehungsmuster (Bauriedl 2004) oder Beziehungsqualitäten beim Psychotherapeuten reaktivieren, die sich dann auch in den Behandlungen rekonstellieren.

Beispiel für eigene Traumatisierung: Ein angesehener und erfahrener Psychotherapeut, der sich einer schweren sexuellen Abstinenzverletzung schuldig bekannt hatte, teilt im Rahmen einer moderierten Klärung mit, dass er keine Angst vor schwierigen Patienten habe, denn er habe schon früh seine Borderline-Mutter »domptieren müssen«. Die narzisstische Bedürftigkeit des Therapeuten induziert hier einerseits eine Selbstidealisierung und eine inadäquate Idealisierung durch die Patientin sowie die Aufrechterhaltung dieser Idealisierung über die notwendige Zeit hinaus. Andererseits reinszenieren sich in dieser ungefragten, selbstdestruktiven öffentlichen Aussage eigene inadäquate kindliche Schuldgefühle.

Beispiel für narzisstische Bedürftigkeit: Ein Patient berichtet, seine ältere und kinderlose Psychotherapeutin habe ihn immer klein gehalten und jeden positiven Entwicklungsschritt hin zu einer Autonomie bei ihm blockiert, mit der Aussage, das sei »therapeutisch nicht geboten«. Offenbar nutzte die Psychotherapeutin die Bedürftigkeit ihres Patienten, um Trost in ihrer eigenen Einsamkeit zu finden. Den Ausweg aus der einengenden Abhängigkeit fand der Patient letztlich nur in einem Suizidversuch und einem anschließenden Aufenthalt in einer Psychatrie, während die behandelnde Therapeutin aggressiv abwehrend darauf beharrte, in der Behandlung alles richtig gemacht zu haben.

Es ist unschwer zu erkennen, dass Psychotherapeuten verletzen und auch selber verletzt und verletzlich sind. Die Beispiele zeigen, dass Therapeuten ihre äußeren oder inneren Grenzen nicht ausreichend kennen oder nicht bemerkt haben, dass sich ihre Grenzen – bedingt durch Alter, Krankheit oder die beruflichen Belastungen – verändert haben. Gabbard (1996) zeigt auf, dass das Verlassen des üblichen Settings ebenso wie Rechtfertigungen, Wünsche des Therapeuten, durch Liebe zu heilen, und der Furor therapeuticus unsere unbewussten Gegenübertragungsreaktionen offenbaren. Weiter bedeuten das Eröffnen eigener Probleme gegenüber dem Patienten, übermäßiges Selbstvertrauen, fehlende Selbstkritik sowie Frustration und Aggression in der Gegenübertragung oft den Beginn von Grenzverletzungen auf dem *slippery slope* dar. Auch Sekar (2004) sieht Selbsteröffnungen und Abweichungen vom Rahmen – wie das Überziehen der Stunden, eine unentgeltliche Therapie, Geschenke an Patienten, Freundschaftsangebote und Berührungen und Beziehungen außerhalb des therapeutischen Rahmens – als Warnsymptome für weitere Grenzverletzungen an.

Die Konfrontation mit Gemeinsamkeiten in der eigenen und der Biografie des Patienten und den dadurch ausgelösten Affekte und in fehlenden Erfolgserlebnissen in Therapien sehen Reimer & Rüger (2006) Indikatoren der Störung der psychotherapeutischen Arbeitsfähigkeit. Es sei an die Schilderung eines Beispiels für Parallelen in der Biografie zwischen Patient und Therapeutin und die gelungene Auflösung von Gambaroff (1979) erinnert. Sie erlebt eine massive erotische Gegenübertragung, die sich in der therapeutischen Arbeit als kollusive Abwehr einer sowohl beim Patienten als auch ihr selbst vorliegenden frühkindlichen traumatischen Ablehnungserfahrung durch die eigene Mutter herausstellt und schlussendlich aufgelöst werden kann.

Beispiel für eine fortschreitende Entgrenzung in der psychotherapeutischen Beziehung:
Die Patientin, eine ca. 40 Jahre alte Frau, suchte aufgrund der Reaktivierung eines Kindheitstraumas therapeutische Hilfe. In der dritten Stunde fragte sie der zugewandt wirkende Psychotherapeut, ob er sie duzen dürfe. Sie fühlte sich überrumpelt und war misstrauisch, traute sich jedoch nicht, etwas dagegen zu sagen. In der folgenden Stunde geriet sie jedoch in einen dissoziierten Zustand, die Arme bewegten sich hilfesuchend, die Beine strampelten abwehrend und sie schlug mit dem Kopf gegen die Wand. Ihre Stimme war verändert: »Nein, nein, ich verstehe das nicht.« Der erschrockene Therapeut, so berichtet sie später, habe sie fest in den Arm genommen und an sich gedrückt. Die in den folgenden Sitzungen zunehmende Symptomatik der Patientin beantwortete der Therapeut mit sich steigernden Bemühungen, sie zu trösten, die in sexualisierte Zärtlichkeiten mündeten.
Hier führt die fortschreitende Entgrenzung statt zu einer symbolisierten zu einer konkretistischen Realisierung (Henningsen 2008) von Nähe.

Die qualitative Auswertung der Beratungsdaten und die intensive Diskussion unter den Beratern des Ethikvereins haben sich wiederholende Variablen ergeben, die im Zusammenhang und im Vorfeld von professionellen Grenzverletzungen zu beobachten sind und die in den Yellow Flags (Schleu 2014a; vgl. Abb. 5) zusammengefasst sind. Diese kritischen Items sollten Anlass zu erneuter Selbstreflexion, Super- oder Intervision sein.

Natürlich unterlaufen allen Therapeuten täglich Fehler. Fast jeder Therapeut überzieht manchmal eine Stunde oder beginnt sie verspätet. Aber Wiederholungen von Fehlern sollten uns dazu führen, darüber nachzudenken, wie es dazu kommen konnte. Und auch langweilige Stunden oder ärgerliche Reaktionen von uns Therapeuten kommen vor, sie sollten uns aber veranlassen, zu ergründen, wie es dazu kommt und wie diese Entwicklung in der Therapie zu verstehen ist. Und natürlich kommt es in jeder Praxis vor, dass ein Patient uns ein Geschenk mitbringt – eine Blume, ein Kastanie, einen Stein oder einen Kaktus. Aber wir Therapeuten müssen uns dann fragen, was dieses Geschenk uns sagen soll. Und was tun wir, wenn der Patient einen teuren Seidenschal, eine Kette, ein schmelzendes Eis oder eine ganze Tüte voller Süßigkeiten mitbringt? Dann es ist unsere Aufgabe als Therapeuten, dass wir zu verstehen versuchen, was dies bedeutet, was es über den Patienten und seine Beziehung zu uns sagt und was dies mit unserer eigenen Person zu tun haben kann.

- Veränderung des Settings (Überziehen, Verlegung)
- Honorarveränderung ohne vorherige Ankündigung oder Einverständnis
- Geschenke
- Empathieverlust
- Vorstellung eigener Unfehlbarkeit
- Desinteresse oder wiederholter Ärger
- Persönliche Auskünfte
- Rollenvermischungen
- Retter- oder Größenphantasien
- Erotische Phantasien, die auf Realisierung drängen
- Konkrete persönliche oder sexuelle Beziehungswünsche

Abb. 5 »Yellow Flags«

Die Red Flags (Schleu 2014a; vgl. Abb. 6) stellen Geschehnisse dar, die sicherlich nicht mit einem professionellen psychotherapeutischen Verhalten zu vereinbaren sind und die sicherlich für die betroffenen Patienten und ihre behandelnden Psychotherapeuten nicht folgenlos bleiben. Hier werden die Grenzen des professionellen Handelns fraglos verletzt.

Es stellt sich die Frage, welche Möglichkeiten wir als Kollegen haben, auf solch unprofessionelles Vorgehen von Kollegen zu reagieren, wenn wir persönlich davon Kenntnis erhalten, aber durch die Schweigepflicht gebunden sind. Können oder sollten wir einen betroffenen Patienten ermutigen, Beschwerde zu führen, oder sollten wir dafür sorgen, dass diese Patienten eine Folgetherapie finden? Und wie ergeht es uns, wenn sich ein neuer Patient vorstellt und uns von solchen Geschehnissen berichtet? Können wir einem Patienten glauben oder sind wir zu stark verunsichert, irritiert und befangen? Was macht unsere Befangenheit aus: eine persönliche Loyalität dem Kollegen gegenüber oder eine Loyalität gegenüber unserer Berufsgruppe, unserem Institut, unserer Therapiemethode? Oder sind wir so fassungslos, sprachlos, dass wir es nicht mehr ertragen können und besser nichts damit zu tun haben möchten, das Problem wegschieben, verdrängen oder verleugnen? Schämen wir uns für den Kollegen oder unsere eigene Sprachlosigkeit und können dies nicht ertragen?

Die Versuchung ist groß, in ein »Entweder-oder« zu verfallen, in Spaltung und Solidarisierung mit einer der beiden Seiten. Geholfen wäre damit niemandem und gelöst wäre mit einem solchen Vorgehen das Problem auch nicht. Vielmehr braucht es für Lösungsschritte eine triangulierende Position (Benjamin 2005), die nicht leicht zu erreichen ist, da sie von beiden Beteiligten nicht gewünscht und in der Folge auch nicht einfach zu halten ist.

- Persönliche, private und sexuelle Kontakte und Beziehungen
- Finanzielle und/oder geschäftliche Verbindungen
- Große Geschenke
- Unangekündigte Umarmungen und/oder Berührungen des Patienten
- Verbale erotische Aussagen
- Eingehen auf sexuelle Angebote von Patienten
- Verbale und/oder sexualisierte Aggressionen, Entwertungen
- Überschneidungen im Freundes-/Bekanntenkreis
- Gespräche über Patienten ohne Schweigepflichtentbindung (außer im Notfall)
- Benutzen des Patienten für Werbung und Öffentlichkeitsarbeit
- Enge Bezugspersonen in Behandlung nehmen
- Verletzung des Rahmens

Abb. 6 »Red Flags«

Hilfen für Patienten

Für betroffene Patienten kann aus den ausgeführten Gründen zunächst eine niederschwellige, professionelle, unabhängige und vertrauliche Beratung sehr hilfreich sein. Sie sind aufgrund der Traumatisierung in der Therapie verwirrt, verunsichert, trauen ihrer eigenen Wahrnehmung nicht, sind in ihrer Denk- und Urteilsfähigkeit durch die Grenzüberschreitung dauerhaft oder zeitweise eingeschränkt und so nicht wirklich in der Lage, sich angemessen gegenüber den offiziellen Institutionen zu vertreten. Sie benötigen eine Orientierung über *richtig* und *falsch* und eine Anerkenntnis, dass ihnen Unrecht geschehen ist. Dies hilft ihnen, von diesem Punkt – einem stabilen Punkt in einem vertrauensvollen Kontakt – ausgehend ein neues Verständnis des Geschehens zu erreichen. Eine Entschuldigung – auch eine stellvertretende Entschuldigung – kann in diesem Zusammenhang eine heilsame Wirkung entfalten. Die Unabhängigkeit, Schweigepflicht und Vertraulichkeit in einem niederschwelligen Beratungsangebot erleichtern den Zugang für Betroffene und ermöglichen es, deren Bedürfnissen nach größtmöglicher Autonomie und nach Schutz Rechnung zu tragen. Betroffene Patienten berichten, dass ihnen in Institutionen nicht geglaubt, ihre seelische Not nicht verstanden worden sei und die besondere Situation in einer psychotherapeutischen Behandlung nicht verstanden und berücksichtigt worden sei.

Die Beratung des Ethikvereins ist an den Bedürfnissen des Ratsuchenden orientiert, nicht an formalen Voraussetzungen oder an einer Prozessordnung, und sie dient nicht dem staatlichen Interesse der Strafverfolgung oder der berufsrechtlichen Aufsichtsfunktion der Kammern. Die Betroffenen können selbst aufgrund der Beratung, Aufklärung und Information entscheiden, welchen Schritt sie unternehmen wollen oder ob sie nichts unternehmen möchten, und sie werden nicht wider Willen als Zeugen in ein Verfahren hineingezogen, das sie nicht beeinflussen oder durchstehen können. Sie stehen auch nicht einer übermächtig erscheinenden Institution gegenüber, die erneut Ohnmachtsgefühle bei ihnen auslöst und große Anforderungen – wie bei offiziellen Beschwerdeverfahren – an sie stellt; von solchen Anforderungen fühlen sie sich oft ebenso überfordert wie in der grenzverletzenden Therapie. Auch fürchten betroffene Patienten – leider nicht zu Unrecht –, dass bei Verbänden und Kammern bewusste und unbewusste Loyalitäten, Befangenheiten und Machtstrukturen bestehen, die einer sachgerechten Klärung und fairen Auseinandersetzung mit ihrer Beschwerde im Wege stehen.

In allen institutionellen Zusammenhängen kommt es bedauerlicherweise gehäuft zu Retraumatisierungen, die die Prognose für die betroffenen Patienten weiter verschlechtern. Der Schutz vor Retraumatisierungen nimmt daher im Beratungskontext großen Raum ein. Die strafrechtliche Verfolgung bietet zwar die Chance einer öffentlichen Wiederherstellung von Recht und Ordnung, aber sie birgt für Betroffene ein immens großes Risiko der Retraumatisierung. Den Wunsch nach Anerkennung des Unrechts auf der äußeren rechtlichen Bühne auszutragen, wird der inneren, seelischen Verletzung durch die Therapie nicht gerecht.

Erst nach Abschluss einer kompetenten Folgetherapie können in der Regel rechtliche Schritte mit Aussicht auf Erfolg unternommen werden. Die Verlängerung der Verjährungsfristen für zivilrechtliche Ansprüche auf 30 Jahre stellt für die geschädigten Patienten daher eine erfreuliche Entwicklung dar. Für Psychotherapeuten folgt daraus, dass Behandlungsunterlagen, in denen solche Grenzverletzungen durch Professionelle dokumentiert sind, zur Beweissicherung über die sonst gültige Aufbewahrungspflicht von zehn Jahren hinaus aufbewahrt werden müssen. Eine erste Hilfe kann für Patienten auch in der Beendigung der schädigenden Psychotherapie bestehen. Die Hilfen führen nur schrittweise und in einem längeren Prozess über eine Folgetherapie – und möglicherweise über einen zivilrechtlichen Schadensausgleich in der realen äußeren Welt, der die Schwierigkeiten nach grenzverletzenden Therapien abmildert – zu einem Weg aus der Grenzverletzung. Folgetherapien setzen jedoch voraus, dass diese Patienten kompetente und authentische Psychotherapeuten finden, die bereit sind, sich dem Thema »Grenzverletzung in der Therapie« offen zu stellen.

Hilfen für grenzverletzende Psychotherapeuten

Wenn Ethikleitlinien, Inter- und Supervision und die vorgestellten Risikoindikatoren nicht präventiv zu einer Vermeidung von Grenzverletzungen geführt haben, benötigen auch die betroffenen Psychotherapeuten einerseits Hilfen und andererseits klare Sanktionen. Sie brauchen zunächst eine Beendigung der grenzverletzenden Behandlung und dann einen definierten Raum – im Rahmen sowohl einer Supervision als auch einer Selbsterfahrung –, um sich mit der eigenen Psychodynamik und dem eigenen Verhalten auseinanderzusetzen. Es ist die Frage zu klären, ob die psychotherapeutische Tätigkeit ruhen muss oder eine mögliche Lehrtätigkeit eingestellt werden muss, um die auch dadurch bedingte Aufrechterhaltung der Spaltung zu beenden.

Damit es zu diesen Konsequenzen nicht kommt, wende ich mich abschließend der eingangs gestellten Frage zu, was denn ein *ausreichend guter Psychotherapeut* ist. Meine Anleihe an Winnicott (1976) gründet darin, dass Psychotherapeuten für ihre Patienten ein oder das wichtige Gegenüber darstellen, das ihnen eine weitere Entwicklung, Wachstum, und die Erfahrung ermöglicht, dass das Erlebte bewältigt werden kann, und hierzu wird ein Raum in der Therapie zur Entwicklung und Entfaltung geboten: ein Übergangsraum und Symbolisierungsraum.

Wenn Kleinkindern kein ausreichend gutes Gegenüber zur Verfügung steht, verhalten sie sich wie ein Tier in einer lebensbedrohlichen Situation. Das Kind sucht Schutz, zieht sich zurück, wenn Flucht nicht möglich ist, schließt es Augen und Ohren und stellt sich zuletzt tot. Patienten sind keine Kinder, aber sie kommen in die Psychotherapie, weil sie spezifische Aufgaben des Lebens nicht alleine bewältigen können. Deshalb benötigen Patienten ein verlässliches Gegenüber, das einerseits mit ihnen in Resonanz geht und sich als Übertragungs- und Interaktionsobjekt zur Verfügung stellt und andererseits die professionellen Grenzen wahrt. So können sich Patient und Psychotherapeut auf der Basis dieser sicheren psychotherapeutischen Beziehung an die Erkundung der Schwierigkeiten, Fragen, Bedürfnisse, Affekte, Wahrnehmungen, Erinnerungen, Ambivalenzen und Konflikte begeben: empathisch und abstinent und in gemeinsamer Aufmerksamkeit auf das Dritte ausgerichtet, nämlich den psychotherapeutischen Entwicklungsprozess. Dabei haben sich die 2000 Jahre alten Regeln bewährt. Fehler sind jedoch unvermeidbar und manchmal sogar notwendig und können sogar als eine Quelle für weiteres explizites Verstehen und implizites Begreifen dienen.

Hilfreich sind therapeutische Flexibilität, eine breite eigene Affekttoleranz und die Anerkennung unserer eigenen Grenzen, unserer Verletzlichkeit und unserer Verletzungen und damit auch unserer inhärenten Unvollständigkeit. Auf solche Weise können wir die Grenzen in Bewegung bringen, an den Grenzen Veränderungen ermöglichen, ohne Schaden bei unseren Patienten, uns selbst und unserer Profession auszulösen.

Anmerkungen

1 An jeder Zellmembran besteht im Ruhezustand ein chemischer und elektrischer Gradient zur Umgebung, der durch eine selektive Durchlässigkeit der Membran und eine Ionenpumpe aufrechterhalten wird. Für jede Leistung einer Zelle (z. B. Informationsweiterleitung, Muskelbewegung, Energieversorgung) wird der Gradient kurzfristig aufgehoben.

2 »Ersatztatbestand« bedeutet, dass vor Gericht nicht der Straftatbestand des sexuellen Missbrauchs zur Anklage kommt, sondern ersatzweise die Verletzung der Dokumentationspflicht.

Literatur

Abel, G. G., Osborn, C. A. & Warberg, B. W. (1998): Professionals. In: Marshall, W. L., Fernandez, Y. M., Hudson, S. M. & Ward, T. (Hrsg.), *Sourcebook of treatment programs for sexual offenders.* New York (Plenum Press), S. 319–335.

Akoluth, M. (2004*): Unordnung und spätes Leid. Bericht über den Versuch, eine misslungene Analyse zu bewältigen.* Würzburg (Königshausen & Neumann).

Allen, J. G., Fonagy, P. & Bateman, A. W. (2011): *Mentalisieren in der psychotherapeutischen Praxis.* Stuttgart (Klett-Cotta).

Baumann, Z. (2009): *Postmoderne Ethik.* Hamburg (Hamburger Edition).

Bauriedl, T. (2004): *Auch ohne Couch.* 4. Aufl. Stuttgart (Klett-Cotta).

Beauchamp, T. L. & Childress, J.F. (1979): *Principles of biomedical ethics.* 7. Aufl. 2013. New York (Oxford University Press).

Beebe, B. & Lachmann, F. M. (2002): *Säuglingsforschung und die Psychotherapie Erwachsener.* Stuttgart (Klett-Cotta).

Beebe, B., Jaffe, J., Lachmann, F., Feldstein, S., Crown, C. & Jasnow, M. (2002): Koordination von Sprachrhythmus und Bindung. Systemtheoretische Modelle. In: K. H. Brisch, K. E. Grossmann, K. Grossmann & L. Köhler (Hrsg.), *Bindung und seelische Entwicklungswege.* Stuttgart (Klett-Cotta), S. 47–85.

Becker-Fischer, M. & Fischer, G. (1995): Dokumentation *Sexuelle Übergriffe in Psychotherapie und Psychiatrie.* Forschungsbericht des Instituts für Psychotraumatologie im Auftrag des Bundesministeriums für Familie, Senioren, Frauen und Jugend (Materialien zur Frauenpolitik Nr. 51).

Benjamin, J. (2005): Das moralische Dritte als Ausweg aus der Täter-Opfer-Beziehung: Wirkung, Initiative und Verantwortung in der Psychoanalyse. In: A. Springer, A. Gerlach & A.-M. Schlösser (Hrsg.): *Macht und Ohnmacht.* Gießen (Psychosozial-Verlag), S. 417–439.

Bowlby, J. (1988): *A secure base.* London: Routledge.

Brodbeck, H. (2008): Gedanken zu den Grenzen des Psychoanalytikers. In: G. Schlesinger-Kipp & H. Vedder, H. (Hrsg.), *Gefährdete Begegnung. Psychoanalytische Arbeit im Spannungsfeld von Abstinenz und Intimität.* DPV-Frühjahrstagung. Frankfurt a. M. (Congress-Organisation Geber & Reusch).

Castonguay, L. G., Boswell, J. F., Constantino, M. J., Goldfried, M. R. & Hill C. E. (2010): Training implications of harmful effects of psychological treatments. *American Psychologist,* 65 (1), S. 34–49.

Cremerius, J. (1984): Die psychoanalytische Abstinenzregel. Vom regelhaften zum operationalen Gebrauch. *Psyche – Zeitschrift für Psychoanalyse und ihre Anwendungen,* 38, S. 769–800.

Crits-Christoph, P. & Gibbons, M. B. C. (2002): Relational interpretations. In: J. C. Nocross (Hrsg.): *Psychotherapy relationships that work.* New York (Oxford University Press), S. 285–300.

Dewald, P. A. & Clark R. W. (Hrsg.) (2007): *Ethics case book of the American Psychoanalytic Association.* 2. Aufl. New York (American Psychoanalytic Association).

Egle, U. T., Joraschky P., Lampe A., Seiffge-Krenke I. & Cierpka M. (Hrsg.) (2015): *Sexueller Missbrauch, Misshandlung, Vernachlässigung.* Stuttgart (Schattauer).

Ehl, M., Helbing-Tietze, B. Lücking, I., Pollmann, I., Ruff, W., Wrage, I. & Zinke, A. (2005): Ethische Prinzipien in der Psychoanalyse. *Psyche – Zeitschrift für Psychoanalyse und ihre Anwendungen*, 59 (6), S. 573–586.
Ehlert-Balzer, M. (1992): Die Strafbewehrung des Sexuellen Missbrauchs in der Psychotherapie. *Verhaltenstherapie und Psychosoziale Praxis*, 24 (3), S. 323–334.
Ehlert-Balzer, M. (1999): Fundament in Frage gestellt. Sexuelle Grenzverletzungen in der Psychotherapie. *Dr. med. Mabuse*, 121, S. 47–51.
Eichenberg, C., Dorniak, J. & Fischer, G. (2009): Sexuelle Übergriffe in psychotherapeutischen Beziehungen: Risikofaktoren, Folgen und rechtliche Schritte. *Psychotherapie, Psychosomatik, Medizinische Psychologie*, 59 (9–10), S. 337–344.
Endrass, J., Rossegger, A., Urbaniok, F. & Borchard, B. (2012): *Interventionen bei Gewalt- und Sexualstraftätern. Risk-Management, Methoden und Konzepte der forensischen Therapie*. Berlin (Medizinisch Wissenschaftliche Verlagsgesellschaft).
Federn, E. (1986): Besprechung von H. M. Lohmann (1984): *Psychoanalyse und Nationalsozialismus. Beiträge zur Bearbeitung eines unbewältigten Traumas*. In: Psyche, 40 (5), S. 463–466.
Fischer, G. & Becker-Fischer, M. (2005): Folgetherapie nach sexuellem Missbrauch in Psychotherapie und Psychiatrie. In: U. T. Egle, S. O. Hoffmann & P. Joraschky (Hrsg.), *Sexueller Missbrauch, Misshandlung, Vernachlässigung*. Stuttgart (Schattauer), S. 608–620.
Fonagy, P. & Target, M. (2003): *Psychoanalyse und die Psychopathologie der Entwicklung*. Stuttgart (Klett-Cotta).
Fonagy, P., Gergely, G., Jurist, E. K. & Target, M. (2004): *Affektregulierung, Mentalisierung und die Entwicklung des Selbst*. Stuttgart (Klett-Cotta).
Franke, I. & Riecher-Rössler, A. (2011): Missbrauch in therapeutischen Beziehungen. *Nervenarzt*, 82, S. 1145–1150.
Franke, P., Schleu, A., Hillebrand, V., Welther, M. & Strauß, B. (eingereicht): Beschwerden über Fehlverhalten in der Psychotherapie – Quantitative und qualitative Analyse der Dokumentation des Vereins Ethik in der Psychotherapie 2006–2015. *Psychotherapeut*.
Freud, S. (1905a): *Über Psychotherapie*. GW, Bd. 5, S. 11–26.
Gabbard, G. O. (1996): Lessons to be learned from the study of sexual boundary violations. *American Journal of Psychotherapy*, 50 (3), S. 311–322.
Gabbard, G. O. (2006): *Die Rolle des Traumas des Analytikers bei der Pathogenese professioneller Grenzverletzungen*. Vortrag, DPG-Jahrestagung, 28.4.–01.05., Hamburg.
Gabbard, G. O. (2007): Die Rolle des Traumas des Analytikers bei der Pathogenese professioneller Grenzverletzungen. In: M. Müller & F. Wellendorf (Hrsg.), *Zumutungen. Die unheimliche Wirklichkeit der Übertragung*. Tübingen (edition diskord), S. 301–313.
Gambaroff, M. (1997): Abwehr der destruktiven Dimension in der Gegenübertragungsliebe. In: Höhfeld, K. & Schlösser, A.-M. (Hrsg.), *Psychoanalyse der Liebe*. Gießen (Psychosozial-Verlag), S. 101–118.
Gutmann, T. (2014): *Was können wir aus Grenzverletzungen lernen?* Vortrag, Symposium des Ethikvereins, 8.11.2014, München.
Henningsen, F. (2008): *Psychoanalysen mit traumatisierten Patienten*. Stuttgart (Klett-Cotta).
Hillebrand, V. & Waldherr, B. (2006): Sexuelle Übergriffe in der Psychotherapie: Den Opfern eine Stimme geben. *Deutsches Ärzteblatt*, 103 (8), S. 357 f. Verfügbar unter: http://www.aerzteblatt.de/pdf.asp?id=52372 (Zugriff: 25.1.2016).

Hirsch, M. (1998): Überlegungen zum Wesen der Analyse, zum analytischen Raum und der Überschreitung seiner Grenzen. *Forum der Psychoanalyse*, 14, S. 312–318.
Hirsch, M. (2012): *Goldmine und Minenfeld*. Gießen (Psychosozial-Verlag).
Hoffmann, S. O., Rudolf, G. & Strauß, B. (2008): Unerwünschte und schädliche Wirkungen von Psychotherapie. *Psychotherapeut*, 53, S. 4–16.
Hübner, W. (2009): Notwendige Grenzverletzungen. *Psyche – Zeitschrift für Psychoanalyse und ihre Anwendungen*, 63, S. 22–47.
Jacobs, T. J. (1986): On countertransference enactments. *Journal of the American Psychoanalytic Association*, 34, S. 289–307.
Jaenicke, C. (2010): *Veränderungen in der Psychoanalyse, Selbstreflexionen des Analytikers in der therapeutischen Beziehung*. Stuttgart (Klett-Cotta)
Jakl, B. & Gutmann, T. (2011): Der Grundrechtsschutz der Patienten als Aufgabe der Ärzte- und Psychotherapeutenkammer am Beispiel der Überwachung des Abstinenzgebots durch die Psychotherapeutenkammern. *Medizinrecht*, 29 (5), S. 259–264.
Kaczmarek, S., Cappel, R., Passmann, K., Hillebrand, V., Schleu, A. & Strauß, B. (2011): *Negative effects of psychotherapy: Qualitative and quantitave analysis of patients' complaints*. Posterbeitrag für den 42. Kongress der Society for Psychotherapy Research, 29.6.–2.7.2011, Bern. Verfügbar über: http://www.mpsy.uniklinikum-jena.de/mpsy_media/Downloads/SPR2011_Poster_SKaczmarek.pdf (Zugriff: 22.1.2016).
Kaczmarek, S., Passmann, K., Cappel, R., Hillebrand, V., Schleu A. & Strauß, B. (2012): Wenn Psychotherapie schadet … Systematik von Beschwerden über psychotherapeutische Behandlungen. *Psychotherapeut*, 57 (5), S. 402–409.
Kächele, H. (1970): *Der Begriff »psychogener Tod« in der medizinischen Literatur*. Institutsvortrag, Medizinische Poliklinik München.
Kintscher, M. (2015): *Beschwerden über psychotherapeutische Behandlungen*. Bachelorarbeit, Bochum (Ruhr-Universität).
Klüwer, R. (1995): Agieren und Mitagieren – 10 Jahre später. *Zeitschrift für psychoanalytische Theorie und Praxis*, 10, S. 45–70.
Kluft, R. P. (1996): Dissociative identity disorder. In: L. K. Michelson & W. J. Ray (Hrsg.), *Handbook of dissociation: Theoretical, empirical, and clinical perspectives*. New York (Plenum Press), S. 337–66.
Körner, J. (2014): Abstinenz. In: W. Mertens (Hrsg.), *Handbuch psychoanalytischer Grundbegriffe*. 4., überarb. u. erw. Aufl. Stuttgart (Kohlhammer), S. 1–6.
Krejci, E. (2008): Abstinenz als unverzichtbares technisches Konzept der Psychoanalyse und seine sich wandelnde Gestaltung. In: G. Schlesinger-Kipp & H. Vedder (Hrsg.), *Gefährdete Begegnung. Psychoanalytische Arbeit im Spannungsfeld von Abstinenz und Intimität*. Tagungsband der Frühjahrstagung der Deutschen Psychoanalytischen Vereinigung (DPV), S. 42–61.
Krause, R. (2001): Affektpsychologische Überlegungen zur menschlichen Destruktivität. *Psyche – Zeitschrift für Psychoanalyse und ihre Anwendungen*, 60, S. 934–960.
Küchenhoff, J. (2000): Der Körper als Ort der Beziehungsinszenierung. In: U. Streeck (Hrsg.), *Erinnern, Agieren und Inszenieren*. Göttingen (Vandenhoeck & Ruprecht), S. 143–160.
Küchenhoff, J. (2004): Verlust des Selbst, Verlust des Anderen – die doppelte Zerstörung von Nähe und Ferne im Trauma. *Psyche – Zeitschrift für Psychoanalyse und ihre Anwendungen*, 58, S. 811–835.

Lamb, D. H., Catanzaro, S. J. & Moorman, A. S. et al. (2003): Psychologists reflect on their sexual relationships with clients, supervisees, and students. *Professional Psychology: Research and Practice*, 34(1), S. 102–107.
Lange, E., Hillebrand, V. & Pfäfflin, F. (2009): Beschwerden über Therapeuten. *Psychotherapeut*, 54 (4), S. 307–309.
Laub, D. (2000): Eros oder Thanatos? Der Kampf um die Erzählbarkeit des Traumas. *Psyche – Zeitschrift für Psychoanalyse und ihre Anwendungen*, 64, S. 860–894.
Lilienfeld, S. O. (2007): Psychological treatments that cause harm. *Perspectives on Psychological Science*, 2 (1), S. 53–70.
Munz, D., Göpel, K. & Löffler, D. (2009): Patientenbeschwerdestellen: Förderung der Patientenautonomie durch Aufklärung und Hilfe. *Psychotherapie im Dialog*, 10 (4), S. 359–363.
Märtens, M. & Petzold, H. (2002): *Therapieschäden. Risiken und Nebenwirkungen von Psychotherapie*. Mainz (Grünewald Verlag).
Multmeier, J. (2014): Ambulante Psychotherapeutische Versorgung in Deutschland – eine Kohortenbetrachtung der KBV. Die Studie der Kassenärztlichen Bundesvereinigung in ungekürzter Fassung. *Projekt Psychotherapie*, 2, S. 12 ff. Verfügbar unter: http://www.bvvp.de/files/projekt_pt_2014_2_seelen_zaehlen_1.pdf (Zugriff: 25. 1. 2016).
Nijenhuis, E. R. S. & Van der Hart, O. (1999): Forgetting and reexperiencing trauma. In: J. Goodwin & R. Attias (Hrsg.), *Splintered reflections: Images oft he body in trauma*. New York (Basic Books), S. 39–65.
Norris, D. M., Gutheil, T. G. & Strasburger, L. H. (2003): This couldn't happen to me: Boundary problems and sexual misconduct in the psychotherapy relationship. *Psychiatric Services*, 54 (4), S. 517–522.
Pope, K. S. (1988): How clients are harmed by sexual contact with their mental health professionals: The syndrome and its prevalence. *Journal of Counselling and Development*, 67, S. 222–226.
Preston, S. D. & de Waal, F. (2002): Empathy: Its ultimate and proximate bases. *Behavioral und Brain Sciences*, 25 (1), S. 1–20.
Racker, H. (1959): *Übertragung und Gegenübertragung*. München (Reinhardt Verlag).
Ramshorn Privitera, A. (2013): Die Abstinenzregel in der psychoanalytischen Behandlungstechnik. Versuch einer Differenzierung. *Psyche – Zeitschrift für Psychoanalyse und ihre Anwendungen*, 67 (12), S. 1191–1211.
Reimer, C. & Rüger, U. (2006): Ethische Aspekte der Psychotherapie. In: C. Reimer & U. Rüger (Hrsg.), *Psychodynamische Psychotherapien. Lehrbuch der tiefenpsychologisch fundierten Psychotherapieverfahren*. 3. Aufl. Heidelberg (Springer), S. 391–412.
Sandell, R., Blomberg, J., Lazar, A., Carlsson, J., Broberg, J. & Schubert, J. (2001): Unterschiedliche Langzeitergebnisse von Psychoanalysen und Psychotherapien. *Psyche – Zeitschrift für Psychoanalyse und ihre Anwendungen*, 55 (3), S. 277–310.
Sass, H.-M. & Püschel, E. (1988): *Der Hippokratische Eid in der Medizin und andere Dokumente medizinischer Ethik*. (Medizinethische Materialien, Heft 15) Bochum (Zentrum für Medizinische Ethik Bochum).
Schilling, R. (2007): Das Handeln des Psychoanalytikers. In: S. Zwettler-Otte (Hrsg.), *Entgleisungen in der Psychoanalyse*. Göttingen (Vandenhoeck & Ruprecht), S. 19–88.
Schleu, A. (2014a): Sexuelle Übergriffe in der Psychotherapie. Prävention, Beratung und Lösungsansätze. *Psychotherapie im Dialog*, 1, S. 54–57.

Schleu, A. (2014b): Wenn Psychotherapien entglitten sind … Über den professionellen Umgang mit Verwicklungen und Grenzüberschreitungen. In: A.. Schleu, K. Schreiber-Willnow & W. Wöller (Hrsg.), *Verwickeln und Entwickeln.* Bad Homburg (VAS Verlag für Akademische Schriften), S. 39–58.
Schleu, A. & Hillebrand, V. (2015): Grenzverletzungen in der Psychotherapie und ihre Prävention In: Egle, U., Joraschky, P., Lampe, A., Seiffge-Krenke, I., Cierpka, M. (Hrsg.), *Missbrauch, Misshandlung, Vernachlässigung.* Stuttgart (Schattauer), S. 764–776.
Schleu, A., Hillebrand, V., Kaczmarek, S. & Strauß, B. (2013): Patientenbeschwerden über psychotherapeutische Behandlungen. In: M. Linden & B. Strauß (Hrsg.), *Risiken und Nebenwirkungen von Psychotherapie.* Berlin (Medizinisch Wissenschaftliche Verlagsgesellschaft), S. 87–103.
Schmieder-Dembeck, B. (2013): Abstinenz und Abstinenzverletzungen in der psychoanalytischen Ausbildung. DGPT-*Mitglieder Rundschreiben*, 02, S. 1–17.
Schoener, G. R. et al. (1989): Psychotherapists' sexual involvement with clients: Intervention and prevention. *Intervention & Prevention,* Walk-In-Counseling Center, Minneapolis, S. 401–420.
Schore, N. A. (2007): *Affektregulation und die Reorganisation des Selbst.* Stuttgart (Klett-Cotta).
Schut, A., Castonguay, L. G., Flanagan, K. M., Yamasaki, A. S., Barber, J. P., Bedics, J. D. & Smith, T. L. (2005): Therapist interpretation, patient-therapist interpersonal process, and outcome in psychodynamic psychotherapy for avoidant personality disorder. *Psychotherapy: Theory, Research, Practice, Training,* 42 (4), S. 494–511.
Sekar, S. P. (2004): Boundary violation and sexual exploitation in psychiatry and psychotherapy: A review. *Advances in Psychiatric Treatment*, 10, S. 312–320.
Sobe, E. & Hagenstein, N. (2013): *Negative Erfahrung in der Psychotherapie – Qualitative und Quantitative Auswertung von Patientenbeschwerden.* Bachelorarbeit, Jena (Friedrich-Schiller-Universität).
Stern, D. N. (2010): *Der Gegenwartsmoment: Veränderungsprozesse in Psychoanalyse, Psychotherapie und Alltag.* Frankfurt a. M. (Brandes & Apsel).
Stolorow, R. D., Brandchaft, B. & Atwood, G. E. (1996): *Psychoanalytische Behandlung. Ein intersubjektiver Ansatz.* Frankfurt a. M. (Fischer-Taschenbuch-Verlag).
Straub, J. & Renn, J. (2002): *Transitorische Identität. Prozesscharakter des modernen Selbst.* Frankfurt a. M. (Campus).
Strauß, B. & Mattke, D. (2013): Nebenwirkungen und unerwünschte Wirkungen von Gruppentherapie. In: M. Linden & B. Strauß (Hrsg.), *Risiken und Nebenwirkungen von Psychotherapie.* Berlin (Medizinisch Wissenschaftliche Verlagsgesellschaft), S. 75–85.
Tibone, G. (2014): Wie kommt es zu problematischen Verläufen in Psychotherapien? Erkenntnisse aus der Behandlung von Patientenbeschwerden. In: A. Schleu, K. Schreiber-Willnow & W. Wöller (Hrsg.), *Verwickeln und Entwickeln. Ethische Fragen in der Psychotherapie.* Bad Homburg (VAS Verlag für Akademische Schriften).
Tschan, W. (2005): *Missbrauchtes Vertrauen.* Freiburg (Karger Verlag).
Van Horne, B. (2004): Psychology licensing board disciplinary actions: The realities. *Professional Psychology: Research and Practice*, 35 (2), S. 170–178.
Volz-Boers, U. (2015): *Resonanz im Körper des Analytikers.* Vortrag, DGPT-Tagung, 1.–4.10.2015, Berlin.
Waldherr, B. (2009): Sexueller Missbrauch durch Psychotherapeuten – noch immer ein Tabu? Vortrag, Lindauer Psychotherapiewochen, 13.–24.4.2009.

Wallace, E. M. (2008): Der Verlust eines Lehranalytikers aufgrund ethischer Grenzverletzungen: Die Sicht einer Kandidatin. In: G. Schlesinger-Kipp & H. Vedder, H. (Hrsg.), *Gefährdete Begegnung. Psychoanalytische Arbeit im Spannungsfeld von Abstinenz und Intimität.* Tagungsband der Frühjahrstagung der Deutschen Psychoanalytischen Vereinigung (DPV), Frankfurt a. M., S. 244–260.

Welther, M., Schleu, A., Hillebrand, V., Franke, P. & Strauß, B. (eingereicht): Beschwerden über Fehlverhalten in der Psychotherapie – Ziele, Ergebnis und Entwicklungsmöglichkeiten von Aufklärungs- und Öffentlichkeitsarbeit. *Psychotherapeut.*

Winnicott, D. W. (1976): *Von der Kinderheilkunde zur Psychoanalyse*. München (Kindler Verlag).

Wöller, W. (2005): Traumawiederholung und Reviktimisierung nach körperlicher und sexueller Gewalt. *Fortschritte der Neurologie – Psychiatrie,* 73, S. 83–90.

Wöller, W. (2006): *Trauma und Persönlichkeitsstörungen: Psychodynamisch-integrative Therapie.* Stuttgart (Schattauer Verlag).

Zwettler-Otte, S. (Hrsg.) (2007): *Entgleisungen in der Psychoanalyse.* Göttingen (Vandenhoeck & Ruprecht).

Zwiebel, R. (2004): Der Analytiker als Anderer: Überlegungen zum Einfluss der Person des Analytikers in der analytischen Praxis. *Psyche – Zeitschrift für Psychoanalyse und ihre Anwendungen*, 58, S. 836–868.

VALERIE SINASON

Die Identifikation mit dem Täter und der Umgang mit dem Täter-Introjekt

Ein ungewöhnlich komplexes Bindungsmuster innerhalb der dissoziativen Identitätsstörung, das eher zum Scheitern als zum Erfolg der Behandlung führen kann

Misshandelte Kinder mit desorganisierten Bindungsmustern sind vielfältigen Gefahren ausgesetzt, wenn nicht frühzeitig interveniert wird (Steele & Steele 2008; Howell 2011; Brisch 2015). Möglich ist u. a., dass sie eine dissoziative Identitätsstörung (DIS) entwickeln. Um eine traumatische Beziehungstat nicht zur Kenntnis nehmen zu müssen bzw. leugnen zu können, ist das betroffene Kind in seinem Selbsterleben fragmentiert oder aufgespalten. Der vorliegende Beitrag nimmt Kinder und Erwachsene in den Blick, die in der Folge schlimmer Erfahrungen in der Tat eine dissoziative Identitätsstörung entwickeln (Fonagy & Target 1995; Sinason 1990, 2012); er beleuchtet zugleich eine Konstellation, die insofern besonders komplex ist, als die Betroffenen sowohl inneren als auch äußeren Täterfiguren schutzlos ausgeliefert sind, es sei denn, sie identifizierten sich mit ihren Peinigern. Das kann eine komplexe Täter-Opfer-Dynamik in ihrem Innenleben wie auch in der Außenwelt nach sich ziehen.

Ich beginne mit dem Beispiel eines Kindes, das ich Jane nennen möchte. Es ist ein Beispiel, das vielen von uns sehr vertraut erscheinen dürfte. Ich traf Jane vor nunmehr fast dreißig Jahren im Rahmen meiner Tätigkeit als Psychotherapeutin an einer Schule für emotional gestörte Kinder.

Jane

Janes Familie war den Sozialdiensten schon seit vielen Jahren bekannt. Die Mutter war Prostituierte und als Kind sexuell und physisch misshandelt worden. Wegen schwerer Körperverletzung, begangen an einem Zuhälter, hatte sie in jungen Jahren eine Gefängnisstrafe abgesessen. Obwohl Jane schon als sehr kleines Kind in einem Kinderschutzregister geführt worden war, hatte niemand gewagt, sie ihrer Mutter wegzunehmen. Die Gewaltbereitschaft, die diese Frau erkennen ließ, sorgte dafür, dass die meisten Fachkräfte sich fürchteten, hier einzugreifen. Jane erschien nicht regelmäßig zum Unterricht, und ich wurde gebeten, es mit einer Therapie zu versuchen, um vielleicht Abhilfe zu schaffen.

Janes Mutter war eine in Statur und Körperumfang massive Erscheinung. Sie trug ihr Haar wie ein Kind in Zöpfen mit breiten Bändern, und ihre Arme waren mit brutalen Tattoos bedeckt. Allen, die sie zu Gesicht bekamen, teilte sich der Eindruck ihrer schlimmen frühen Deprivationserfahrungen sehr deutlich mit, aber in erster Linie war es doch ein Gefühl von Angst und Schrecken, das sie bei ihrem jeweiligen Gegenüber weckte. Um sich mir nur ja entsprechend bekanntzumachen, erklärte sie voller Stolz: »Der Boss sagt, dass ich eine starke Frau bin. Ein einziger Schlag von mir kann mehr Schaden anrichten als eine ordentliche Tracht Prügel von jemand anderem. Und lassen Sie sich's gesagt sein – es macht mir nichts, die Fäuste zu gebrauchen, wenn jemand mir dumm kommt. Ich geb's jedem Dreckskerl, der mir was will.« Unter heftigem Herzklopfen brachte ich es fertig zu sagen: »Ich glaube, das ist eine Warnung: Sie wollen mir eine Chance geben, aber besser wäre es, wenn ich es gleich schiefgehen ließe.« Sie brach in Gelächter aus, und ihr Körper entspannte sich.

Jane war zugleich erleichtert und enttäuscht, dass ich die Erlaubnis für die Therapie bekommen hatte. »Meine Mum ist stärker als Sie. Gegen die kommt keiner an!«, prahlte sie und hörte sich dabei ganz so an wie ihre Mutter. In den folgenden drei Wochen nahm sie regelmäßig am Unterricht teil, aber anschließend wiederholte sich das bekannte Muster erneut – sie blieb weg. Als sie wieder erschien, war sie dünner und sah bleicher aus. Es wurde eine Fallbesprechung abgehalten, aber wieder herrschte unter den Beteiligten eine solche Angst, sich den Zorn der Mutter zuzuziehen, dass die Sozialdienste auch jetzt nicht eingriffen. Wären die entsprechenden Schutzmaßnahmen schon damals auf dem Standard gewesen, wie wir ihn heute kennen, dann hätte man Jane vielleicht besser helfen können. Aber der klinischen Bedeutung, dem Gewicht von Projektionen ist mit Normen und Vorschriften nicht beizukommen.

Es vergingen sechs Monate, in denen nur wenige Therapiesitzungen stattfanden und Jane immer wieder im Unterricht fehlte. Dann erschien sie eines Tages wieder bei mir, nach Faeces stinkend. In dieser Sitzung sagte sie mir, ich und alle anderen seien Feiglinge, die es nicht schafften, sie in einer Heimschule unterzubringen, was sie doch nach unser aller Meinung brauche, und so müsse sie die Dinge jetzt eben auf ihre eigene Weise angehen. In der Tat war ich Teil eines von Angst geleiteten Systems, dem es nicht gelungen war, das geistig intakte Kind zu schützen, aus seinem Umfeld herauszuholen und in Sicherheit zu bringen.

Nach nur einer Woche dieser fäkalen Selbstbeschmutzung ihrer Tochter kam die Mutter mit der Forderung, Jane in eine Heimschule einzuweisen – was die Lehrerschaft und das Personal der Sozialdienste immer gewollt hatten. Die Erleichterung war riesig. In den Sitzungen ließ Jane mich plötzlich wissen, dass sie sehr wohl schreiben konnte. Um sich Dinge zu notieren, führte sie jetzt eine Art Merkheft. Ihr Gefühl sagte ihr, dass sie mit dem Wechsel in die Heimschule die Chance zu einem Neubeginn hatte. Sie war glücklich, die Schule war glücklich, die erforderlichen Formulare waren ausgefüllt, ein Platz war ihr zugesagt – und dann kam alles anders. Jane wurde mit der Last ihres schmutzigen Protests nicht fertig. Und wie hätte man das auch von ihr erwarten können? Es war nicht fair.

Dass ihre Mutter froh war, sie loszuwerden, erschien ihr unerträglich. Eines Tages hörte sie einfach auf, sich zu Hause in der geschilderten Weise selbst zu beschmutzen. In ihrer Freude darüber, dass Jane zu Hause und eben *nicht* in der Schule »sauber« wurde, spendierte die Mutter ihrer Tochter ein Stück Schokolade, eine sehr seltene Belohnung, und verkündete, sie wolle Jane nun doch bei sich behalten. In der darauf folgenden Therapiestunde schwankte Jane zwischen Freude und Verzweiflung. »Die ist stärker als Sie.« Ich stimmte ihr zu, dass ich und die übrigen Erwachsenen es nicht geschafft hätten, ihr von zu Hause wegzuhelfen. »Verdammt richtig«, sagte sie und hörte sich dabei an wie ihre Mutter, »eine ganze Bande von Feiglingen. *Ich* war es, die es beinahe geschafft hat – und zwar ganz allein –, noch dazu geprügelt und stinkend und eingesperrt, und nicht mal einer vom Gericht oder von der Polizei ist gekommen und hat mich rausgeholt. Aber meine Mum – die kriegt, was sie will«, sagte sie voller Stolz.

Jane zeigt uns ein bekanntes Problem – dass ein Kind sich nämlich, um zu überleben, mit dem Aggressor identifizieren muss, gerade so wie ihre Mutter, deren Kinderfrisur mit den Zöpfen von einer schrecklichen Geschichte erzählte. Zum sogenannten Stockholm-Syndrom kam es, nachdem Menschen sechs Tage lang gefangen gewesen waren und sich – als normale Erwachsene – schon nach dieser kurzen Zeit mit ihren Peinigern identifizierten. Wir machen uns etwas vor, wenn wir erwarten, dass ein Kind, dem wir nicht als positive Autoritäten begegnen, die Dinge anders bewältigen könnte. – Der britische Psychoanalytiker Herbert Rosenfeld ging der hochgradig organisierten Konstellation nach, wie sie in Fällen einer destruktiven narzisstischen Problematik am Werk ist:

> »Der destruktive Narzißmus dieser Patienten erscheint oft komplex organisiert, als hätte man es mit einer mächtigen Bande zu tun, die von einem Führer beherrscht wird, welcher alle Mitglieder daraufhin kontrolliert, daß sie sich gegenseitig dabei unterstützen, die destruktive kriminelle Tätigkeit wirkungsvoller und energischer zu verrichten. Die narzißtische Organisation erhöht jedoch nicht nur die Stärke des destruktiven Narzissmus, sondern sie dient auch dem Abwehrzweck, an der Macht zu bleiben und den Status quo aufrechtzuerhalten. Das Hauptziel scheint zu sein, eine Schwächung der Organisation zu verhindern und die Mitglieder der Bande zu kontrollieren, damit sie die zerstörerische Organisation nicht verlassen, um sich den positiven Teilen des Selbst anzuschließen oder die Bandengeheimnisse der Polizei, d.h. dem schützenden Über-Ich, zu verraten, das den hilfreichen Analytiker repräsentiert, der in der Lage sein könnte, den Patienten zu retten« (Rosenfeld 1971, S. 487).

Als Kliniker hielt Rosenfeld es für erforderlich, »dem Patienten zu helfen, daß er den abhängigen, gesunden Teil seines Selbst findet und ihn aus der Falle der psychotischen narzißtischen Struktur befreit« (ebd., S. 489).

Rosenfelds Beschreibung ist in Bezug sowohl auf die innere als auch auf die äußere Welt von Nutzen. Als Kleinianer wurde er allerdings zu dem Zeitpunkt, zu dem sie entstand, aus Kreisen der britischen Psychoanalyse dafür attackiert, dass er den externen Traumata so viel Beachtung schenkte.

Zur Illustration des schrecklichen narzisstischen Prozesses habe ich (Sinason 1990) Charles Dickens' Roman *Oliver Twist* herangezogen. Um das geistig gesunde Kind Oliver zu retten, muss Nancy die von Fagin gesteuerte Diebesbande verlassen und kann dort nichts ausrichten.

Was Jane angeht, so können wir nur Vermutungen darüber anstellen, wie es weiterging. Sie verschwand aus dem Gesichtskreis ihrer Lehrerinnen. Wir setzen unsere Hoffnung auf das menschliche Resilienzvermögen und darauf, dass eine stärkere Autoritätsfigur sie vielleicht schützen kann – ihre Chancen waren allerdings gering. In unserer externen professionellen Rolle haben wir teil an dem Balanceakt, der darüber bestimmt, ob einem Kind geholfen wird oder nicht. Es ist traurig, dass ich hier mit einem System beginnen muss, in dem ich zwar wichtig war, aber nichts bewirken konnte.

Bringen wir nun die Folgewirkungen einer traumatischen Bindung in einen Zusammenhang mit dissoziativen Störungen – so die neue Bezeichnung für die multiplen Persönlichkeitsstörungen –, bei denen die äußere wie die innere Organisation eine so große Rolle spielt:

Sachs (2007) ist im Anschluss an Kahr (2007) und an Sinason (1994) der Situation eines Kindes, das sich mit den metaphorischen oder wörtlichen Morddrohungen von Seiten einer Elternperson konfrontiert sah, und den Wirkungen dieser Drohungen nachgegangen. In dieser Situation können manche Patienten es nicht verhindern, dass ihr inneres System von den Täter-Introjekten, die den externen Urhebern nachgebildet sind, erdrückt wird. In Anlehnung an Breitenbach (2015) und Vogt (2015) gehe ich dem klinischen Unterschied zwischen der Identifikation mit einem Peiniger einerseits und einem Peiniger-Introjekt andererseits sowie den entsprechenden klinischen Implikationen nach.

Dass wir therapeutische Fehlschläge erleiden, wo es an Schutz und an gesellschaftlicher Gerechtigkeit fehlt, sollte uns nicht deprimieren; es gestattet uns immerhin zu sagen, dass es Situationen gibt, in denen Erfolge ohne ein vor Ort vorhandenes starkes multidisziplinäres Team einfach nicht möglich sind. Und auch wenn mehr Hoffnung besteht, dass wir das äußere Umfeld von Kindern und Erwachsenen, die in unser Blickfeld geraten, verändern können – es kann dennoch passieren, dass die tödlichen inneren Bindungen und das Fehlen äußerer Sicherheit die Dinge aus dem Gleichgewicht bringen und das Kind oder die erwachsene Person dann eben einem abwärts führenden Weg folgt.

Schauen wir uns jetzt an, wie diese schwierige zugrunde liegende Dynamik sichtbar wird, wenn eine dissoziative Identitätsstörung zum klinischen Bild hinzutritt.

Die dissoziative Identitätsstörung in der Definition des DSM-5

- Kriterium A) Die dissoziative Identitätsstörung ist charakterisiert durch das Vorhandensein von zwei oder mehr unterscheidbaren Identitäten oder Persönlichkeitszuständen, jeweils mit einem eigenen, relativ überdauernden Muster.
- Kriterium B) Amnesie ist hierbei eine Voraussetzung; die Formulierung im DSM-5 wurde aber wie folgt geändert: »Wiederkehrende Lücken bei der Erinnerung alltäglicher Ereignisse, wichtiger persönlicher Informationen und/oder traumatischer Ereignisse, die nicht als gewöhnliche Vergesslichkeit zu werten sind.«
- Kriterium C) Das Individuum muss unter der Störung leiden oder in der Folge der Störung in einem wesentlichen Lebensbereich in seiner Funktionsfähigkeit eingeschränkt sein. Das wird wie folgt beschrieben: »Die Symptome verursachen in klinisch bedeutsamer Weise Leiden oder Beeinträchtigungen in sozialen, beruflichen oder anderen wichtigen Funktionsbereichen.«
- Kriterium D) Die normale kulturelle oder religiöse Praxis ist ausgenommen, ebenso das Fantasiespiel von Kindern: »Das Störungsbild ist nicht normaler Bestandteil breit akzeptierter kultureller oder religiöser Praktiken.«
- Kriterium E) Die dissoziative Identitätsstörung kann nicht diagnostiziert werden, wenn die Symptome sich einem Substanzgebrauch oder anderen medizinischen Zuständen zuschreiben lassen: »Die Symptome sind nicht Folge der physiologischen Wirkung einer Substanz (z. B. Blackout oder ungeordnetes Verhalten während einer Alkoholintoxikation) oder eines medizinischen Krankheitsfaktors (z. B. komplex-partielle Anfälle).«

Kinder und Erwachsene mit einer dissoziativen Störung berichten immer wieder, dass sie zu einem frühen Zeitpunkt in ihrem Leben von einer Bindungsfigur missbraucht bzw. misshandelt wurden (Fonagy & Target 1995). Oft trifft für sie auch zu, dass sie desorganisiert gebunden sind und die frühe Bezugsperson als ihrerseits verängstigt oder als aktiv beängstigend erlebt haben. Nach Sachs & Galton (2008) haftet ihrem Zustand in Kindheit bzw. Erwachsenenalter insofern ein forensischer Aspekt an, als sie in der Hauptsache wegen eines wie auch immer gearteten Delikts zur Therapie kommen. Ob es sich dabei um eine Tat oder um eine Unterlassung, um vorsätzliche Grausamkeit oder um gedankenlose und empörende Vernachlässigung handelt – sie sind insofern Opfer einer Straftat, als ihre frühesten Rechte und Bedürfnisse, was Versorgung, Ernährung und Sicherheit angeht, verraten wurden.

Ein Kind kann ohne die Vorstellung von einer Bindungsfigur, die da ist, um ihm zum Überleben zu verhelfen, nicht existieren. Das frühe Delikt der erwachsenen Person, die sein Vertrauen missbraucht und es misshandelt, muss abgekoppelt, muss fragmentiert werden. Zu Recht hat Ross (1994) den Osiris-Mythos herangezogen, um die dissoziative Identitätsstörung zu veranschaulichen. Hier wird das Delikt, ein Mord, an Osiris begangen, und zwar von seinem Bruder Seth. Der Körper des Osiris wird zerstückelt, und die Teile werden zerstreut. Es ist Isis, die sie findet und wieder zusammenfügt.

Um noch einmal auf die von Sachs (2007), von Kahr (2007) und von Sinason (1994) angesprochene Situation zurückzukommen, dass ein Kind sich mit den metaphorischen oder wörtlichen Morddrohungen von Seiten einer Elternperson konfrontiert sieht: Der gewaltige Eindruck dieser Drohungen wirkt sich unweigerlich auf die Dynamik zwischen Opfer und Täter aus. Über das Fragmentieren und Dissoziieren hinaus braucht das misshandelte Kind (nicht nur das »dissoziative« misshandelte Kind) auch starke Schutz- und Abwehrmechanismen. Da es in einem kontaminierten Umfeld lebt, ist das Kind auf die üblichen Abwehrmechanismen der Identifikation mit dem Aggressor (Anna Freud 1946) und der Introjektion als Teil der Identitätsbildung angewiesen.

Wenn wir Janes Situation sozusagen fortschreiben und uns vorstellen, dass sie in die Welt ihrer Mutter, die Welt der Prostitution, der Zuhälter und Freier und der drohenden Gewalt eintritt, dann sehen wir ein geistig gesundes Kind, das dort »weg« möchte, aber gefangen ist in der tödlichen Bindung an eine gewalttätige Mutter und darüber hinaus in Bindungen an die Männer, die es mittlerweile getroffen hat und die es verkuppeln. Hätte sie eine dissoziative Identitätsstörung entwickelt, dann würden wir vielleicht eine verführerische Prostituierte, eine gewalttätige Domina, ein verschrecktes Kind und einen männlichen Zuhälter treffen – allesamt ihre Bindungsfiguren, trauma-verschmolzen in Identitäten aller Altersstufen und Geschlechter in ihrem Innern. *Eine* solche Identität würde die Therapie unterstützen, die Reise vielleicht organisieren, eine andere würde die Dinge sabotieren. Was letztlich wird, hängt davon ab, wie die Gewichte sich verteilen.

Für diejenigen, die noch nicht mit dissoziativen Identitätsstörungen gearbeitet haben: Um die »unmögliche« Realität des Missbrauchsgeschehens verborgen zu halten, sind Geist und Funktionen des Kindes sozusagen zerstückelt, wobei zwischen den einzelnen Stücken Amnesie besteht. Die zehnjährige Mary z. B. ist eine fleißige und gute Schülerin, aber als die Lehrerin die Klasse anschrie – ein Trauma-Auslöser für Mary –, erschien plötzlich (bewirkt durch einen »Switch«, einen Persönlichkeitswechsel in ihrem Innern) Ted, ein siebenjähriger Junge, der die Möbel im Klassenzimmer umstieß und seinerseits die Lehrerin anbrüllte. Seine Aufgabe bestand darin, in einem gewaltgeprägten Setting zurechtzukommen und das Kernselbst zu schützen. Für die Lehrerin war es so, dass Mary, die ausgezeichnete Schülerin, plötzlich einen verstörenden delinquenten Zug erkennen ließ. Als »Mary« aufgefordert wurde, den Raum zu verlassen und sich beim Direktor zu melden, verschwand Ted, und ein verschrecktes und weinendes Kind, Susan, tauchte auf, das für den Umgang mit Bestrafungen zuständig war. Unter einer guten Therapie kann diesen verschiedenen fragmentierten Identitäten geholfen werden, einander wahrzunehmen und ihren jeweiligen Ursprung zu begreifen. Wenn überlegt vorgegangen wird, ist die Prognose gut, vorausgesetzt, das Kind lebt nicht in einem toxischen Zuhause.

Jetzt aber zum schlimmsten Szenario, wie Steele in einem weiteren Kapitel dieses Tagungsbandes meint, zu einem Szenario, bei dem Erfolge selten sind. Steele spricht von Fällen, die ich, Valerie Sinason, an der London Clinic for Dissociative Studies behandelt habe, von Beispielen des chronischen Kindesmissbrauchs durch Bindungsfiguren. Es sind Fälle, in denen »die internalisierte Bindungsfigur im Überlebenden unweigerlich eine übelgesonnene, gewaltausübende Figur [ist], die imstande ist, die Behandlung zu sabotieren. Der trauma-versierte Kliniker kennt diese Risiken und arbeitet hart an der Aufgabe, ihnen ihr Potential zu nehmen.« (Steele et al. 2017, S. 110)

»Er sagte, ich sei brav, als ich nach der Quälerei fast tot war, aber nicht weinte. ›Braves Mädchen‹, sagte er.« Es handelte sich um eine Frau von 45 Jahren mit einer dissoziativen Identitätsstörung, die auf der Couch in einer Weise posierte, die auf schreckliche Art die Verquickung von Pornografie und Sadismus anschaulich machte. Ihre dissoziative Identitätsstörung war von der ganz extremen Art. Die meisten ihrer suizidalen kindlichen Identitäten begriffen sich ebenfalls nur unter der Bedingung, dass sie fast tot waren, als von irgendeinem Wert. Ihr Gefühl, am Leben zu sein, und ihr Verständnis vom Sinn des Lebens waren von Anfang an verzerrt gewesen. Den mörderischen Täter-Introjekten wiederum ging es darum, die Therapeutin und die Therapie aktiv zu zerstören, um dem Schmerz, den Schuldgefühlen und der Erinnerung auszuweichen. Die Patientin saß da, kerzengerade, eine täter-identifizierte ANP (= anscheinend normale Persönlichkeit), deren stahlharter Blick die Therapeutin durchbohrte. »Ich weiß alles über Sie, über Leute wie Sie. Halten sich für stark. Mit mir können Sie nichts machen. Ich werde diese Therapie beenden, und ich sage Ihnen, Sie werden es noch bereuen, uns überhaupt angenommen zu haben.«

Der Identität des verwundeten kindlichen Opfers standen in diesem Innenleben zu viele starke »Bandenmitglieder« entgegen, die den externen Misshandlern aus dem realen Leben nachgebildet waren und sie exakt spiegelten. Das bedeutete, dass es kein Entrinnen gab. Die innere und die äußere Welt standen unter Besatzung.

Im Innenleben von Patienten mit einer extremen dissoziativen Identitätsstörung, die anhaltenden und planvollen Missbrauch durch mehrere Täter, darunter auch Familienmitglieder, erlitten haben, zählen die vielfältigen Todesnähe-Erfahrungen mit Bindungsfiguren zu den bestimmenden Elementen. Nur im Gefühl der Todesnähe wird eine Verbundenheit empfunden.

Der Begriff des Stockholm-Syndroms geht auf einen Raubüberfall auf die Kreditbank am Stockholmer Norrmalmstorg im Jahr 1973 zurück, bei dem mehrere Angestellte als Geiseln genommen wurden. Sie entwickelten eine emotionale Bindung an die Kidnapper und verteidigten diese sogar, als sie sechs Tage später aus ihrer qualvollen Situation befreit wurden. Der für die Polizei tätige Psychologe benannte das Syndrom zunächst nach dem eigentlichen Schauplatz; weltweit wurde es dann aber unter der Bezeichnung Stockholm-Syndrom bekannt. Frank Ochberg (2005) lieferte die psychiatrische Erklärung dafür. Damit wurde verständlich, dass schon ein kurzer Augenblick, in dem ihm nichts Böses angetan wird, vom Opfer fälschlicherweise als ein Zeichen von Freundlichkeit angesehen werden kann. Wenn eine sechs Tage währende quälende Situation bei dieser zusammengewürfelten Gruppe normaler Erwachsener zu den geschilderten Folgen führen kann – wie wirkt sich dann ein jahrelanges Martyrium aus? Dass das Opfer sich, um überleben zu können, mit dem Aggressor identifizieren muss, liegt auf der Hand. Wenn wir zusätzlich noch die Wirkung der Täter-Introjekte bedenken, dann wird deutlich, vor welchen Schwierigkeiten das therapeutische Bündnis steht (siehe dazu auch den Beitrag Steele et al. in diesem Band): Wir fordern eine Patientin auf, sich sozusagen freiwillig zur Waise zu machen, sich nämlich aus einer Familienkultur zu lösen, in die sie grausam eingebettet war, und dies um der Werte der Wahrheit, der Liebe, der Demokratie willen, die sie kaum kennengelernt haben dürfte. Der gewaltige Nachhall einer grausam-widrigen innerfamiliären Enkulturation überdauert Jahre, und jeder Gedanke an eine kurzfristige Behandlung muss ganz entschieden zurückgewiesen werden.

Bemerkenswert ist, dass eine Therapie selbst bei dieser außergewöhnlichen Gruppe von Klienten möglich ist, wobei das Maß an Resilienz angesichts der erlittenen Widrigkeiten das klinische Team beflügeln und zugleich demütig stimmen kann.

Ich will hier allerdings ein klinisches »Amalgam« vorstellen, um den Blick auf eine noch kleinere, aber signifikante Untergruppe zu konzentrieren, deren Behandlung besonders problematisch ist und eher fehlzuschlagen droht. Wenn ich bisher wie Van der Hart & Boon (1997) immer auf die Führungsstärke und die Überlebensqualitäten von mit den Tätern identifizierten Persönlichkeitszuständen hingewiesen habe, dann möchte ich mich jetzt auf die seltene Situation konzentrieren, in der solche Persönlichkeitszustände oder Identitäten nicht imstande sind, etwas zu verändern, und in der das System nicht dazu beitragen kann, dass das Regiment dieser Identitäten in Frage gestellt oder aber noch ausgedehnt wird.

Ein typischer Fall: Anna

Anna war 45 Jahre alt, eine müde Frau aus der Mittelschicht, die auf eine lange psychiatrische Karriere zurückblickte. Dazu zählte eine Vielzahl einander widersprechender Diagnosen, bis sie schließlich die Diagnose einer dissoziativen Identitätsstörung erhielt. Sie verfügte über einen (von zwei anderen Identitäten erworbenen) Studienabschluss und lebte allein. Sie berichtete von einer Geschichte des organisierten Missbrauchs, den sie seit ihrer frühesten Kindheit von Seiten ihrer Eltern und weiterer Familienangehöriger erlitten hatte. Nach ihrer Schilderung waren die Haupttäter ihre Mutter und ein Onkel, der Bruder der Mutter. Das sadistische Geschwisterpaar verging sich gemeinsam an ihr, und dies auf eine besonders grausame Weise, die sie noch weit mehr verletzte als das, was ihr Vater und die übrigen mutmaßlichen Täter ihr zufügten. Die Mutter besaß eine Sammlung von teils jahrhundertealten Messern und hatte ihren Spaß daran, auf zugleich aufreizende und bedrohliche Weise mit diesen Geräten zu posieren. In ihrem Missbrauchsverhalten kam den Messern eine zentrale Bedeutung zu.

Seit den späten Teenagerjahren war Anna immer wieder für einige Zeit in psychiatrischer und mehrfach auch länger in privater psychotherapeutischer Behandlung gewesen, die jedes Mal auf unterschiedliche Weise fehlschlug. Sie war sich ganz pragmatisch darüber im Klaren, dass Psychotherapeuten es nicht ertragen konnten zu hören, was sie durchgemacht hatte, und ärgerte sich verständlicherweise darüber, dass von ihr, die alle diese Erfahrungen wirklich durchlebt hatte, erwartet wurde, damit fertig zu werden. Sie hatte Jahre damit verbracht, ihren verschiedenen Identitäten auf die Spur zu kommen und die von diesen Identitäten herrührenden Briefe und anderweitigen Belegstücke zu erforschen.

Sie sagte, sie sei ihren Eltern und dem Onkel noch immer verbunden, obwohl sie ihr Schlimmes angetan hatten, und sie »müsse« an bestimmten Tagen im Jahr und auch sonst hin und wieder an einschlägig unheilschwangeren Anlässen teilnehmen; wenn sie das nicht tue, dann wären andere Leute verletzt. Sie war erschöpft, dabei aber liebenswürdig, und die Art, wie sie sich präsentierte, stand im Widerspruch zu dem Überweisungsschreiben, in dem von einer langen Geschichte ermüdender und bissiger Klagen und Streitigkeiten mit der Universität, mit ihrem Arbeitgeber, ihren Nachbarn und ihren früheren Therapeuten – bezeichnenderweise aber nicht mit ihrer Familie – die Rede war.

In ihrer Kleidung gab sie sich androgyn, so dass sie unschwer auch als irgendeine männliche Identität erscheinen konnte, und nach fünf Therapieperioden von unterschiedlicher Dauer besaß sie ein gewisses Verständnis für ihr System. Zusammen mit ihrer sechsten Psychotherapeutin, die, wie beide übereinstimmend sagten, in Gefahr war, eine sekundäre Traumatisierung zu erleiden, hatte sie sich um ein Beratungsgespräch bemüht.

Für die Therapeutin bestand zudem das Risiko, von einem der Täter-Introjekte attackiert zu werden. Nach nunmehr fünfjähriger Arbeit mit der Patientin hatte sie das Gefühl, dass es nicht vorwärtsging bzw. dass jeder nur denkbare Schritt vorwärts sofort wieder sabotiert wurde. Sie überlegte daher, ob es nicht überhaupt falsch sei, die Arbeit fortzusetzen.

Anna sagte, sie habe Angst, dass ihre Therapeutin sie inneren und äußeren Attacken ausliefern könnte, und betonte, dass sie in einer schrecklichen Situation sei und Hilfe brauche.

Die wichtigsten Persönlichkeiten in diesem System

Tia war eine der wichtigsten »Manager«-Identitäten in Annas System. Im Fernstudium hatte sie zwar einen Masterstudiengang absolviert, aber in den Sitzungen war sie kaum fähig, ihr akademisches Verständnis unter Beweis zu stellen. Gleich zu Beginn der jeweiligen Sitzung verband sie eine ausgesprochen verführerische Haltung mit heftigen Schmerzbekundungen. Selbst wenn sie sich kaum rühren und kaum laufen konnte und ihre Bewegungen eindeutige Inszenierungen von Elektroschocks waren, war diese Fusion von Sexualität und Schmerz für ihre Therapeutinnen ein verstörender Anblick. Wer sie beobachtete, fühlte sich als Voyeur in der Rolle eines Peinigers, der sein Vergnügen daran gehabt hätte, Zeuge ihrer Qualen zu sein.
Ihre Bindungen bestanden zu den männlichen und weiblichen Familienmitgliedern, die ihr gesagt hatten, sie sei ein »braves« Mädchen, weil sie nicht weine und weil sie so großartig tue, was sie von ihr wollten. Dass ihr in einem Leben der emotionalen Dürre und Unverbundenheit bestätigt wurde, dass sie »gut« oder »brav« sei, prägte sich in ihr Bewusstsein und band ihr fragiles Selbstwertgefühl einzig an einen todesnahen Augenblick der Sexualität. Das war die Verbindung, die ihr Leben und Hoffnung brachte. Alle Versuche, einen anderen Menschen zu finden und soziale Kontakte außerhalb der Familie zu knüpfen, schlugen fehl. Sie waren nicht hinreichend tödlich.
Dass sie nach nächtlichen »Verabredungen« mit blauen Flecken zurückkam, weil Fremde sie geschlagen hatten, änderte nichts am Verhalten und den Forderungen ihrer Angehörigen ihr gegenüber. In ihren Überlegungen, die Familie zu verlassen und weiter weg zu ziehen, schwang sehr deutlich die Vorstellung mit, das Bemühen um die immer weitergehende gefährliche Erniedrigung könne irgendwann ihren Tod bedeuten. Tia war sich auch der Existenz von Anna bewusst, konnte aber nicht mit ihr kommunizieren. Die auto-erotische Asphyxie war ihre übliche Art, sich sowohl Erleichterung als auch ein sexuelles Erlebnis unter ihrer eigenen Kontrolle zu verschaffen. Zugleich war sie aber auch ihr »russisches Roulette«: Nie konnte sie wissen, ob sie sich rechtzeitig selbst würde retten können oder ob ein anderer das rechtzeitig tun würde.

Una war Akademikerin und von einer eiskalten Logik. Mit ihren in kindliche Persönlichkeiten entführten und unter dem Eindruck des Traumas gefrorenen Gefühlen ließ sie an eine Form des Autismus denken. Sie nahm alles, was gesagt wurde, wörtlich und ließ dem symbolischen Denken oder der Unein-

deutigkeit keinen Raum. Jede sprachliche Ungewissheit versetzte sie gleichermaßen in Verwirrung und in Rage. Una war es auch, die eine Beschwerde nach der anderen an so gut wie jede offizielle Institution richtete, mit der Anna jemals zu tun gehabt hatte. Anfangs war ihr nicht klar, dass sie dabei mehr oder weniger automatisch alle Worte oder Bemerkungen wegließ, die auf das fürsorgliche Interesse einer Therapeutin oder irgendeiner anderen Person deuten konnten, denn sie sah es als ihre eindeutige Aufgabe an, Ungerechtigkeiten und schmerzliche Erfahrungen zu rächen.
Alle Therapeutinnen hatten die physischen Qualen, die Tia und Anna auszuhalten hatten, und das schreckliche Dilemma, in dem sie steckten, mit angesehen. Was ihnen aber, wie schon gesagt, am stärksten zu schaffen machte, hatte mit den Täter-Introjekten zu tun, an deren Macht nicht zu rütteln war.

CC, ein wichtiges Täter-Introjekt, hatte großen Spaß daran, Tias Körper unmittelbar nach jeder Vergewaltigung zu bleichen und ihr in die Genitalien zu schneiden – das Erstere, um jede Manipulation, die an ihrem Körper etwa sichtbar werden konnte, zu vertuschen, das Letztere, um sie zu bestrafen. »Es ist wie Archäologie. Die Ärzte sind solche Ignoranten. Sie sehen nur die Oberfläche und denken, sie hat es sich selbst beigebracht, und sie haben nicht das Hirn, um zu erkennen, was drunter los ist. Das ist so genial, oder? Ich meine, die Fotze von dieser Hure aufzuschneiden, das ist, wie wenn ich mir nach dem Aufstehen die Zähne putze oder mir, wenn ich von der Toilette komme, die Hände wasche.«
CCs stählerne, zusammengekniffene Augen und ihre zugleich schäumende und messerscharfe Diktion gaben jedem Text, jeder elektronischen oder gesprochenen Botschaft etwas erschreckend Bedrohliches. Für die frühere und die gegenwärtige Therapeutin war sie gewissermaßen die »stromführende Verbindung« zu den realen Sadisten oder Psychopathen, die ihrerseits die Fragmentierung programmiert hatten, und zu den kriminellen Netzwerken. Ihrer Aufmerksamkeit entging nichts.
»Du siehst müde aus – wahrscheinlich eine schlechte Nacht gehabt und über die doofe T. gegrübelt, die sich ein bisschen amüsieren wollte. Wie blöd von dir, wenn es dieser Hure doch so unheimlichen Spaß gemacht hat. Lass mich mal mit dem Messer ran. Das gehört zu meinen Vergnügungen. Du glaubst, du kannst mit irgendwas mein Interesse wecken oder dieser armseligen Hure helfen, von zu Hause wegzugehen? Du weißt doch, dass sie die Gewalttätigkeit

von denen braucht, die hält sie doch am Laufen. Oder meine. Du bist ein bisschen zimperlich, nebenbei gesagt. Eine winzig kleine Zerstreuung …«

Sie prahlte damit, viele Messer zu besitzen, was das verstörende Bild der außenstehenden Mutter aufrief. Auch zählte sie jeden Fehler auf, der jemals einer Therapeutin unterlaufen war, und achtete zugleich darauf, alle etwa entgegenstehenden Details, die auf die Fürsorglichkeit und das Interesse einer Therapeutin deuten konnten, wegzulassen.

Aber CC war nicht einfach eine täteridentifizierte Persönlichkeit – sie war ein Täter-Introjekt. Ihr zufolge hatte eine Person oder eine Gruppe von Personen »auf wirklich geniale Weise« konspiriert, um sicherzustellen, dass die Führungsstärke einer vermeintlich realen Person nicht durch deren Tod verlorenging, denn es war ja mit aller Sorgfalt eine exakte Kopie für das Leben in Annas Innerem herangezogen worden. CC sagte, sie sei diese »Kopie« von Annas Mutter (die sie allerdings nicht als ihre eigene Mutter ansah). Dazu kam, dass CCs innerer Bruder, Unc – angeblich ihr Geliebter –, ebenfalls »kopiert« worden war, und zwar nach Annas realem Onkel. Damit konnten diese sadistischen Geschwister wie ein ägyptisches Königspaar über Annas äußere und innere Welt herrschen.

Es gab noch viele weitere Identitäten. CC und Unc bildeten allerdings ein sadistisches Paar, mit dem zu arbeiten oder das in Schach zu halten für Therapeuten nahezu unmöglich war. Gemeinsam zerstörten sie jede noch so kleine Hoffnung, die Anna oder die inneren Kinder spürten.

Die Sprache von Unc und CC strotzte vor Begierde nach kannibalischen und nekrophilen Handlungen, nach Mord und Vergewaltigung. Sie brachten einander wechselseitig in Erregung. Ein Mörderpaar ist in der Tat eine tödliche Voraussetzung dafür, dass die Bindung an die Todesnähe gewahrt bleibt. Da zudem ein erheblicher Teil dieser Klientengruppe einem Milieu entstammt, in dem das behauptete Missbrauchsverhalten in einem religiösen oder pseudoreligiösen Kontext geübt wird, gilt dort auch, dass der gleiche zerstörerische Kreislauf sich in einem Nachleben fortsetzt.

Wenn wir die religiös oder pseudoreligiös verbrämten Erklärungen sadistischer Handlungen beiseiteschieben, wie sie von manchen kriminellen Gruppen vorgetragen werden – sei es aus wirklicher Überzeugung oder um die Opfer noch weiter zu erschrecken –, dann stellen wir fest: Die Anzeigen beziehen sich zuallermeist auf Mord, Kindestötung, aufgezwungene Schwangerschaft, Abtreibung, auf orale, anale und vaginale Vergewaltigung, auf Bestialität, asphyktische Erstickung, auf

Fesselung, Nekrophilie, schwere Körperverletzung sowie auf die Nötigung, Blut oder Samenflüssigkeit zu trinken bzw. Insekten, Faeces und Ähnliches zu schlucken. Wenn wir die Verhaltensweisen überführter Krimineller betrachten, die derartige Verbrechen begehen, finden wir viele Antworten. Unglücklicherweise sind sie bisher nicht konsequent miteinander verglichen worden, weil die organisierten Verbrecher zum einen durch die Angst, die sie bei ihren Opfern auslösen, und zum anderen dadurch geschützt sind, dass die Öffentlichkeit mit Ungläubigkeit auf entsprechende Enthüllungen reagiert (Sinason 2016, im Druck).

Dietz et al. (1990) haben eine deskriptive Studie über 30 sadistische Sexualtäter vorgelegt, ausnahmslos hellhäutige Männer, die ihre Opfer absichtlich quälten, um sich zu erregen. Die Handlungen schlossen Verstümmelung mit anschließender Tötung, Mord mit nachfolgender Verstümmelung sowie Kannibalismus ein. Der auffälligste Unterschied zwischen den Todesursachen in diesen Fällen und den Todesursachen in Mordfällen ganz allgemein war der hier beobachtete relativ hohe Prozentsatz von Fällen von Asphyxie (6,1 %) und der relativ geringe Prozentsatz von Fällen, in denen das Opfer erschossen wurde (2 %). Das deckt sich auch mit unserer Vorstellung von den Qualen, von denen Kultopfer berichten. Tatsächlich flüchten sich viele, wie Tia, in die auto-erotische Asphyxie.

Hier besteht ein großer Unterschied im Vergleich zu den üblichen täteridentifizierten Persönlichkeits- oder Ich-Zuständen im Rahmen der dissoziativen Identitätsstörung. Wenn eine Bindung an den Therapeuten besteht, verschwindet die Fassade der Gewalttätigkeit, der sexuellen Erregtheit oder der kriminellen Wunschvorstellungen meistens rasch, und der Therapeut arbeitet mit der Führungsstärke des missbrauchsloyalen, im Trauma-Bonding befindlichen, also mit dem Angreifer solidarischen Persönlichkeitszustandes. Das ist die Situation, in der das Introjekt kriminell ist.

Was Anna und ihrer Therapeutin widerfuhr: Das Täter-Introjekt

Der Beratungsprozess brachte der Therapeutin die Erkenntnis, dass sie sich in einem Zustand der sekundären Traumatisierung befand, der sich nicht dem abstoßenden Katalog der Missbrauchserfahrungen verdankte, die Anna und die »emotionalen Persönlichkeiten«, zumeist Kinder, erlitten hatten, sondern dem Einfluss von CC und Unc, dem mörderischen Paar von Täter-Introjekten. Gegen dieses hatten die kindlichen Persönlichkeiten, die ein anderes Leben anstrebten, im Innern wie in der Außenwelt offensichtlich keine Chance.

Psychotherapeuten, die in der Trauma-Arbeit tätig sind, und zumal diejenigen, die beziehungsorientiert arbeiten, also den bahnbrechenden bindungstheoretischen Überlegungen John Bowlbys viel verdanken, sind feinfühlig in Kontakt mit dem Schmerz des Opfers, und dies häufig »auf eigene Kosten«. Denn was bisher längst nicht angemessen erfasst worden ist, das ist der Anprall der täteridentifizierten »anderen Persönlichkeiten« oder – noch wichtiger – des introjizierten Doubles eines äußeren Peinigers auf die Kliniker. Das heißt, ein nichtforensischer Kliniker, der gewöhnt ist, ausschließlich mit Opfern zu arbeiten, muss in Fällen wie dem hier besprochenen feststellen, dass er es ja mit Tätern zu tun hat.

Auch wenn alle Kliniker sich über den Prozess der Identifikation mit dem Aggressor und über die tödlichen Bindungsmuster von Täterfamilien im Klaren sind und auch wenn alle sich der entsetzlichen Situation eines Klienten bewusst sind, der gezwungenermaßen zum Täter geworden ist, obwohl dies seiner Natur und seinem Willen zuwiderläuft – mit dem lebenden Introjekt eines Peinigers zu tun zu haben, ist noch einmal etwas anderes.

Weitergehende theoretische Hilfen

Auf der Suche nach Erklärungen, was die Natur dieses Täter-/Opfer-Seins und die dahinterstehende Motivation angeht, lässt sich auch aus forensisch orientierten psychoanalytischen Quellen schöpfen. Serielle Gewalt kann z.B. ausgeübt werden, um die Psyche gegen Desintegration zu verteidigen (Menninger 1942, 1968; Glasser 1986), und sexuelle Erregung kann zu dem Zweck aufkommen, die Psyche vor dem Terror der Gewalt in Schutz zu nehmen (Glasser 1986).

Bei Vogt (2015) heißt es dazu sinngemäß, dass dissoziative Patienten in den Täter-Introjekten, Täter-Implantaten oder Täter-Programmen den traumatischen Stempel ihrer Peiniger mit sich tragen und dass diese Teile versuchen, die Therapie zu behindern oder sogar zunichte zu machen, den Therapeuten wegen jedes kleinen Fehlers oder jeder Ungereimtheit zu bekritteln, die therapeutische Arbeit vor anderen schlechtzumachen und im schlimmsten Fall den Therapeuten wegen eines Behandlungsfehlers zu verklagen.

Vogt und sein Forschungsteam haben Bahnbrechendes auf diesem Feld geleistet und verstehen insbesondere die Gefahren, die diese Konstellation sowohl für die Therapeuten als auch für die Patienten birgt. Täter in einem DIS-System und in der Außenwelt sind dazu verurteilt, weiterzugehen in diesem endlosen Zyklus der Perversion, dem die äußeren Instanzen von Polizei und Sozialdiensten nicht

Einhalt gebieten können, und unseligerweise geben sie die Dinge in geringerem Umfang natürlich an ihre Opfer weiter.

Abschließende Überlegungen

Einige von uns haben in Anlehnung an Liotti (2000) versucht, ein Team rund um solche Patienten zu bilden, um die toxische Gefahr der mütterlichen Übertragung zu reduzieren; in manchen Fällen ist das aber nicht möglich. Das machen die Arbeiten von Breitenbach (2015) und Vogt (2015) über Täter-Introjekte deutlich. Anna verließ ihre sechste Therapeutin und hat inzwischen eine andere gefunden.

Manchmal können wir nur Teil der schwierigen Reise eines Menschen sein und diesen Menschen nicht bis zum Ende der Reise begleiten. Die zutreffende Erfassung des Anteils der Täter-Introjekte an einem Gesamtsystem könnte uns mehr Spielraum bei unseren Überlegungen bezüglich der »richtigen« therapeutischen Optionen gewähren. Wir stehen auch unter dem Einfluss unseres sozio-politischen Umfeldes. In Großbritannien herrscht eine solche Skepsis, was die dissoziative Identitätsstörung und das organisierte Verbrechen angeht, dass es sofort zu einer heftigen Gegenreaktion kommt, wenn die Öffentlichkeit realisiert, dass es mächtige VIP-organisierte Täterkreise gibt. Das bedeutet, dass die Therapeutin häufig zur inneren Stimme des Kindes wird, die sich für dessen Rettung und Befreiung erhebt, dabei aber weiß, dass sie übertönt werden könnte.

Literatur

American Psychiatric Association [APA] (2013): *Diagnostic and statistical manual of mental disorders*. 5. Aufl. (DSM-5). Washington, DC (APA). Deutsch: Falkai, P. & Wittchen, H.-U. (Hrsg.) (2014). *Diagnostisches und statistisches Manual psychischer Störungen – DSM-5*. Göttingen (Hogrefe).

Breitenbach, G. (2015): *Inside views from the dissociated worlds of extreme violence: Human beings as merchandise*. London (Karnac).

Brisch, K. H. (2015): *Bindungsstörungen. Von der Bindungstheorie zur Therapie*. 13. Aufl. Stuttgart (Klett-Cotta).

Davies, J. M. & Frawley, M. G.(1994): *Treating the adult survivors of childhood sexual abuse: A psychoanalytic perspective*. New York (Basic Books).

Dietz, P., Hazelwood, R. R. & Warren, J. (1990): The sexually sadistic criminal and his offences. *Bulletin of the American Academy of Psychiatry and the Law*, 18 (2), S. 163–178. (Im Internet: http://www.jaapl.org/content/18/2/163.full.pdf [Zugriff: 29.4.2016].)

Dietz, P., Harry, B. & Hazelwood, R. (1986): Detective magazines: Pornography for the sexual sadist? *Journal of Forensic Science,* 31, S. 197–211.
Fonagy, P. & Target, M. (1995): Dissociation and trauma. *Current Opinion in Psychiatry*, 8, S. 161–66.
Freud, A. (1946): *Das Ich und die Abwehrmechanismen.* London (Imago).
Glasser, M. (1978): The role of the superego in exhibitionism. *International Journal of Psychoanalytic Psychotherapy, 7*, S. 333–352.
Glasser, M. (1986): Identification and its vicissitudes as observed in the perversions. *International Journal of Psycho-Analysis,* 67, S. 9–17.
Howell, E. (2011): *Understanding and treating* DID. *A relation approach.* London (Karnac).
Kahr, B. (2007): The infanticidal attachment in schizophrenia and Dissociative Identity Disorder. *Attachment. New Directions in Psychotherapy and Relational Psychoanalysis,* 1 (3), S. 305–309.
Liotti, G. (2000): Disorganized attachment, models of borderline states, and evolutionary psychotherapy. In: P. Gilbert & K. Bailey (Hrsg.): *Genes on the couch: Essays in evolutionary psychotherapy.* Hove (Psychology Press), S. 232–256.
Menninger, K. (1942): *Love against hate.* New York (Harcourt, Brace and Co.).
Menninger, K. (1968): *The crime of punishment.* New York (Penguin Books).
Ochberg, F. M. (2005):The ties that bind captive to captor. *Los Angeles Times,* 8. April (http://articles.latimes.com/2005/apr/08/opinion/oe-ochberg8 [Zugriff: 29.4.2016]).
Rosenfeld, H. (1971): Beitrag zur psychoanalytischen Theorie des Lebens- und Todestriebs aus klinischer Sicht: Eine Untersuchung der agressiven Aspekte des Narzissmus. *Psyche,* 25 (6–7), S. 476–493.
Ross, C. (1994): *The Osiris Complex. Case studies in multiple personality disorder.* Toronto (University of Toronto Press).
Sachs, A. (2007): Infanticidal attachment: Symbolic and concrete. *Attachment. New Directions in Psychotherapy and Relational Psychoanalysis,* 1 (3), S. 297–304.
Sachs, A. & Galton, G. (2008): *Forensic aspects of psychotherapy.* London (Karnac).
Sinason, V. (1990): Passionate lethal attachments. *British Journal of Psychotherapy,* 7 (1), S. 66–76.
Sinason, V. (1994): Working with sexually abused individuals who have a learning disability. In: A. Craft (Hrsg.): *Practice Issues in sexuality and learning disabilities.* London (Routledge), S. 156–175.
Sinason, V. (2012): *Mental handicap and the human condition: A psychoanalytic approach to intellectual disability.* [1. Aufl. 1994] London (Free Association Books). Deutsch (2000): *Geistige Behinderung und die Grundlagen menschlichen Seins.* Neuwied u. a. (Luchterhand).
Sinason, V. (2016, im Druck): *Sexual sadism in organised abuse.* London (Karnac Books).
Steele, H. & Steele, M. (2008): *Clinical applications of the Adult Attachment Interview.* New York (Guilford Press).
Steele, H., Brown, D. & Sinason, V. (2017): Bindung und komplexes Trauma: Grundlegende Erwägungen zur Behandlung überlebender Missbrauchsopfer. (S. 92–112 in diesem Band.)
Van der Hart, O. & Boon, S. (1997): Treatment strategies for complex dissociative disorders. *Dissociation, 10*, S. 157–65.
Vogt, R. (2015): *Spim 30 – Treatment model for dissociative trauma disorders.* Kröning (Asanger).

HOWARD STEELE, DANIEL BROWN UND VALERIE SINASON

Bindung und komplexes Trauma

Grundlegende Erwägungen zur Behandlung überlebender Missbrauchsopfer

Der nachstehende Beitrag basiert auf den Erfahrungen, die wir bei der Durchführung und Auswertung des Adult Attachment Interview (AAI; ein Interview, das Erwachsene zu ihrem Bindungsstil befragt) mit überlebenden Opfern früher körperlicher und sexueller Misshandlung gemacht haben. Einige Interviews, auf die wir uns im Folgenden beziehen, stammen von einer US-amerikanischen forensischen Stichprobe, die von Daniel Brown befragt und kategorisiert wurde; das von der britischen Stichprobe stammende Material wurde dagegen von der Londoner Clinic for Dissociative Studies erhoben, an der viele auf Traumata und Bindungsprobleme spezialisierte Kliniker zusammen mit ihrer Direktorin Valerie Sinason arbeiten. Zugleich stellen wir hier eine bindungsbasierte und traumabezogene Intervention vor, die von einem Team von Klinikern und Forschern in New York entwickelt wurde und die wir als »Group Attachment Based Intervention« (GABI) bezeichnen (Murphy et al. 2015; Steele et al. 2010). Dabei führen wir in der Regel zunächst das Adult Attachment Interview durch und gehen anschließend daran, desorganisierte Bindungsrepräsentationen durch Therapie in »erarbeitete« organisierte und sichere Bindungsrepräsentationen zu verwandeln.

Das Adult Attachment Interview

Nichts von dem, was wir an dieser Stelle vortragen, wäre ohne das Adult Attachment Interview möglich gewesen, über das zum ersten Mal von Main et al. (1985) berichtet wurde. Einen Beweis für das erstaunliche Interesse von Entwicklungspsychologen und Klinikern am AAI lieferte die Metaanalyse der ersten 10 500 Interviews dieser Art (Bakermans-Kranenburg & van IJzendoorn 2009), die mehrheitlich aus klinischen Stichproben stammten. Bakermans-Kranenburg und van IJzendoorn schätzten, dass das Material ihrer Metaanalyse sich zu mehr als hundert Jahren einer Vollzeittätigkeit summieren würde, wenn man die Zeit zugrunde legt, die erforderlich ist, um ein AAI durchzuführen (1 Stunde), zu transkribieren (in der Regel 5 bis 6 Stunden) und durch einen verlässlichen Beurteiler zu bewerten und zu klassifizieren (3 bis 4 Stunden).

Die Fragen, die im AAI gestellt werden, zielen darauf, das Unbewusste der befragten Personen, was bindungsbezogene Themen angeht, sozusagen »zu überraschen«. Gefragt wird nach der Kindheit der Patienten, beginnend mit den frühesten Erinnerungen und fortlaufend bis zu den Erinnerungen der Zwölfjährigen an das Leben mit der Mutter, mit dem Vater und mit anderen Erwachsenen, die sich um das einstige Kind kümmerten. Eine zentrale Komponente des AAI ist die Aufforderung an die befragte Person, fünf Adjektive zu nennen, mit denen sich ihrer Ansicht nach ihre frühe Beziehung zur Mutter und dann auch zum Vater am treffendsten kennzeichnen lässt, gefolgt von einer detaillierten Befragung nach erinnerten Vorfällen oder Szenarien, die die Nennung dieser Adjektive rechtfertigen. Sehr wichtig ist, dass die befragte Person sich auch darüber äußern soll, welche Bedeutung ihre Bindungsgeschichte für die Frage hat, wer sie selbst denn eigentlich ist, und warum sie meint, dass die Eltern sich damals ihr, dem einstigen Kind, gegenüber in dieser ganz bestimmten Weise verhielten. Gerade die Beantwortung dieser zuletzt genannten Fragen, vor allem der Frage: »Warum verhielten Ihre Eltern sich Ihrer Meinung nach in dieser ganz bestimmten Weise?«, ermöglicht den Interviewern eine Vorstellung davon, wieweit die befragte Person sich bisher überhaupt Gedanken über die Motivationen gemacht hat, die hinter dem einen oder anderen menschlichen Verhalten stehen könnten.

Bewertet wird das Interview als Ganzes zum einen anhand von Skalen, die der Erfassung der gegenwärtigen inneren Einstellung zu Bindungsfragen dienen, wobei der Fokus auf dem jeweils vorhandenen Maß an Kohärenz und geordnetem Denken liegt, und zum anderen anhand von Skalen, mit denen sich die mutmaßlichen zurückliegenden Erfahrungen mit den Bezugspersonen erfassen lassen. Am Ende wird das jeweilige Interview einer von drei Kategorien zugeordnet – sicher, unsicher-distanzierend oder unsicher-verstrickt; eine weitere Beurteilung erfolgt in Bezug darauf, ob das Interview irgendwelche Anzeichen für unbewältigte Trauer über zurückliegende Verlust- oder Missbrauchserfahrungen zeigt. Diese letztgenannte Kennzeichnung erfolgt, wenn die befragte Person sich in ihr Thema verbeißt und sich unklar oder unlogisch über ihre Verlust- oder Missbrauchserfahrung äußert – wenn sie z. B. von einer verstorbenen Person so spricht, als wäre diese noch am Leben, oder andeutet, »schuld« am Tod dieser Person zu sein, obwohl es keinerlei Anzeichen dafür gibt, dass das zutrifft, oder wenn sie im Zusammenhang mit dem erlittenen Missbrauch sagt: »Es war allein meine Schuld«, oder: »Ich habe es verdient«, oder: »Es hat mich zu einem besseren Menschen gemacht«: Bemerkungen, die auf Verinnerlichung, auf ein Schuldgefühl und auf eine Neigung zur Dissoziation hindeuten.

Intergenerationale Bindungsmuster

Was wichtig ist: Von diesen unterschiedlichen Kategorien von Antworten der befragten Erwachsenen ist bekannt, dass sie auf das Muster der Kind-Mutter-Bindung, wie es in der sogenannten Fremden Situation beobachtet wird, schließen lassen. Zieht man die Summe aus einer Vielzahl unabhängiger Studien mit insgesamt mehr als 4000 Mutter-Kind-Paaren, dann ergibt sich eine hochgradig signifikante intergenerationale Konkordanz von 60 bis 70 %, die vom Sprachgebrauch der Mutter bis zum beobachteten Verhalten des noch sprachlosen Kindes bei der Wiedervereinigung mit der Mutter reicht, den Erfolg der Bindungstheorie und der Bindungsforschung erklärt und die weitergehende Forschung ebenso wie die laufende klinische Arbeit befruchtet (Verhage et al. 2016). All das ist so wichtig, weil die Bindung an die Mutter gewichtige und langfristige Konsequenzen für die Entwicklung des Kindes über die Adoleszenz hinaus und bis in sein Erwachsenenleben hinein hat (vgl. Sroufe 2005).

Zur Kohärenz des Transkripts

Zur Klassifizierung der Interviews werden die Antworten anhand einer Vielzahl spezieller 9-stufiger Ratingskalen erfasst. Im Zusammenhang mit dem AAI dürfte die wichtigste dieser Intervallskalen diejenige sein, mit der die Kohärenz ermittelt wird. Hier machte Mary Main Anleihen beim Denken des Sprachphilosophen Herbert Paul Grice, der über das Kooperationsprinzip schrieb, das einer sinnvollen Konversation zugrunde liegt (Main et al. 2003, 2008). Danach gibt es gewisse Maximen, von denen wir erwarten, dass ein Sprecher sie befolgt: a) Qualität (die Äußerungen sind wahrhaftig und lassen Anhaltspunkte für das erkennen, was der Sprecher behauptet), b) Quantität (die Äußerungen sind knapp, aber lückenlos), c) Relevanz (der Sprecher bleibt mit seinen Äußerungen beim Thema) und d) Stil bzw. Modalität (die Äußerungen sind klar und geordnet, mit spontanen, nicht

»vorgefertigten« Beschreibungen). Dass die Kohärenz bewertet wird, ist im Kontext jeder Konversation und damit auch im therapeutischen Kontext sinnvoll, wo sie eine ganz entscheidende Rolle in Zusammenhang mit der Erholung von einem Trauma innehat. Die Kohärenz des Transkripts steht im Zusammenhang mit der Kohärenz – oder dem Mangel an Kohärenz – des Diskurses und der Denkweise der befragten Person ganz allgemein.

Unverarbeitete Trauer aufgrund einer zurückliegenden Verlust- oder traumatischen Erfahrung

Ein Bindungs-Interview kann in Bezug auf zurückliegende Verlust- oder traumatische Erfahrungen »unbewältigt bzw. unaufgelöst«, ansonsten aber »sicher« oder »unsicher« (= unsicher-distanzierend oder unsicher-verstrickt) ausfallen. Das ist von immenser klinischer Bedeutung, denn ein als unbewältigt, ansonsten aber sicher kategorisiertes Interview deutet auf Resilienz, während ein als unbewältigt und unsicher kategorisiertes Interview auf Vulnerabilität deutet, was es wiederum dem in Bindungsfragen versierten Kliniker möglich macht, entsprechende therapeutische Ressourcen ins Visier zu nehmen. Bindungssicherheit z. B. ist ein Schutzfaktor, der Mütter (selbst wenn sie mit einer unbewältigten Trauer um zurückliegende Verlust- oder traumatische Erfahrungen leben) daran hindert, sich ihren kleinen Kindern gegenüber unangemessen erschreckend, verwirrend oder feindselig zu verhalten, während ein solches Verhalten bei Müttern mit einem als unsicher bzw. unbewältigt kategorisierten Bindungsinterview wiederholt und zuverlässig beobachtet wurde (Schuengel et al. 1999).

Für den hier vorliegenden Beitrag hat sich die Unterscheidung zwischen *sicher/unbewältigt* und *unsicher/unbewältigt*, die der amerikanische Kliniker und forensische Psychologe Daniel Brown in seiner Studie vornahm, als hochgradig relevant erwiesen. Brown hat jahrzehntelang eine große Anzahl einstiger kindlicher Missbrauchsopfer einer forensischen Evaluation unterzogen, und zwar im Kontext US-amerikanischer Zivilprozesse sowohl gegen Therapeuten, die angeklagt waren, ihren Klienten sogenannte »false memories«, unzutreffende Erinnerungen an erlittene Misshandlungen, eingetrichtert zu haben, als auch gegen mutmaßliche Täter, denen Missbrauch von Minderjährigen vorgeworfen wurde. Mehr als 70 seiner forensischen Evaluationen galten erwachsenen Personen, die als Kinder von Priestern sexuell missbraucht worden waren.

Daniel Browns »Waisenhaus-Studie«

Im Rahmen eines Anklageverfahrens gegen die zuständige katholische Erzdiözese wurde Daniel Brown gebeten, eine Anzahl mittlerweile erwachsener Opfer schwerer physischer und sexueller Misshandlungen zu evaluieren. Diese Vergehen hatten sich, wie es hieß, in den späten 1950er und in den 1960er Jahren in einem katholischen Waisenhaus in der Nähe von New Orleans ereignet. Die Vorwürfe galten zwei Priestern und fünf weiteren Personen, die damals in dem Waisenhaus tätig gewesen waren. Beide Priester wie auch die übrigen fünf Belegschaftsmitglieder waren schon zu einem früheren Zeitpunkt mindestens *ein*mal des Kindesmissbrauchs beschuldigt worden. Die »Lösung« durch die Kirchenbehörde hatte darin bestanden, dass sie beide Beschuldigte, die zuvor in verschiedenen Einrichtungen tätig gewesen waren, nun miteinander in das gleiche Waisenhaus versetzte, in dem die fünf ebenfalls bereits einmal des Missbrauchs beschuldigten Personen arbeiteten. Was sich letztlich in diesem Waisenhaus entwickelte, war also eine »Kultur« von einschlägig beschuldigten Priestern, Nonnen und sonstigem Personal mit dem entsprechend hohen Risiko neuerlicher Übergriffe in dieser für sie zum Teil neuen Umgebung. Es kann daher nicht überraschen, dass es zur extensiven physischen und sexuellen Misshandlung von Kindern kam und viele dieser Opfer Jahre später im Rahmen eines Zivilprozesses an einer umfassenden forensischen Evaluation durch Daniel Brown teilnahmen, die ihnen helfen sollte, mit ihren frühen Misshandlungserfahrungen zu Rande zu kommen.

Brown stellte fest, dass die meisten kindlichen Opfer seinerzeit nicht über das Misshandlungsgeschehen gesprochen hatten; den wenigen, die schon zum damaligen Zeitpunkt darüber berichtet hatten, war weder von den eigenen Eltern noch von den kirchlichen Autoritäten geglaubt worden. Nach dreißig bis vierzig Jahren hatten alle Überlebenden zwar nicht die körperlichen Misshandlungen, wohl aber den an ihnen verübten Missbrauch vergessen. Zwischen 2004 und 2006 kam ihnen die Erinnerung daran allmählich wieder, nachdem die nationalen Medien das Thema des sexuellen Missbrauchs durch Priester ganz allgemein aufgegriffen hatten und in den lokalen Medien über die physischen und sexuellen Übergriffe in diesem speziellen Waisenhaus berichtet worden war. Im Kontext der diesbezüglichen Anklageverfahren wurden viele Aspekte dessen, was einzelne Opfer berichteten, durch die Angaben anderer Opfer untermauert, da die physischen und sexuellen Übergriffe häufig in der Gruppe erfolgt waren. In den meisten Fällen wurde über die Anklage zuungunsten der Kirche entschieden, bevor es zum Prozess kam.

Daniel Brown trug in den Jahren 2005 und 2006 viele Angaben der Missbrauchsopfer zusammen und führte im Rahmen einer Zivilklage gegen das Waisenhaus und die Erzdiözese zahlreiche Interviews und psychologische Tests mit den Betroffenen durch, was im Schnitt jeweils 16 Stunden in Anspruch nahm. Für diese Gruppe der einstigen Waisenhausinsassen gilt als eine Art Alleinstellungsmerkmal, dass sie alle von den gleichen Tätern in der gleichen Weise und im gleichen zeitlichen Rahmen missbraucht wurden (n = 17). Brown nahm noch eine zweite Gruppe von Missbrauchsopfern mit ähnlichem demografischen Profil in seine Studie auf, an denen sich mehrere Täter vergangen hatten (n = 28). Die Gruppen unterschieden sich nur geringfügig voneinander, so dass ihre Daten vereinigt und die Teilnehmer zu einer einzigen Gruppe zusammengefasst werden konnten (n = 45).

Alle Mitglieder der Stichprobe von Daniel Brown, von denen sowohl mit dem Adult Attachment Interview als auch durch weitere Befragungen Informationen zusammengestellt wurden, teilten die Erfahrung, als Kinder von einem oder mehreren nicht zu ihrer Familie gehörigen Täter(n) missbraucht worden zu sein. Die überwiegende Mehrheit der Interviews (41 von 45 = 91 %) wurde, soweit es das Trauma in der Folge des zurückliegenden Missbrauchsgeschehens betraf, als *unbewältigt* kategorisiert; dahinter stand der Gedanke, dass es sehr schwierig sein dürfte, gewisse widrige Kindheitserfahrungen durchzustehen, ohne sie in einer Sprache zu erinnern, die auf ein unbewältigtes Trauma deutet.

Die nächste Frage an die vorhandenen Daten lautete, ob eine alternative Klassifizierung als *sicher* Resilienz bedeuten würde, gegenüber einer wieder anderen Klassifizierung als *unsicher* (distanzierend oder verstrickt), die möglicherweise mit Vulnerabilität verbunden wäre. Das war insofern eine übergreifende Frage, als wir den AAI-Status mit einer Reihe psychiatrischer Messwerte verglichen, die von der Stichprobe der einstigen Missbrauchsopfer stammten. Sie ließ sich beantworten, weil etwa die Hälfte der Stichprobe im AAI eine sichere und die andere Hälfte eine unsichere, vor allem eine unsicher-desorganisierte Bindungsrepräsentation zeigte.

»Unbewältigt, aber im Übrigen sicher« gegenüber »Unbewältigt, aber im Übrigen unsicher (distanzierend oder verstrickt)«

Welche Zusammenhänge mit dissoziativen Symptomen wurden angesichts der hohen Prävalenz von Traumata und unbewältigten Traumata unter diesen 45 Probanden gefunden? Unter Zuhilfenahme des Structural Clinical Interview for DSM-IV Dissociative Disorders-Revised (SCID-D; Steinberg 1993) suchten wir zuerst nach gewichtigen dissoziativen Störungen wie der dissoziativen Identitätsstörung (DIS). Da nur drei von 45 Teilnehmern die diagnostischen Kriterien einer DIS nach dem SCID-D uneingeschränkt erfüllten, fassten wir diejenigen zusammen, die entweder eine DIS oder eine DDNOS (nicht näher spezifizierte DIS) hatten – wir kamen auf 17 Fälle, in denen die Betroffenen nach eigener Aussage ausgeprägter »innerer Anteile oder Identitäten« gewahr waren, aber die Kriterien einer DIS nicht restlos erfüllten, weil sie sich entweder dieser Anteile »cobewusst« waren oder weil sie keinen Verlust der exekutiven Kontrolle erkennen ließen. Allerdings bestand ein signifikanter Zusammenhang zwischen der Diagnose einer DIS bzw. einer DDNOS und einer geringen Kohärenzfähigkeit ($p \leq .01$).

Depersonalisation und Derealisation gab es unter unsicher gebundenen Probanden erheblich häufiger als unter sicher gebundenen. Die Kreuztabellierung der AAI-Klassifizierung *unsicher/sicher* mit einer SCID-D-Diagnose der Derealisation lieferte ein signifikantes Chi-Quadrat ($p \leq .01$). Alle sieben Teilnehmer mit der Diagnose Derealisation waren unsicher gebunden und hatten in Bezug auf das zurückliegende Trauma den Status »unbewältigt/ungelöst«. Ebenso hatten 12 Probanden aus dieser Stichprobe eine SCID-D-Diagnose der Depersonalisation, und zehn von diesen (= 83 %) waren unsicher gebunden (Chi-Quadrat $p \leq .05$).

Unter denjenigen Teilnehmern (25 von 45 = 56 %), die die SCID-II-Kriterien (First et al. 1997a) einer kombinierten oder einer Borderline-Persönlichkeitsstörung erfüllten, war der *unbewältigt/unsichere* AAI-Status weit verbreitet: 22 von ihnen (= 88 %) waren nach dem AAI zuverlässig als *unsicher/unbewältigt* kategorisiert, gegenüber nur drei Teilnehmern mit der Kategorisierung *sicher/unbewältigt* (Chi-Quadrat $p \leq .05$). Alle 25 hatten also, was die zurückliegende traumatische oder Verlusterfahrung anging, die Kategorisierung *unbewältigt*. Parallel dazu bestand ein signifikanter Zusammenhang zwischen einer geringen Kohärenz des AAI-Transkripts und einer kombinierten oder Borderline-Persönlichkeitsstörung nach dem SCID-II ($p \leq .01$).

Unter Heranziehung des SCID-I (First et al. 1997b) identifizierten wir diejenigen Teilnehmer, die entweder die Diagnose einer bipolaren Störung vom Typ 1 (klassische manisch-depressive Erkrankung) oder die Diagnose einer bipolaren Störung vom Typ II (Hypomanie) hatten. Die als *unsicher/unbewältigt* kategorisierten Probanden waren vergleichsweise »anfälliger« für die Diagnose einer bipolaren Störung entweder vom Typ I oder vom Typ II ($p \leq .05$).

Mittels logistischer Regression betrachteten wir schließlich die ganze Bandbreite der durch Interviews und Fragebogen ermittelten psychiatrischen Symptomatik im Blick darauf, welches Symptom bzw. welche Symptome am deutlichsten auf die AAI-Kategorisierung *unbewältigt/unsicher* vorauswies(en). Interessanterweise war es ein einzelnes Symptom – vielleicht ein Symptom, in dem sich viele andere Symptome zusammenfanden, nämlich eine ausgeprägte Furcht vor negativer Evaluation (Watson & Friend 1969) –, das 73 % der Varianz bei den als *unbewältigt/unsicher* kategorisierten Antworten voraussagte.

Wie lässt sich diese Waisenhaus-Studie in einen Zusammenhang mit der vorhandenen Literatur bringen?

Die Ergebnisse der Waisenhaus-Studie stützen einmal mehr die Ansicht, dass das, was von jeher als komplexes Trauma bezeichnet wird, besser als frühe unsichere (zumeist desorganisierte) Bindung betrachtet werden sollte, verschlimmert durch physische und/oder sexuelle Misshandlung in der späteren Kindheit (Brown 2009). Aus der Studie geht sehr deutlich hervor, dass Achse-I-Störungen wie etwa posttraumatische Belastungsstörungen, Depressionen, Störungen des Angstspektrums, Alkohol- oder Drogenmissbrauch bzw. -abhängigkeit *per se* in einem signifikanten Zusammenhang mit Akten der physischen und sexuellen Misshandlung stehen. Sehr deutlich ergibt sich aus dieser Studie auch ein signifikanter Zusammenhang zwischen der Diagnose einer kombinierten, einer Borderline- oder einer multiplen Persönlichkeitsstörung einerseits und einem unsicheren Bindungsstatus sowie einer geringen Kohärenz des Diskurses der jeweiligen Person nach dem AAI andererseits.

Ausgehend von diesen Daten hat Daniel Brown sich noch einmal sehr intensiv mit den klinischen Ansätzen zur Behandlung komplexer Traumata befasst und sich schließlich dafür entschieden, die Therapie primär auf das desorganisierte Bindungsmuster auszurichten, und dies mit Methoden, die als die drei Säulen der Behandlung bezeichnet werden, nämlich

1. mit der positiven Neukartierung des »inneren Arbeitsmodells« mit Hilfe des Bildes der idealen Elternfigur,
2. mit der Förderung des nonverbalen und verbalen kooperativen Verhaltens und
3. mit der Entwicklung eines breiten Fächers von metakognitiven Fertigkeiten, die sämtlich zum Entstehen einer erarbeiteten sicheren Bindung und zur deutlichen Zunahme der Kohärenz beitragen, wobei die Betonung sehr stark auf der Sicherheit liegt.

In diesem Zusammenhang schreibt Brown: »Wir stellten fest, dass unsere an komplexen Traumata leidenden Patienten unter dieser bindungsbasierten Behandlung mit der Zeit eine hohe mentale Kohärenz (nach dem AAI) und manchmal die Bewältigung ihres (nach dem AAI) *ungelösten* Status erreichten, ohne irgendeine Art von Trauma-Verarbeitung geleistet zu haben. Anschließend war es dann auch nicht schwer, das Trauma mit einfachen, auf kognitiv-behavioraler Exposition basierenden Methoden in einer Weise zu verarbeiten, die nicht zur Desorganisation führte« (Brown & Elliott 2016).

Ratschläge für Traumatherapeuten

Es ist zu hoffen, dass Traumatherapeuten mittlerweile wissen, wie wichtig es ist, ihren an komplexen Traumata leidenden Patienten immer das Gefühl von Sicherheit zu vermitteln und an der Kohärenz wie auch an der Fähigkeit der Patienten zu arbeiten, ihr Erleben zu beschreiben und zu bewerten – und zwar mit Unterstützung des Therapeuten, nicht auf seine Anweisung hin. Wie gefährlich es ist, die komplexen und widrigen Bindungsgeschichten erwachsener Patienten nicht ernst zu nehmen, zeigt sich deutlich an dem Schmerz, der diesen Patienten damit zugefügt wird, an ihrem Gefühl des Gespaltenseins und der neuerlichen Traumatisierung – gut illustriert durch das Schlagwort von der falschen oder induzierten Erinnerung und die Debatte darüber. Die drei Autoren dieses Beitrags sind sich in Bezug auf dieses Problem in der klinischen und forensischen Arbeit einig, das denjenigen, die als Kinder wirklich missbraucht oder misshandelt wurden, so stark zusetzt. Die üblichen kognitiv-behavioralen Ansätze zur Traumaverarbeitung aus den 1990er und frühen 2000er Jahren setzten keinen Schwerpunkt bei der Beziehung und vermittelten nicht das Maß an Sicherheit, das notwendig gewesen wäre, um die Furcht vor negativer Bewertung (und vor Aggressionen) in Schach zu halten, die das Wiederaufrufen der verdrängten frühen Untaten begleitet hätte. Entsprechend machten die Patienten (oder, was häufiger vorkam, machten die Angehörigen von Patienten) mit ihren neuerlichen Überlegungen und Schuldzuweisungen geltend, die Missbrauchserinnerungen seien den Opfern eingepflanzt worden; es war auch ganz üblich, dass solche Patienten von »Experten« der falschen Erinnerungen sozusagen gecoacht und mit dem Versprechen hoher Geldbeträge geködert wurden.

Wenn es darum geht, erwachsene Überlebende früher sexueller und physischer Misshandlung zu heilen, muss der Therapeut immer das doppelte Ziel vor Augen haben, einerseits einen sicheren Hafen zu bieten und andererseits eine sichere Basis bereitzustellen, von der aus Erkundungen möglich sind. Es ist dringend erforderlich, dass wir uns das Verständnis von Inzest und früher Traumatisierung zu eigen machen, wie es zuerst von Sandor Ferenczi in den 1920er und frühen 1930er Jahren vertreten wurde. Von Freud und seinen Anhängern totgeschwiegen, erreichten Ferenczis diesbezügliche Vorstellungen die englischsprachige Welt allerdings erst in den 1980er Jahren. Was Ferenczi über das Faktum des Kindesmissbrauchs dachte, deckte sich mit Freuds Überlegungen der 1890er Jahre, aber Freud wandte sich entschieden davon ab, um seine irrige psychosexuelle Entwicklungstheorie vorzutragen, die dem kleinen Kind sexuelle Regungen zuschrieb. Von sich aus ist das Kind nicht auf der Suche nach sexuellen Kontakten, es sei denn, ein Erwachsener hat ihm Sex aufgezwungen, es übermäßig stimuliert und die Integrität des jungen Geistes schwer beschädigt. Alles, was ein Kind wünscht, braucht und verdient, sind zärtliche körperliche Berührung, Wärme, Wohlbehagen und Führung von Seiten einer stärkeren und klügeren Bindungsfigur, in der Regel von Mutter oder Vater. Was den anhaltenden Einfluss früher widriger Erlebnisse auf das Funktionieren des erwachsenen Menschen angeht, so war sich Bowlby (1975) im Klaren über die Notwendigkeit, die augenblicklichen Überzeugungen und Verhaltensweisen des Patienten ernst zu nehmen und ein Verständnis dieser Überzeugungen und Verhaltensweisen vor dem Hintergrund der frühen widrigen Erfahrungen des Patienten zu formulieren: »Es läuft darauf hinaus, dass ein Verhaltenssystem, nachdem es organisiert ist, die Tendenz hat, weiterzubestehen, sogar, wenn es sich in einer nichtfunktionalen Richtung entwickelt hat oder wenn die äußeren Reize beziehungsweise die inneren Bedingungen, von denen es zuerst abhängig war, nicht mehr vorhanden sind. Die genaue Form jedes einzelnen Verhaltenszuges und die Abfolge, in die es [sic!] zuerst organisatorisch hineingefügt wird, ist deshalb für seine Zukunft von größter Bedeutung« (Bowlby 1975, S. 155).

Die Arbeit an der Londoner Klinik

Dieser Abschnitt unseres Beitrags konzentriert sich auf meine (Howard Steeles) Tätigkeit an der 1998 von Valerie Sinason gegründeten London Clinic for Dissociative Studies, wo ich von den späten 1990er Jahren bis zum Jahr 2004 als Referent für Bindungsforschung tätig war, bevor ich meine Stellung am University College London aufgab und nach New York City übersiedelte, um dort eine Professur an der New School zu übernehmen.

Valerie Sinason und ihre Mitarbeiter arbeiten mit den chronisch misshandelten und hartnäckig missverstandenen Opfern der Missbrauchs-Szene, aber mit einem bemerkenswerten Unterschied gegenüber jener »culture of abuse«, auf die Daniel Browns Studie zielte. In den von Brown publik gemachten Fällen gehörten die Täter nicht zur Familie. In der therapeutischen Arbeit der Londoner Klinik ist die »Szenerie« in der Tat die Familie, und dies häufig schon seit Generationen (siehe den Beitrag von Valerie Sinason in diesem Band). Der systematische Missbrauch eines Kindes wird von vielen, wenn nicht überhaupt von allen Personen begangen, die es als seine Bindungsfiguren erfährt. Das ergab sich aus Bindungsinterviews, die mit nicht mehr als sechs oder sieben Patientinnen der Londoner Klinik durchgeführt wurden, in deren Verlauf aber mehr als zwanzig Identitäten »angetroffen wurden«. In Begriffen des Adult Attachment Interview handelte es sich dabei um Opfer (hilflos und verstrickt), Täter (feindselig und distanzierend), Zuschauer (die hinter einer Maske der Sicherheit häufig vorgaben, es wäre alles in Ordnung) und Zeugen (reflektierend und sehr sicher in ihrer Orientierung). Alle Interviews fielen (in jeder einzelnen Hinsicht) in die Kategorie *nicht klassifizierbar,* die eng an die anhaltende Erfahrung von Trauma und insoweit ungelöster Trauer gebunden ist. Dass sie sich in keiner Hinsicht klassifizieren ließen, hatte seinen Grund in der dissoziativen Identitätsstörung, mit der diese erwachsenen Frauen nun einmal leben müssen.

Eine dissoziative Episode im Verlauf des AAI

Eine Reihe separater Persönlichkeiten »erstand« aus einer Frau, die von zwei Personen zum Interview begleitet werden musste, die jeweils eine Hand und einen Arm der Patientin festhielten, weil diese bei der Beantwortung der Interview-Fragen häufig von einer zur anderen Persönlichkeit umschaltete. Manchmal wechselte sie dabei auch das Geschlecht und schwankte auf dramatische Weise in ihrer emotionalen Haltung gegenüber dem Interviewer: Gab sie im einen Augenblick die ausgebildete Krankenpflegerin, die Wert auf Bindungen legt, demnächst heiraten will und starke Ressentiments gegenüber ihrer aufdringlichen Mutter hat, dann schaltete sie in Reaktion auf eine der im AAI erhobenen Fragen (»Wie kam es damals, als Sie ein Kind waren, zu dieser körperlichen Verletzung?«) auf einen rauhbeinigen und wütenden Zwölfjährigen mit London-Akzent um, der bedrohlich vorprescht (aber wiederum von den beiden Aufpasserinnen zurückgehalten wird) und hartnäckig darauf besteht zu erfahren, wer der Interviewer denn eigentlich ist und warum der ersten Persönlichkeit diese Fragen überhaupt gestellt werden. »Wer sind Sie denn?« Der Interviewer erklärte, dass er nicht vorhabe, jemanden zu verändern, sondern nur verstehen wolle, wie das, was damals in der Kindheit der Patientin geschah, mit der aktuell angesprochenen Person zusammenhänge. Das sorgte dafür, dass wieder Ruhe eintrat und das Interview fortgesetzt werden konnte.

Das Eigentumsrecht an traumatischen Erinnerungen

Eine andere befragte Frau war dem Anschein nach schon ein Stück weiter auf dem Weg zu einem gewissen Gefühl und einer gewissen Bewertung von Integration (wobei »Integration« ein Wort ist, das jede Teilpersönlichkeit oder Identität zu Tode erschreckt). Diese Frau sprach zusammenhängend von ihren Erinnerungen an extreme Missbrauchs- und Misshandlungserfahrungen, zu denen auch Tieropfer und die vaginale Penetration in der Weise zählten, dass ihr ein totes Tier in die Vagina praktiziert worden war (was sie als ein Zeichen der absoluten Kontrolle verstand, die ihr Peiniger, ein naher Angehöriger, über sie hatte) – eine von vielen Erinnerungen, die sie sich, wie sie selbst sagte, »zu eigen« gemacht hatte. Gleichzeitig lebte diese Frau, wie sie in bemerkenswert zusammenhängender Weise berichtete, am Rande extremer Ängste und Befürchtungen und kam nur dadurch überhaupt zurecht, dass sie jeweils genau überlegte, wo sie sich gerade befand, wo sie demnächst hingehen und was sie als Nächstes tun würde. Das heißt, sie hielt eine Flut von Angst durch ihre offensichtlich ausgeprägte Konzentration in Schach. Aber sie kämpfte gegen eine fortdauernde Herausforderung, die (etwa zehn Jahre, nachdem wir das Interview geführt hatten) mit ihrem vorzeitigen Tod durch einen schrecklichen Verkehrsunfall endete.

Diese lebenslangen Folgewirkungen der anhaltenden frühen Schädigung durch Familienangehörige lassen sofort an die verbindliche Funktion von Eltern denken, ihren Kindern als sichere Basis zu dienen – eine Aufgabe, der die meisten Eltern mit Liebe und Hingabe nachkommen. Sie besteht darin, das Kind in seiner

Entwicklung, in seiner Erkundung der Welt und in seinem Vertrauen darauf zu unterstützen, dass Mutter und Vater auch seinen emotionalen Nöten mit offenen Armen und einem offenen Geist begegnen und ihm einen sicheren Hafen bieten werden. Aber ein Kind, das abwechselnd übersehen und vernachlässigt, höchstwahrscheinlich gelegentlich getröstet, häufig aber auch von allen erwachsenen Familienmitgliedern misshandelt wird, kann keine Erkundungszüge weg von der Familie unternehmen, sondern ist auf innere Erkundungen und darauf angewiesen, den Schrecken in einzelnen Kompartimenten, Identitäten oder Persönlichkeitsanteilen zu isolieren, damit ihm ein Überleben zu enormen Kosten möglich ist.

Für viele Frauen mit einer dissoziativen Identitätsstörung, die als Erwachsene zu ihren Bindungen befragt wurden, war die vielleicht schlimmste anhaltende Erfahrung das starke Gefühl, von der eigenen Mutter im Stich gelassen worden zu sein. Das Gefühl, betrogen worden zu sein, ist riesengroß, ebenso wie die Sehnsucht nach der Liebe der Mutter stark und ausgeprägt ist. Wie Bowlby schrieb, widerstrebt es Kindern, von ihren Müttern in einem anderen als im guten Sinn zu denken. Aber was ist, wenn die Mutter durch und durch schlecht ist, wenn sie das Kind vernachlässigt, misshandelt oder missbraucht, wenn sie Anteil an den Untaten hat, die von Vater, Großvater, Großmutter und anderen verübt werden? Diese Situation ist für das in Entwicklung begriffene Kind unerträglich, das vielleicht immer wieder Momente erlebt hat, in denen die Mutter es hielt, nur um es wieder fallen zu lassen, zu schädigen, zu strafen, immer und immer wieder. Mit der Zeit entwickeln sich bei diesen Inzest-Opfern gewisse widernatürliche gedankliche Zusammenhänge, die ihren Wunsch nach Wohlbehagen, ihren Schmerz, ihre sexuelle Erregung, ihre Unterwerfung und ihre ehrfürchtige Scheu vor der Macht anderer vereinen. Die gewaltige Zusammenballung von Schmerz, Zorn, Scham und Schuld, verbunden durch das Gefüge der verschiedenen Persönlichkeiten, muss vom traumaversierten Kliniker verfolgt und überwacht werden, damit er dem Patienten helfen kann, allmählich die Kontrolle darüber zu gewinnen. Das geschieht durch eine kohärente Darstellung, in der (hoffentlich!) in dem Sinne über die traumatischen Erfahrungen gesprochen wird, dass sie der Vergangenheit angehören, während die Zukunft als etwas wahrgenommen wird, das neue Möglichkeiten des Verstehens und der Zuwendung präsentiert.

Wenn wir hier über unbewältigte/ungelöste Verlust- und traumatische Erfahrungen in dieser Population sprechen, dann müssen wir uns darüber im Klaren sein, dass ihre schmerzlichen Erinnerungen sich auf nahezu unvorstellbare Ereignisse und Interaktionen beziehen, die an die schlimmsten Beispiele rassischer oder ethnischer Säuberung erinnern. Sehen wir uns dazu an, was eine der befragten Personen als Antwort auf die Standardfrage des AAI nach zurückliegenden Verlusterfahrungen zu sagen hatte.

Interviewer: Als Nächstes geht es bei unserer Befragung um Verluste. Was würden Sie sagen, was ihre erste Erfahrung mit dem Verlust einer geliebten Person war?

Befragte: Na ja …, ich glaube nicht, dass ich irgendjemanden geliebt habe. Aber es gab jemanden, an dem mir lag … Ach nein, eigentlich nicht. Ich nehme das zurück: Es gab einen Menschen, den ich geliebt habe … und das ist eine Erinnerung, mit der ich mich befasst habe und die diese Person in mich hineingebracht hat, so dass meine Erinnerung stimmt. Sie hieß Shelly und war im Keller eingesperrt, und sie war eine heimliche Freundin, die ich haben durfte. Das war noch vor dem Alter … ich muss ungefähr sechs gewesen sein, und … Ich weiß nicht, wie viel Sie über rituelle Misshandlungen wissen, aber auf jeden Fall bekommt man nichts zu essen und so weiter, aber ich durfte ihr Essen zustecken, und ich meine, wenn ich jetzt so zurückdenke, dann ist eigentlich klar, dass sie gewusst haben müssen, dass ich das tat, aber sie ließen mich, und sie ließen auch zu, dass ich sehr vertraut mit ihr wurde … manchmal durften wir ganz frei draußen am See spielen … Sie sagten, wir hätten geredet. Ich kann mich nicht daran erinnern, aber … na ja, meine Schuld … jemand hat geredet; wir haben etwas wirklich Schlimmes gemacht, nämlich mit jemandem geredet, jemand wusste also, dass sie in dieser Bodenkammer war – und deshalb musste sie sterben. Sie wurde an einem Stuhl festgebunden … und … auf ein großes Ruderboot gehievt. Ich musste mich in das Boot setzen, zusammen mit meinem Großvater, der war der Chef und der Diktator im »Clan«. Die ganze Zeit sagte er mir, wenn ich mich zu stark in die eine oder die andere Richtung bewegen würde, dann würde Shelly mit dem Stuhl ins Wasser fallen. Keine von uns konnte besonders gut schwimmen, und ich war ganz und gar entsetzt und hilflos. Natürlich fiel der Stuhl wirklich ins Wasser, und als Shelly schrie, bevor sie unterging, sagte er, es sei alles meine Schuld. Dann sagte er: »Spring doch hinterher … versuch sie zu erreichen; versuch halt, ob du sie

> von dem Stuhl losbinden kannst!« Ich hatte die Wahl, ebenfalls zu ertrinken oder weiterzuleben (was ich ja getan habe), aber mit der Last der Schuld an ihrem Tod … Ich habe mir immer Vorwürfe gemacht, dass sie sterben musste *(pausiert für drei Sekunden)* …, sie war meine beste Freundin, sie war meine einzige Freundin, und danach … bin ich nie mehr … irgendjemandem nähergekommen, niemals. Das ist eine Erinnerung, mit der ich mich herumschlage … und Alter M war die Person, die sich damals für mich damit herumgeschlagen hat, als ich es nicht tun konnte, und jetzt ist das integriert … und ich glaube, Shelly wäre stolz zu wissen, dass ich auf das Überleben und das Integrieren hingearbeitet habe.

Tapfere Überlebende derart zerstörerischer Untaten wie diese Frau sehen sich täglich, wenn nicht stündlich dem Schrecken und der Düsternis gegenüber, aber auch der Verlockung, den Dingen durch Selbstzerstörung zu entkommen. Ayoub et al. (2003), die im Gedanken an die Theorie der dynamischen Fertigkeiten an dieses Problem herangehen, haben anschaulich gezeigt, dass versteckte Gewalt in der Familie letztlich dazu führen kann, dass es zur Entstehung komplexer innerer Arbeitsmodelle kommt. Diese Hoffnung findet ihren Ausdruck u.a. in dem Gedicht mit dem Titel »Liebeslied« von William Carlos Williams vom Anfang des 20. Jahrhunderts. In diesem mäandernden Gedicht finden sich die Zeilen: »Feg das Haus rein … Zieh ein neues Kleid an und komm mit mir! … Wer in der nächsten Stunde wird uns hören? Soll er sagen, eine Wolke Duft barst von den schwarzen Zweigen.«

Den intergenerationellen Kreislauf des Missbrauchs durchbrechen

Im letzten Teil dieses Beitrags geht es um eine psychologische Behandlung, die darauf zielt, den intergenerationellen Kreislauf des Missbrauchs zu durchbrechen, indem das Missbrauchsverhalten verhindert wird und organisierte sichere Bindungen bei Kind und Eltern gefördert werden. Das entsprechende Verfahren, das wir als Group Attachment Based Intervention (GABI) bezeichnen, macht Anleihen sowohl bei der Bindungstheorie als auch bei einer trauma-orientierten Sichtweise, hinter der die revolutionäre Adverse Childhood Experiences-Studie steht. Diese Studie, über die 1998 zum ersten Mal berichtet wurde, hat sehr wesentlich dazu beigetragen, dass wir uns des Problems des Kindesmissbrauchs und seiner langfristigen Folgen für die psychische und physische Gesundheit der Betroffenen bewusst wurden (Felitti et al. 1998). Unsere Umfrage über das Ausmaß widriger Kindheitserfahrungen unter den Eltern, mit denen wir im New Yorker Stadtteil Bronx arbeiten, erbrachte ein erstaunliches Ergebnis: Verglichen mit den 6 bis 10 % der Probanden aus der ursprünglichen kalifornischen Stichprobe (10 000 berufstätige Angehörige der Mittelschicht), die von vier oder mehr entsprechenden Erfahrungen berichtet hatten, zählten 75 bis 80 % der Bronx-Eltern zu dieser hochvulnerablen Gruppe (Murphy et al. 2015).

Um diesen Eltern zu helfen, den intergenerationellen Kreislauf des Missbrauchs zu durchbrechen, haben Anne Murphy, Miriam Steele, Howard Steele, Karen Bonuck und Paul Meissner sich zu einer effizienten Forschungs- und klinischen Partnerschaft zusammengefunden (Murphy et al. 2015). Wir haben ausführliches klinisches Belegmaterial für GABI, sind gegenwärtig dabei, auch empirische Belege zusammenzustellen, und nähern uns dem Ende einer auf vier Jahre angelegten, nach dem Zufallsprinzip kontrollierten Behandlungsstudie, die GABI mit dem üblichen Vorgehen, einem Elterntraining, vergleicht. GABI ist im Wesentlichen traumabezogen und macht erhebliche Anleihen bei der Bindungstheorie und der Bindungsforschung. Eltern und ihren bis dreijährigen Kindern werden GABI-Sitzungen dreimal wöchentlich für jeweils zwei Stunden oder auch länger angeboten. In unserer nach dem Zufallsprinzip kontrollierten Studie testen wir, ob eine 26 Wochen umfassende Intervention dieser Art zu einer deutlichen Veränderung der Kind-Eltern-Bindung führt und das Misshandlungsrisiko des Kindes reduziert. Eine GABI-Sitzung ist dem Vorgang der Wiederherstellung der Bindung in der »Fremden Situation« sehr ähnlich.

Formal besteht eine GABI-Sitzung aus drei Teilen: Eltern und Kinder zusammen, Eltern und Kinder jeweils separat in einer reinen Eltern- und einer reinen Kindergruppe und schließlich die »Wiedervereinigung«. Die Therapeutin, die mit dieser Form der Intervention arbeitet, lässt sich von einer Reihe von Überlegungen leiten. Dazu gehört der Gedanke der Zurückhaltung, hinter dem unter anderem Winnicotts Überlegung steht, dass dem kleinen Kind eine Zeit des Zögerns gestattet sein müsse, bevor es Selbst und Objekt wiederentdeckt, der aber auch von Trevarthen (1977) (»Gute Kommunikation schließt Zurückhaltung auf Seiten der Mutter ein«) sowie von van Horn & Lieberman (2009) vertreten wird. Von diesem Ausgangspunkt aus macht sich die Therapeutin daran, die »Temperatur« der Mutter (und des Kindes) zu messen (Ist die Mutter traurig, dissoziiert, zurückgezogen? Oder ist sie ängstlich und aufgedreht?). Dabei kann die emotionale Einstimmung der Therapeutin ihr helfen zu erkennen, was zur emotionalen Regulation der Mutter unternommen werden muss: Ist es ein freundliches »Aufwärmen«, um das sie (die Therapeutin) gebeten wird? Oder ein subtiles Herunterkühlen? Die Therapeutin ist bemüht, der Mutter gegenüber ein reflexives Funktionieren an den Tag zu legen und sie ihrerseits zu ermutigen, dem Kind gegenüber eine reflexive Haltung einzunehmen, sich also »die Schuhe des Kindes anzuziehen«. Einerseits hat die Therapeutin ein waches Gespür dafür, dass das, was die Mutter mit dem Kind tut, von intergenerationellen Mustern beeinflusst ist, andererseits stellt sich bei der Mutter bzw. bei den Eltern im Rahmen dieser Intervention ein Verständnis für diese Einflüsse ein, vor allem in der reinen Mütter- bzw. Elterngruppe. Dass Kaffee oder Tee angeboten wird, dass Windeln bereitgehalten werden und den Eltern auch andere praktische Hilfen zugänglich sind (z. B. dass ihnen im Notfall mit Bargeld ausgeholfen wird), gehört ebenso zu dieser Intervention wie die zentrale Anweisung an die Eltern, ihren Kindern zugleich freundlich und entschieden zu begegnen. Der Gruppenkontext schließlich, der ja der akuten sozialen Isolierung entgegenwirkt, die viele Eltern empfinden, erinnert sinnvollerweise zugleich daran, dass immer ein anderer Mensch zur Stelle sein sollte, an den sich anlehnen kann, wer Hilfe braucht – sei es ein Kind oder eine Mutter bzw. ein Vater.

Im Folgenden geben wir wieder, was eine an GABI teilnehmende Mutter gleich zu Beginn der Intervention im Adult Attachment Interview zu einzelnen Themen ihrer Vorgeschichte äußerte:

> *Zum Leben des noch sehr kleinen Kindes mit seinen Eltern:*
> Ja, also, es war wie ein Horror-Haus mit einer unschuldigen Mutter von vier kleinen Kindern und einem Monster von Vater, der immer trank. Die Frage war immer: Wenn er jetzt nach Hause kommt – ist er wütend? Ist er betrunken? Wird er die Mama schlagen und sich nachts holen, was er will, sie also vergewaltigen? Wir hatten zu essen, wir hatten Kleider, wir hatten alles, aber es war kein glückliches Zuhause.
>
> *Wenn Sie über Ihre Beziehung zu Ihrer Mutter als »hilfreich« nachdenken, was fällt Ihnen dann ein? Erinnern Sie sich an eine bestimmte Situation?*
> Ja, ich habe meiner Mutter immer Halt gegeben, wenn sie geschlagen wurde. Ich erinnere mich, dass sie morgens nichts essen wollte, weil sie in die Depression gefallen war. Ich erinnere mich, dass ich ihr Kaffee und einen Toast machte, aber der Kaffee wurde kalt, und dass ich kleines Kind zu ihr ging und

sagte: »Mami, iss! Du darfst nicht krank werden!« Und dann hat meine Mutter den kalten Kaffee tatsächlich getrunken, um mir den Gefallen zu tun. Ich sagte: »Mami, was ist passiert?« »Oh, die Mami ist über einen Stuhl gefallen.« »Mami, lüg mich nicht an, ich war ja schon halb auf der Treppe und hab gesehen, dass Papa dir die Faust auf den Mund gehauen hat.« »Papa hat es nicht so gemeint; er hatte einen schlechten Tag, und Mami hat nicht daran gedacht, das Haus zu putzen.«

Wie hat Ihre Erfahrung sich Ihrer Meinung nach auf Ihre erwachsene Persönlichkeit ausgewirkt, also auf die Art von Person, die Sie heute sind?
Es hat keine Wirkung auf mich gehabt, es hat mir einfach gezeigt, wie man eher zu einem liebevollen Mitmenschen werden kann … Eigentlich bin ich das auch, aber die Leute schikanieren auch mich … Und ich lasse mir nicht anmerken, was ich fühle; ich steck's halt wie immer weg.

Hatten Sie in Ihrem Erwachsenenleben ernsthafte Verlusterfahrungen? Haben Sie als erwachsene Person jemanden verloren?
Ja. Mich. Mich habe ich verloren.

Das war insofern typisch für die meisten Bindungsinterviews mit Erwachsenen, als es die unbewältigte Trauer im Zusammenhang mit Misshandlungen (deutlich zu erkennen an der betont im Präsens wiedergegebenen Schilderung des Geschehens) und daneben ein »nicht zu klassifizierendes« Profil mit sowohl verstrickten als auch distanzierenden Elementen und sogar gewisse vorwärtsreflektierende Momente anzeigte, die Hoffnung auf Erneuerung und Veränderung machen. Diese für Eltern mit komplexen Trauma-Vorgeschichten typischen Kennzeichen finden sich in 70 % unserer klinischen Bindungsinterviews mit Erwachsenen, aber nur in 10 % der Interviews mit unserer gemeindebasierten Stichprobe, bei der die unbewältigte Trauer in der Regel mit einer Verlusterfahrung zu tun hatte. Vorläufige Resultate unserer klinischen Studie besagen, dass GABI die Beziehung zwischen Mutter und Kleinkind ganz erheblich transformiert – von einer Beziehung, in der anfangs Desorganisation und Unverbundenheit die Oberhand hatten, zu einer Beziehung, in der am Ende der Behandlung, sechs Monate später, die ganze Bandbreite einer positiven Entwicklung erkennbar ist.

Abschließende Überlegungen

Der Augenblick, in dem Menschen zum ersten oder zum wiederholten Mal Mutter bzw. Vater werden, ruft in ihnen die Kräfte und Möglichkeiten auf, das neue Leben zu erhalten, zu beschützen und zu einer Person zu machen, die das Wohlergehen dieser neuen Generation gewährleisten kann. Mit anderen Worten, es gibt keine größere Herausforderung im Leben einer Mutter, als dieser Mutterrolle liebevoll und stützend nachzukommen. Kindesmisshandlung ist noch nicht von unserem Planeten vertrieben worden, aber rund um den Globus haben Mütter die gleiche Vorstellung davon, was es bedeutet, feinfühlig mit ihrem Kind umzugehen (Mesman et al. 2015). Und die Arbeit mit Eltern kleiner Kinder ist, wie die GABI-Geschichte bezeugt, ein hoffnungsvolles und lohnendes Unterfangen, das Mütter ermutigt, so feinfühlig wie nur möglich zu sein.

Misshandelt oder missbraucht zu werden, ist für Kinder eine überwältigende Erfahrung, mit der zurechtzukommen sie sich abmühen. Dieses verzweifelte Bemühen endet nur zu leicht in der Dissoziation, in Persönlichkeitsstörungen, in Schwierigkeiten mit der Emotionsregulation und in starken Ängsten bis ins Erwachsenenalter hinein, wenn das Opfer in einem von Missbrauch geprägten Umfeld lebt, die Täter allerdings nicht zur Familie gehören. Das ist die Schlussfolgerung aus Daniel Browns Forschungstätigkeit. Wenn das von Missbrauch geprägte Umfeld identisch mit der Familie bzw. der erweiterten Familie ist, dann werden die erwachsenen Überlebenden dieser Untaten sich nicht nur mit allen soeben erwähnten Problemen, sondern zusätzlich auch noch mit einer handfesten dissoziativen Identitätsstörung herumschlagen. Das ist die Schlussfolgerung aus der Arbeit der London Clinic for Dissociative Studies. Die Möglichkeit der therapeutischen Wiedergutmachung, der Reorganisation, der Wiederherstellung des kohärenten Denkens und Sprechens muss mit ebenjener Entschlossenheit verfolgt werden, die Brown und Sinason empfehlen und praktizieren. Wo es sich – wie bei den von der London Clinic behandelten Fällen – bei den Tätern zugleich um Bindungsfiguren handelt, ist die internalisierte Bindungsfigur im Überlebenden unweigerlich eine übelgesonnene, gewaltausübende Figur, die imstande ist, die Behandlung zu sabotieren. Der trauma-versierte Kliniker kennt diese Risiken und arbeitet hart an der Aufgabe, ihnen ihr Potential zu nehmen. Im Übrigen glauben wir gezeigt zu haben, dass der trauma-versierte Kliniker zugleich ein in Bindungsfragen versierter Kliniker sein sollte.

Literatur

Ayoub, C. C., Fischer, K. W. & O'Connor, E. E. (2003): Analyzing development of working models for disrupted attachments: The case of hidden family violence. *Attachment & Human Development,* 5 (2), S. 97–119.

Bakermans-Kranenburg, M. J. & van IJzendoorn, M. H. (2009): The first 10,000 Adult Attachment Interviews: Distributions of adult attachment representations in clinical and non-clinical groups. *Attachment & Human Development*, 11 (3), S. 223–263.

Bowlby, J. (1975): Bindung. Eine Analyse der Mutter-Kind-Beziehung. München (Kindler).

Brown, D. (2009): Assessment of attachment and abuse history, and adult attachment style. In: C. Courtois & J. Ford (Hrsg.): *Complex traumatic stress disorders: An evidence-based clinician's guide.* New York (Guilford Press), S. 124–44.

Brown, D. P. & Elliott, D. S. (2016): *Attachment disturbances in adults. Treatment for comprehensive repair.* New York (Norton).

Felitti, V. J., Anda, R. F., Nordenberg, D., Williamson, D. F., Spitz, A. M., Edwards, V. & Marks, J. S. (1998): Relationship of childhood abuse and household dysfunction to many of the leading causes of death in adults: The Adverse Childhood Experiences (ACE) Study. *American Journal of Preventive Medicine*, 14 (4), S. 245–258.

Ferenczi, S. (2004 [1933]): Sprachverwirrung zwischen den Erwachsenen und dem Kind. In: Ders.: *Schriften zur Psychoanalyse* II. Gießen (Psychosozial-Verlag), S. 303–313.

First, M. B., Gibbon, M., Spitzer, R. L., Williams, J. B.W. & Benjamin, L. S. (1997a): *Structured Clinical Interview for* DSM-IV *Axis* II *Personality Disorders (*SCID-II*). Personality Questionnaire.* SCID-II *Scoring Booklet.* Washington DC (American Psychiatric Press).

First, M., Spitzer, R., Gibbon, M. & Williams, J. (1997b): *User's guide for the Structured Clinical Interview for* DSM-IV *Axis I disorders: Clinician version.* New York (American Psychiatric Press).

Main, M., Kaplan, N. & Cassidy, J. (1985): Security in infancy, childhood, and adulthood: A move to the level of representation. *Monographs of the Society for Research in Child Development*, 50 (1–2), S. 66–104.

Main, M., Goldwyn, R. & Hesse, E. (2003): Adult attachment classification system (Version 7.2). University of California at Berkeley (unveröffentlichtes Manuskript).

Main, M., Hesse, E. & Goldwyn, R. (2008): Studying differences in language use in recounting attachment history. In: H. Steele & M. Steele (Hrsg.): *Clinical applications of the Adult Attachment Interview.* New York, NY (Guilford Press), S. 31–68.

Mesman, J., van IJzendoorn, M., Behrens, K., Carbonell, O. A., Cárcamo, R., Cohen-Paraia, I. & Kondo-Ikemura, K. (2015): Is the ideal mother a sensitive mother? Beliefs about early childhood parenting in mothers across the globe. *International Journal of Behavioral Development*, 0165025415594030.

Murphy, A., Steele, H., Bate, J., Nikitiades, A., Allman, B., Bonuck, K., Meissner, P. & Steele, M. (2015): Group attachment-based intervention: Trauma-informed care for families with adverse childhood experiences. *Journal of Family and Community Health*, 38, S. 268–279.

Sroufe, L. A. (2005): Attachment and development: A prospective, longitudinal study from birth to adulthood. *Attachment & Human Development*, 7 (4), S. 349–367.

Schuengel, C., Bakermans-Kranenburg, M. J. & van IJzendoorn, M. H. (1999): Frightening maternal behavior linking unresolved loss and disorganized infant attachment. *Journal of Consulting and Clinical Psychology*, 67 (1), S. 54–63.
Steele, H., Steele, M. & Fonagy, P. (1996): Associations among attachment classifications of mothers, fathers, and their infants. *Child Development*, 67 (2), S. 541–555.
Steele, M., Murphy, A. & Steele, H. (2010): Identifying therapeutic action in an attachment-based intervention with high-risk families. *Clinical Social Work Journal*, 38, S. 61–72.
Steinberg, M. (1993): *Structured Clinical Interview for* DSM-IV *Dissociative Disorders-Revised* (SCID-*D*). Scoring sheet. Interviewer's Guide. Washington D. C. (American Psychiatric Press).
Trevarthen, C. (1977): Descriptive analyses of infant communicative behavior. In: H. R. Schaffer (Hrsg.): *Studies in mother-infant interaction*. New York (Academic Press), S. 227–270.
Van Horn, P. & Lieberman, A. F. (2009): Using dyadic therapies to treat traumatized young children. In: D. Brom, R. Pat-Horenczyk & J. Ford (Hrsg.): *Treating traumatized children. Risk, resilience and recovery*. London, New York (Routledge), S. 210–219.
Verhage, M. L., Schuengel, C., Madigan, S., Fearon, R. M. P., Oosterman, M., Cassibba, R., Bakermans-Kranenburg, M. J. & van IJzendoorn, M. H. (2016): Narrowing the transmission gap: A synthesis of three decades of research on intergenerational transmission of attachment . *Psychological Bulletin*, 142 (4), S. 337–366.
Watson, D. & Friend, R. (1969): Measurement of social-evaluative anxiety, *Journal of Consulting and Clinical Psychology*, 33, S. 448–457.

MARY MARGARET GLEASON

Undifferenziertes Sozialverhalten: Ein Überblick

Früh vernachlässigte bzw. schlecht versorgte Kinder laufen Gefahr, eine schädliche Entwicklung zu nehmen, also eine Reihe kognitiver Defizite, eine substantielle Psychopathologie und Schwierigkeiten in den meisten Bereichen der Interaktion auszubilden (Rutter et al. 2007a). Zu den besonders zählebigen Folgen einer ungünstigen frühen Situation gehört die eingeschränkte soziale Interaktion (Smyke et al. 2012). Abweichende soziale Interaktionen wurden um die Mitte des vergangenen Jahrhunderts von René Spitz (1945) beschrieben, und das Interesse am »Potential« für gestörte Bindungsmuster setzte sich mit der Tätigkeit von John Bowlby und Mary Ainsworth fort (Ainsworth 1969; Bowlby 1975). Das Syndrom des mit widrigen Erfahrungen zusammenhängenden enthemmten Verhaltens[1] tauchte zum ersten Mal in der dritten Auflage des *Diagnostic and Statistical Manual of Mental Disorders* (DSM III) auf und wird weiterhin sowohl im DSM als auch in der *International Classification of Diseases* (ICD) geführt (APA 2013; WHO 2013). Eine wachsende Zahl empirischer Nachweise veranschaulicht diese Muster einer extremen Deprivation und hilft uns, die Ätiologie und den Verlauf des Geschehens sowie die Faktoren zu verstehen, die mit dem Fortbestehen der Folgen wie auch mit der schließlichen Erholung zusammenhängen.

Institutionelle Betreuung

Institutionelle Betreuung bzw. Heimerziehung ist keine neue Erscheinung. Dozier und Kollegen (2012) dokumentieren die Geschichte der institutionellen Betreuung kleiner Kinder in einer Übersicht über die Praxis. Von Findelhäusern wird in Europa bereits im 14. Jahrhundert berichtet. Eine wesentliche Erweiterung erfuhr das System dann aber im 19. Jahrhundert in Reaktion auf die wiederkehrenden Cholera- und Tuberkulose-Epidemien und auf die im Zuge der industriellen

Revolution zunehmende Urbanisierung. In der ersten Hälfte des 20. Jahrhunderts wurde sowohl von politischer Seite als auch in Form von Tatsachenberichten auf die schädlichen Folgen der Heimerziehung aufmerksam gemacht, was in den Vereinigten Staaten und in Westeuropa dazu führte, dass man allmählich wieder von dieser Form der Betreuung und Versorgung kleiner Kinder abrückte (Goldfarb 1945; Provence & Lipton 1962). Was den heutigen Stand der Heimerziehung kleiner Kinder angeht, so sind die Fallzahlen in Osteuropa, in Zentral- und Südamerika, in Afrika und im Mittleren Osten am höchsten (St Petersburg-USA Orphanage Research Team 2008). In Europa sind es die einstigen Sowjetrepubliken, in denen die meisten Heimkinder leben; eine Übersicht der Weltgesundheitsorganisation und der EU aus dem Jahr 2002 zeigt aber auch, dass in Andorra, Belgien, Finnland, Malta und Spanien zu diesem Zeitpunkt jeweils mehr als 20 von 10 000 Kindern unter drei Jahren in Heimen lebten (Browne et al. 2006).

Um zu verstehen, weshalb der Heimerziehung eine Rolle in der Ätiologie des undifferenzierten Sozialverhaltens zukommen könnte, müssen wir uns mit den Kennzeichen dieser Form der Betreuung, verglichen mit der Betreuung und Versorgung in der Familie, befassen.

Die Betreuung im Heim ist durch ein ungünstiges Verhältnis der Zahl der Fürsorgepersonen zur Zahl der zu betreuenden Kinder gekennzeichnet. Die Betreuung und Versorgung der Kinder orientiert sich an den Bedürfnissen des Systems, der erwachsenen Fürsorgepersonen oder der Gruppe, aber kaum jemals an den individuellen Bedürfnissen eines Kindes. Heimkinder können eine von ihnen bevorzugte Fürsorgeperson nur während der Arbeitszeit dieser Person überhaupt erreichen. Als Belegschaftsmitglieder werden die Fürsorgepersonen für die instrumentelle Betreuung, die sie leisten, und für ihre Effizienz bewertet und belohnt, nicht aber für die Qualität der Beziehungen, die sie aufbauen. Und schließlich trifft eine Fürsorgetätigkeit als Beruf auf weniger soziale Unterstützung oder Belohnung als die entsprechende Tätigkeit in der Familie (Dozier et al. 2012).

Zusammengenommen legen diese Kennzeichen es nahe, dass mit der institutionellen Betreuung ein Umfeld geschaffen wird, in dem das Fehlen gewisser notwendiger »Zutaten«, also von etwaigen auf das einzelne Kind zugeschnittenen wechselseitigen und erfreulichen Interaktionen, sich als genauso gewichtig erweisen kann wie das Risiko widriger oder traumatischer innerfamiliärer Erfahrungen, wie es vor Aufnahme des Kindes in das Heim bestand. Diese widrigen Erfahrungen sind erwiesenermaßen mit einer Reihe krankhafter Begleiterscheinungen verbunden, etwa mit Wachstumsverzögerungen bis zu 1 Standardabweichung bei Kopfumfang, Größe und Gewicht, mit signifikanten kognitiven Verzögerungen, die 20 IQ-Punkte ausmachen können, mit Dysfunktionen der HPA-Achse, mit Psychopathologien, vor allem externalisierenden Störungen, und mit erheblicher sozialer Beeinträchtigung (Nelson et al. 2007a).

Bindungsstörungen erreichen bei Heimkindern ein hohes Niveau. Verglichen mit 74 % der Kinder in einer gemeindebasierten rumänischen Stichprobe zeigten nur 19 % der im Schnitt 22 Monate alten Heimkinder eine sichere Bindung an ihre bevorzugten Fürsorgepersonen (Zeanah et al. 2005). Im Rahmen des Bucharest Early Intervention Project (BEIP) fanden die Forscher weitere Abnormitäten im Bindungsmuster, und nur eine Minderheit der Kinder zeigte bei der »Fremden Situation« deutlich klassifizierbare Verhaltensmuster, während nahezu 10 % überhaupt keine Anzeichen von Bindungsverhalten erkennen ließen (Zeanah et al. 2002). Diese Befunde werfen ein Licht auf den Einfluss, den schädliche Fürsorgeerfahrungen auf die Entstehung von Beziehungen haben. Bindungsstörungen werden im System des DSM von jeher unter der übergreifenden Diagnose der »Reaktiven Bindungsstörung« zusammengefasst (APA).

Enthemmtes Sozialverhalten

Im DSM-5 wie in der zuvor veröffentlichten ICD 10 gilt das enthemmte Sozialverhalten im Verhältnis zu anderen Bindungsproblemen als separate Störung. Bei dieser Störung muss das betreffende Kind mindestens zwei der nachstehend genannten Anzeichen von Enthemmtheit an den Tag legen: mangelnde Zurückhaltung gegenüber Fremden; übermäßig vertrautes Verhalten, das unter Umständen kulturell sanktionierte Grenzen verletzt; mangelnde Rückversicherung bei der Bezugsperson in unvertrauten Umgebungen; Bereitschaft, mit einer fremden Person mitzugehen (APA 2013). Voraussetzung auch dieser Störung sind negative frühe Erfahrungen, also soziale Vernachlässigung, wiederholter Wechsel der Bezugsperson oder die Betreuung in einer Institution bzw. einem anderen atypischen Setting, in dem es an verlässlichen Beziehungen zu Erwachsenen fehlt. Als Ausschlusskriterium nennt das DSM das Williams-Syndrom, bei dem ein ähnliches Muster eines undifferenzierten Verhaltens im Kontext angemessener Versorgung beobachtet wird.

Das Umfeld der Betreuung

Anzeichen undifferenzierten Sozialverhaltens sind im Zusammenhang mit etlichen negativen Settings beschrieben worden. Insbesondere zeigen sich diese Verhaltensmuster bei Heimkindern und einstigen Heimkindern, bei Kindern, die in Pflegefamilien aufgewachsen oder in ein anderes Land adoptiert worden sind, und bei Kindern, die misshandelt wurden oder deren Mütter psychisch schwer gestört sind (Boris et al. 2004; Bruce et al. 2009; Gleason et al. 2011; Lyons-Ruth et al. 2009; Oliveira et al. 2012; Pears et al. 2010; Rutter et al. 2009; Zeanah et al. 2002). Enthemmtes Verhalten von Heimkindern hängt insbesondere mit ungünstigen pränatalen Gegebenheiten zusammen – etwa damit, dass die Mutter krank oder drogenabhängig war oder sich in Fragen der Gesundheit achtlos verhielt –, aber auch damit, dass es im Heim an einer bestimmten bevorzugten Bezugsperson fehlt (Oliveira et al. 2012; Zeanah et al. 2002). Wenn Heimkinder älter als sechs Monate sind, wenn sie aus der Institution herausgenommen werden, so ist dies der beste Prädiktor dafür, dass sie später ihr undifferenziertes Sozialverhalten beibehalten (Rutter et al. 2009). Lyons-Ruth und Kollegen (2009) sprechen von höheren Quoten des undifferenzierten Sozialverhaltens bei Kindern, deren Mütter depressiv sind, unabhängig davon, ob auch eine Misshandlung im Spiel war oder nicht. Sie konnten zeigen, dass eine spezifische Form der atypischen Kommunikation der Mutter mit ihrem 18 Monate alten Kind – die Mutter zeigt sich durch das Kind erschreckt oder bewegt sich von ihm weg – einen erheblichen Teil der Varianz des beobachteten undifferenzierten Verhaltens erklärt. Das ist zugegebenermaßen eine ganze Auswahl von Settings, die an der Entstehung des undifferenzierten Sozialverhaltens kleiner Kinder beteiligt sein können. Bisher ist allerdings nicht ermittelt worden, wo genau die Grenze zur Schädigung verläuft, und wahrscheinlich ist es so wie bei den meisten Risikofaktoren, dass es nämlich die individuellen Merkmale des jeweiligen Kindes sind, die diese Grenze von Fall zu Fall definieren, wie unten gezeigt werden wird.

Bindung und undifferenziertes Verhalten

Auch wenn undifferenziertes Sozialverhalten eindeutig in einem Zusammenhang mit dem jeweiligen Umfeld steht, herrscht in der Literatur keine Einigkeit darüber, ob dieses Verhalten in erster Linie als ein speziell bindungsbezogenes Problem zu verstehen sei (Lyons-Ruth, et al. 2015; Zeanah & Gleason 2015b). Undifferenziertes Verhalten lässt letztlich ein Muster erkennen, das sich eher an Fremde als an Bindungsfiguren richtet (Zeanah & Gleason 2015a). Von jeher wurde ein solches Verhalten als eine Störung der Bindungsbeziehung angesehen und das Defizit in dem Umstand erkannt, dass das Kind die angebliche Bindungsfigur nicht angemessen in Anspruch nahm. Als krasses Beispiel wurden Heimkinder beschrieben, die sich gegen die Trennung von Fremden wehrten und deren Nähe suchten, was vermuten ließ, dass diese Kinder die Fremden als Bindungsfiguren nutzten (Tizard & Rees 1975). Jüngere Studien verweisen allerdings auf ein Potential für sichere Bindungsbeziehungen auch im Kontext eines anhaltenden Musters des undifferenzierten Sozialverhaltens (Chisolm 1998; Gleason et al. 2011; O'Connor et al., 2003).

Unsichere Bindungsbeziehungen sind zwar keine notwendige Vorbedingung für undifferenziertes Verhalten und damit wohl auch nicht das ätiologische Kernproblem, doch sind gewisse Zusammenhänge zwischen der Qualität von Bindungsbeziehungen einerseits und einem undifferenzierten Sozialverhalten andererseits beschrieben worden. So stand z. B. im Rahmen des Bucharest Early Intervention Project (BEIP) die Bindungssicherheit nach der Likert-Skala in einem deutlich umgekehrten Zusammenhang zum Grad des undifferenzierten Sozialverhaltens der 42 Monate alten Kinder. Ein ähnliches Muster wurde von einer ukrainischen Stichprobe berichtet, zu der sowohl Heimkinder als auch Kinder gehörten, die in ihrer Familie lebten (Dobrova-Krol et al. 2010). Von den im BEIP erfassten 42 Monate alten Kindern zeigte etwa ein Drittel derjenigen, die die diagnostischen Kriterien der Disinhibited Social Engagement Disorder (DSED; Bindungsstörung des Kindesalters mit Enthemmung) erfüllten, in der »Fremden Situation« ein organisiertes Muster: 9 % waren sicher gebunden, 18,2 % waren unsicher-vermeidend gebunden, und 4,5 % waren unsicher-ambivalent gebunden. Im Rahmen einer Analyse der Prädiktoren des undifferenzierten Verhaltens von 54 Monate alten Heimkindern war die Intensität der Bindungsdesorganisation (zur Zeit des Untersuchungsbeginns, als die Kinder im Schnitt 22 Monate alt waren) der einzige Faktor, der über den Anteil der Betreuungsqualität und der Dauer des Heimaufenthalts hinaus zum undifferenzierten Verhalten der nunmehr 54 Monate alten Probanden beitrug (Gleason et al. 2014). Zwischen der Einstufung des bei Untersuchungsbeginn bestehenden Bindungsgrades und dem späteren undifferenzierten Verhalten bestand kein Zusammenhang. Das deutet darauf hin, dass entweder eine frühzeitig vorhandene organisierte Bindungsbeziehung einen »Puffer« gegenüber negativen Erfahrungen bildet oder dass sich in der Fähigkeit, organisierte Bindungsbeziehungen zu entwickeln, ein Marker dafür zeigt, dass es später eben nicht zum undifferenzierten Verhalten kommt.

Diese Abgrenzung zwischen Bindungsklassifizierungen und undifferenziertem Verhalten mindert in keiner Weise die Bedeutung der Bindungstheorie für das Verständnis früher Beziehungen oder auch das Potential gelungener Bindungsbeziehungen, ihrerseits als Schutzfaktoren zu dienen. Es spricht vieles dafür, dass die Forschung weitere Beispiele dafür aufzeigen wird, wie Bindungsbeziehungen mit der Entstehung bzw. dem Fortbestehen undifferenzierter Verhaltensweisen zusammenhängen.

Psychosoziale Korrelate des undifferenzierten Sozialverhaltens

Die Forschung ist den Korrelaten eines undifferenzierten Sozialverhaltens nachgegangen, und dies auch, um zu verstehen, welcher Kernprozess die entsprechenden Verhaltensweisen antreiben könnte. Was den Zusammenhang zwischen undifferenziertem Verhalten und externalisierenden Problemen angeht, so fällt das Ergebnis gemischt aus. Zeanah und Kollegen fanden bei institutionell betreuten Kleinkindern keinen derartigen Zusammenhang. Im Rahmen des BEIP setzte sich dieses Muster bis zum Alter von 42 Monaten fort – zu diesem Zeitpunkt wurden unter Heranziehung des Infant Toddler Social Emotional Assessment externalisierende Verhaltensmuster ermittelt (Gleason et al. 2011). In der gleichen Stichprobe von Kindern mit einer Vorgeschichte der institutionellen Betreuung tauchte bei den dann 54 Monate alten Probanden allerdings ein Zusammenhang zwischen zerstörerischem Verhalten, Unaufmerksamkeit und Hyperaktivität auf, ermittelt mit Hilfe des Preschool Age Psychiatric Assessment. Das zeigt deutlich, wie wichtig es ist, die Dinge unter entwicklungspsychologischem Aspekt zu betrachten, um die komplexe Verschränkung von Psychopathologie und früher Deprivation zu begreifen. Der gleiche Zusammenhang ist als noch über die Adoleszenz hinweg bestehend auch für andere Heimkinder beschrieben worden (O'Connor & Rutter 2000; Rutter et al. 2007b).

Etliche Autoren sehen einen möglichen Zusammenhang zwischen undifferenziertem Verhalten und einem Problem mit der Hemmungskontrolle. Im Rahmen des BEIP ergab sich nach dem Bear-Dragon-Verfahren zur Ermittlung der kognitiven Hemmung bei den 42 Monate alten Kindern eine moderate Korrelation zwischen dem Grad des undifferenzierten Verhaltens und der Hemmungskontrolle. In einer weiteren einschlägigen Studie (Bruce et al. 2009) mit nunmehr schulpflichtigen einstigen Heimkindern und Kindern in US-amerikanischen Pflegefamilien, die mit einem zusammengesetzten Punktwert für eine Vielzahl von Aufgaben einschließlich solcher arbeitete, die eine affektive Komponente enthielten, wurde ein robusterer Zusammenhang beschrieben: Hier bewirkte die Hemmungskontrolle den Zusammenhang zwischen der Dauer der institutionellen Betreuung und dem undifferenzierten Sozialverhalten. Auffällig ist der deutliche Zusammenhang zwischen Anzeichen von Hyperaktivität und Impulsivität einerseits und dem undifferenzierten Sozialverhalten der 42 Monate alten Kinder, auch wenn nur wenige Kinder mit hochgradig undifferenziertem Verhalten die Kriterien einer Aufmerksamkeitsdefizit-/Hyperaktivitätsstörung (ADHS) in vollem Umfang erfüllen. Der IQ wurde ermittelt und steht durchweg in keinem Zusammenhang mit undifferenziertem Sozialverhalten, was darauf hinweist, dass dieses Verhalten nicht einfach nur einen mangelnden Sinn für soziale Normen oder für die eigene Sicherheit repräsentiert (Bruce et al. 2009; Chisolm 1998).

Biologische Korrelate des undifferenzierten Sozialverhaltens

Studien haben sich auch mit den biologischen Korrelaten des undifferenzierten Sozialverhaltens befasst. Bei 18 Monate alten Kindern, die aus anderen Ländern entweder aus Heimen oder aus Pflegefamilien in die Vereinigten Staaten adoptiert worden waren, sagte ein atypisches EEG-Muster ein undifferenziertes Sozialverhalten voraus, wie es dann bei den 36 Monate alten Probanden beobachtet wurde (Tarullo et al. 2011). Im Einzelnen waren eine höhere relative Theta-Aktivität und eine geringere absolute Alpha-Aktivität der 18 Monate alten Kinder nach weiteren 18 Monaten mit einem undifferenzierten Sozialverhalten assoziiert. Begleitende undifferenzierte Verhaltensweisen wurden in dieser Studie nicht ermittelt. In einer kleinen Gruppe von gegenwärtig in Heimen betreuten Kindern, die im Schnitt 54 Monate alt sind, zeigten ereignis-korrelierte Potentiale, dass Kinder mit einem undifferenzierten Sozialverhalten sich in ihrer Reaktion auf die Gesichterwahrnehmung, also in der sogenannten N170-Welle, nicht unterschieden (Mesquita et al. 2015). Dieser Befund ist auffällig, denn er legt eine neurale Indifferenz im Zusammenhang mit dem Verhaltensmuster nahe.

Genetische Faktoren wurden ebenfalls untersucht. In einer kleinen Gruppe ukrainischer Heimkinder im Vorschulalter fand sich kein Zusammenhang zwischen dem Serotonin-Transporter-Genotyp und einem undifferenziertem Sozialverhalten (Bakermans-Kranenburg et al. 2012). Andererseits demonstrierten

Drury und Kollegen im Rahmen des BEIP ein Muster der unterschiedlichen Suszeptibilität aufgrund der genetischen Polymorphismen für den Serotonin-Transporter und den BDNF-Rezeptor, die Verhaltensplastizität verleihen sollen. Bei Kindern, die homozygot für beide Polymorphismen waren, zeigte sich das undifferenzierte Verhalten am stärksten in der Gruppe, die für die übliche Betreuung randomisiert war, und am schwächsten in der Gruppe, die für die Pflegebetreuung randomisiert war (Drury et al. 2012). Bei Kindern, die im Hinblick auf die Plastizitäts-Allele heterozygot oder homozygot waren, war der Unterschied im Grad des undifferenzierten Sozialverhaltens unter beiden Formen der Betreuung gering. Es spricht einiges dafür, dass beim undifferenzierten Sozialverhalten genetische Einflüsse im Spiel sind, und zwar auf dem Weg über komplexe Interaktionsmuster unter Genotypen, die Proteine kodieren, im Zusammenhang mit bestimmten neuronalen Netzwerken und variierenden Umwelteinflüssen.

Der Entwicklungsverlauf des undifferenzierten Sozialverhaltens

Zu den auffälligsten Aspekten des undifferenzierten Sozialverhaltens gehört das zeitliche Fortbestehen solcher Verhaltensmuster selbst in sicheren Betreuungs-Settings: Sie lassen sich noch mehr als zehn Jahre nach der Herausnahme der betroffenen Kinder aus ihrer schädlichen Umgebung identifizieren (Rutter et al. 2007b). Im Bucharest Early Intervention Project wurde ein langsamer Rückgang des undifferenzierten Sozialverhaltens derjenigen Kinder beobachtet, die in die Pflegegruppe randomisiert worden waren; dieser Rückgang war aber nur ein gradueller, und nur selten kam das Verhalten wirklich zum Erliegen (Smyke et al. 2012). Wichtig ist in diesem Zusammenhang, dass das Nachlassen des undifferenzierten Sozialverhaltens im Rahmen sowohl des BEIP als auch anderer Untersuchungen in einem Zusammenhang mit der Qualität der Betreuung und Versorgung stand, die das jeweilige Kind nach der Herausnahme aus der Heimbetreuung erfuhr. Zu den Faktoren, die Anteil an der Auflösung des undifferenzierten Verhaltens haben, zählen die Feinfühligkeit und emotionale Erreichbarkeit der Eltern, die frühzeitige Herausnahme aus der institutionellen Betreuung und der Kopfumfang im Alter von sechs Jahren (Garvinn et al. 2012; Gleason et al. 2014; Rutter et al. 2009; Van Den Dries et al. 2012). Die Stabilität der Ehe der Eltern und die psychische Gesundheit der Mutter standen (anders als etwa eine Depression der Mutter) in keinem Zusammenhang mit dem Entwicklungsverlauf des undifferenzierten Sozialverhaltens (Rutter et al. 2009).

Interventionen und klinische Implikationen

Außer dem BEIP gibt es keine weiteren randomisiert-kontrollierten Behandlungsstudien zum Problem des undifferenzierten Sozialverhaltens von Kindern mit einer Vorgeschichte der negativen Versorgung und Betreuung. Als Richtlinie für Kliniker, die mit solchen Kindern arbeiten, können allerdings die Faktoren dienen, die einen Rückgang der Symptome prädizieren. Zunächst einmal ist Komorbidität bei Kindern, die unter chronisch widrigen Umständen leben, eher die Regel denn die Ausnahme (Zeanah et al. 2009; Kočovská et al. 2005). Eine sorgfältige klinische Begutachtung muss die medizinischen, entwicklungspsychologischen, psychiatrischen und beziehungsrelevanten Störungen in den Blick nehmen, die bei Kindern vorliegen können, die eine institutionelle oder in anderer Weise negative Betreuung und Versorgung erfahren. Die therapeutischen Entscheidungen werden sich dann wohl ebenso an den komorbiden Zuständen wie an den undifferenzierten Verhaltensmustern orientieren. Gute Versorgung und Betreuung, in der Regel definiert als feinfühliges, empathisches und konsequentes Tun, ist selbstverständlich ein positiver prognostischer Faktor. Etliche klinische Interventionen zugunsten kleiner Kinder zielen ganz speziell darauf ab, die Fürsorgepersonen in Bezug auf diese Art der Versorgung und Betreuung zu unterstützen. Am besten erforscht sind unter diesen das Attachment Biobehavioral Catch-up (ABC) und die Child Parent Psychotherapy (CPP) (Dozier et al. 2008; Lieberman & Van Horn 2009). Beide gründen in der Bindungstheorie und arbeiten mit der Eltern-Kind-Beziehung, um klinische Störungen beim Kind ins Visier zu nehmen. ABC hat erkennbar zu höheren Graden der Bindungssicherheit und zu einer Normalisierung der Cortisol-Tagesprofile von US-amerikanischen Kindern in Pflegefamilien geführt. CPP bewirkt einen Rückgang der traumabezogenen Symptome und zerstörerischen Verhaltensweisen von Kindern, die häusliche Gewalt erfahren haben, wobei diese Wirkungen noch mindestens sechs Monate nach Ende der Behandlung anhalten. Bemerkenswert ist, dass CPP, das ja kein Modell einer Elterntherapie ist, dennoch einen Einfluss auf Symptome auch der Eltern hat. Positive Ergebnisse hatten auch die Bemühungen, das Verständnis der Mütter für das Erleben und die Perspektive ihrer Kinder zu fördern (Oppenheim et al. 2004). Obwohl nicht in der Bindungstheorie begründet, bewirkt die Parent Child Interaction Therapy, dass Eltern weniger Zwang gegenüber ihren Kindern ausüben und dass das Phänomen der Kindesmisshandlung durch die Eltern in den Vereinigten Staaten zurückgeht (Chaffin et al. 2011). Bei dieser Intervention werden Eltern darin geschult, positiv mit ihrem Kind umzugehen und vor allem sein

Verhalten mit differenzierter Aufmerksamkeit zu verfolgen; zugleich gibt es aber für Eltern und Kind auch eine Extradosis an positiver Verstärkung.

In der allgemeinen Bevölkerung ist undifferenziertes Sozialverhalten erwiesenermaßen selten. Aber natürlich kann es immer sein, dass Kinder unter Deprivation und Vernachlässigung leiden und dieser Umstand nicht gleich entdeckt wird. Wir wissen nicht, wie hoch die Schwelle liegt, oberhalb derer es mit einiger Sicherheit zur Entstehung undifferenzierter Verhaltensweisen kommt; es könnte also auch Kinder geben, die in ihrer frühen Umgebung nicht ganz so schreckliche Erfahrungen machen, dafür aber in anderer Weise anfällig dafür sind, ein undifferenziertes Sozialverhalten zu entwickeln. Aus diesem Grund ist es wichtig, dass wir uns Gedanken darüber machen, wie sich eine feinfühlige frühe Versorgung und Betreuung ganz generell voranbringen lässt. Da alle Kinder sich in den ersten Lebensjahren einer Reihe von Vorsorgeuntersuchungen und Schutzimpfungen unterziehen müssen, kann es sinnvoll sein, über die Entwicklung auch von »Impfungen« nachzudenken, die speziell die feinfühlige Versorgung und Betreuung des einzelnen Kindes fördern. Kurzinterventionen mit dem Ziel, das Wohlbefinden auch der Eltern zu steigern und ein feinfühliges Verständnis für Entwicklungsbedürfnisse zu fördern, könnten das Risiko des Kindes, schlimme Erfahrungen in der Familie zu machen, und damit auch das Risiko indifferenter »Fürsorge« verringern. Darüber hinaus könnten sozialpolitische Maßnahmen zur Unterstützung von Familien, die in Schwierigkeiten sind, das Risiko der Heimunterbringung kleiner Kinder ebenso wie das Risiko ihrer indifferenten innerfamiliären Versorgung und Betreuung verringern. Gegenüber dem hartnäckigen Problem des undifferenzierten Sozialverhaltens müssen wir als Kliniker uns in erster Linie für die Prävention starkmachen.

Anmerkung

1 Es gibt für dieses undifferenzierte, distanzlose Sozialverhalten, das eine Bindungsstörung ist, verschiedene Begriffe, die aber das gleiche Verhalten meinen; je nach Klassifikationssystem, ICD oder DSM, werden die Begriffe »indifferent«, »undifferenziert«, »enthemmt« – und Brisch (2015) nennt diesen Typus auch »promiskuitiv« – verwendet. Die verschiedenen Begriffe beschreiben ein und denselben Typus von Verhalten, nämlich dass sich ein Kind ohne Angst und wahllos an Fremde wendet und mit ihnen vertrauensselig verkehrt, Austausch und Körperkontakt sucht, es verhält sich also pseudo-bindungssicher. Dahinter steht aber eine enorme Angst, es handelt sich bei diesem Verhalten nicht um Distanzlosigkeit, auch wenn es so erscheint, sondern um eine schwere frühe emotionale Störung, einen Typus der Bindungsstörung!

Literatur

Ainsworth, M. D. S. (1969): Object relations, dependency and attachment: A theoretical review of the infant-mother relationship. *Child Development*, 40, S. 969–1025).

American Psychiatric Association [APA] (2000): *Diagnostic and Statistical Manual of Mental Disorders* IV-TR. 4, Aufl. Washington, D.C.: American Psychiatric Association.

American Psychiatric Association [APA] (2013): *Diagnostic and statistical manual of mental disorders*. 5. Aufl. (DSM-5). Washington, DC (APA). Deutsch: Falkai, P. & Wittchen, H.-U. (Hrsg.) (2014). *Diagnostisches und statistisches Manual psychischer Störungen – DSM-5*. Göttingen (Hogrefe).

Bakermans-Kranenburg, M. J., Dobrova-Krol, N. & van IJzendoorn, M. (2012): Impact of institutional care on attachment disorganization and insecurity of Ukrainian preschoolers: Protective effect of the long variant of the serotonin transporter gene (5HTT). *International Journal of Behavioral Development*, 36 (1), S. 11–18.

Bowlby, J. (1975): *Bindung. Eine Analyse der Mutter-Kind-Beziehung*. München (Kindler).

Boris, N. W., Hinshaw-Fuselier, S. S., Smyke, A. T., Scheeringa, M. S., Heller, S. S. & Zeanah, C. H. (2004): Comparing criteria for attachment disorders: Establishing reliability and validity in high-risk samples. *Journal of the American Academy of Child & Adolescent Psychiatry*, 43 (5), S. 568–577.

Brisch, K. H. (2015): *Bindungsstörungen. Von der Bindungstheorie zur Therapie*. 13. Aufl. Stuttgart (Klett-Cotta).

Browne, K., Hamilton-Giachritsis, C., Johnson, R. & Ostergren, M. (2006): Overuse of institutional care for children in Europe. *Child-Care Health and Development*, 32 (4), S. 502.

Bruce, J., Tarullo, A. R. & Gunnar, M.R. (2009): Disinhibited social behavior among internationally adopted children. *Development and Psychopathology*, 21 (1), S. 157–171.

Chaffin, M., Funderburk, B., Bard, D., Valle, L.A. & Gurwitch, R. (2011): A combined motivation and parent-child interaction therapy package reduces child welfare recidivism in a randomized dismantling field trial. *Journal of Consulting & Clinical Psychology*, 79 (1), S. 84–95.

Chisolm, K. A. (1998): Three year follow-up of attachment and indiscriminate friendliness in children adopted from Romanian orphanages. *Child Development*, 69 (4), S. 1092–1096.

Dobrova-Krol, N. A., Bakermans-Kranenburg, M. J., van IJzendoorn, M. H. & Juffer, F. (2010): The importance of quality of care: Effects of perinatal HIV infection and early institutional rearing on preschoolers' attachment and indiscriminate friendliness. *Journal of Child Psychology and Psychiatry*, 51 (12), S. 1368–1376.

Dozier, M., Peloso, E., Lewis, E., Laurenceau, J. P. & Levine, S. (2008): Effects of an attachment-based intervention on the cortisol production of infants and toddlers in foster care. *Development and Psychopathology*, 20 (3), S. 845–859.

Dozier, M., Zeanah, C. H., Wallin, A. R. & Shauffer, C. (2012): Institutional care for young children: Review of literature and policy implications. *Social Issues and Policy Review*, 6 (1), S. 1–25.

Drury, S., Gleason, M. M., Theall, K. P., Smyke, A. T., Nelson, C. A., Fox, N. A. & Zeanah, C. H. (2012): Genetic sensitivity to the caregiving context: The influence of 5httlpr and BDNF val66met on indiscriminate social behavior. *Physiology and Behavior,* 106 (5), S. 728–35.

Garvin, M. C., Tarullo, A. R., Van Ryzin, M. & Gunnar, M. R.(2012): Postadoption parenting and socioemotional development in postinstitutionalized children. *Development and Psychopathology,* 24 (1), S. 35–48.

Gleason, M. M., Fox, N. A., Drury, S. et al. (2011): Validity of evidence-derived criteria for reactive attachment disorder: Indiscriminately social/disinhibited and emotionally withdrawn/inhibited types. *Journal of the American Academy of Child & Adolescent Psychiatry,* 50 (3), S. 216–231.

Gleason, M. M., Fox, N. A., Drury, S. S., Smyke, A. T., Nelson, C. A. & Zeanah, C. H. (2014): Indiscriminate behaviors in previously institutionalized young children. *Pediatrics,* 133 (3), e657–65.

Goldfarb, W. (1945): The effects of psychological deprivation in infancy. *American Journal of Psychiatry,* 102, S. 18–33.

Kočovská, E., Puckering, C., Follan, M. et al.(2012): Neurodevelopmental problems in maltreated children referred with indiscriminate friendliness. *Research in Developmental Disabilities,* 33 (5), S. 1560–1565.

Lieberman, A. F. & Van Horn, P. (2009): Child parent psychotherapy. In: Zeanah, C. H. (Hrsg.): *Handbook of infant mental health.* New York (Guilford Press), S. 239–249.

Lyons-Ruth, K., Bureau, J., Riley, C. & Atlas-Corbett, A. (2009): Socially indiscriminate attachment behavior in the strange situation: Convergent and discriminant validity in relation to caregiving risk, later behavior problems, and attachment insecurity. *Development and Psychopathology,* 21, S. 355–372.

Lyons-Ruth, K., Zeanah, C. H. & Gleason, M. M. (2015): Commentary: Should we move away from an attachment framework for understanding disinhibited social engagement disorder (DSED)? A commentary on Zeanah and Gleason (2015), *Journal of Child Psychology and Psychiatry,* 56 (3), S. 223–227.

Mesquita, A. R., Belsky, J., Crego, A. et al. (2015): Neural correlates of face familiarity in institutionally reared children with distinctive, atypical social behavior. *Child Development,* 86 (4), S. 1262–1271.

Nelson, C. A., Fox, N. A. & Zeanah, C. H. (2014): *Romania's abandoned children.* Cambridge, MA: Harvard University Press.

O'Connor, T. G. & Rutter, M. (2000): Attachment disorder behavior following early severe deprivation: Extension and longitudinal follow-up. *Journal of the American Academy of Child & Adolescent Psychiatry,* 39 (6), S. 703–712.

O'Connor, T. G., Marvin, R. S., Rutter, M., Olrick, J. T., Bretner, P. A. and The English and Romanian Adoptees (ERA) Study Team (2003): Child-parent attachment following early institutional deprivation. *Development and Psychopathology,* 15, S. 19–38.

Oliveira, P.S., Soares, I., Martins, C. et al. (2012): Indiscriminate behavior observed in the strange situation among institutionalized toddlers: Relations to caregiver report and to early family risk. *Infant Mental Health Journal,* 33 (2), S. 187–196.

Oppenheim, D., Goldsmith, D. & Koren-Karie, N. (2004): Maternal insightfulness and preschoolers' emotion and behavior problems: Reciprocal influences in a therapeutic preschool program. *Infant Mental Health Journal,* 25 (4), S. 352–367.

Pears, K.C., Bruce, J., Fisher, P.A. & Kim, H.K. (2010): Indiscriminate friendliness in maltreated foster children. *Child Maltreatment,* 15 (1), S. 64–75.

Provence, S. & Lipton, R.C. (1962): *Infants in institutions.* New York: International Publisher Press.

Rutter, M., Beckett, C., Castle, J., Colvert, E., Kreppner, J., Mehta, M. et al. (2007a): Effects of profound early institutional deprivation: An overview of findings from a UK longitudinal study of Romanian adoptees. *European Journal of Developmental Psychology,* 4 (3), S. 332–350.

Rutter, M., Colvert, E., Kreppner, J. et al. (2007b): Early adolescent outcomes for institutionally-deprived and non-deprived adoptees. I: Disinhibited attachment. *Journal of Child Psychology and Psychiatry,* 48 (1), S. 17–30.

Rutter, M., Kreppner, J. & Sonuga-Barke, E. (2009): Emanuel Miller Lecture: Attachment insecurity, disinhibited attachment, and attachment disorders: where do research findings leave the concepts? *Journal of Child Psychology and Psychiatry,* 50 (5), S. 529–543.

St Petersburg – USA Orphanage Research Team (2008): The effects of early social-emotional and relationship experience on the development of young orphanage children. *Monographs of the Society for Research in Child Development,* 73(3), S. vii–viii, 1–262, 294–5.

Smyke, A.T., Zeanah, C.H., Gleason, M.M., Drury, S.S, Fox, N.A, Nelson, C.A. & Guthrie, D. (2012): A randomized controlled trial comparing foster care and institutional care for children with signs of reactive attachment disorder. *American Journal of Psychiatry,* 5 (169), S. 508–514.

Spitz, R. (1945): Hospitalism: An inquiry into the genesis of psychiatric conditions in early childhood. *Psychoanalytic Study of the Child,* 1, S. 53–74.

Tarullo, A.R., Garvin, M.C. & Gunnar, M.R. (2011): Atypical EEG power correlates with indiscriminately friendly behavior in internationally adopted children. *Developmental Psychology,* 47 (2), S. 417–431.

Tizard, B. & Rees, J. (1975): The effect of early institutional rearing on the behavior problems and affectional relationships of four-year-old children. *Journal of Child Psychology and Psychiatry,* 27, S. 61–73.

Van Den Dries, L., Juffer, F., van IJzendoorn, M.H., Bakermans-Kranenburg, M.J. & Alink, L.R.A. (2012): Infants' responsiveness, attachment, and indiscriminate friendliness after international adoption from institutions or foster care in China: Application of Emotional Availability Scales to adoptive families. *Development and Psychopathology,* 24 (1), S. 49–64.

WHO (2013): *The IDC-10 classification of mental and behavioral disorders: Clinical descriptions and diagnostic guidelines.* 10. Aufl., Genf (World Health Organization). Deutsch: Dilling, H., Mombour, W. & Schmidt, M.H. (Hrsg.) (2013): *Internationale Klassifikation psychischer Störungen:* ICD-*10. Kapitel V (F) Klinisch-diagnostische Leitlinien.* Bern (Huber).

Zeanah, C.H. & Gleason, M.M. (2015a): Annual research review: Attachment disorders in early childhood – clinical presentation, causes, correlates, and treatment. *Journal of Child Psychology and Psychiatry,* 56 (3), S. 207–222.

Zeanah, C.H. & Gleason, M.M. (2015b): Response: Should we move away from an attachment framework for understanding disinhibited social engagement disorder (DSED)? A commentary on Zeanah and Gleason. *Journal of Child Psychology and Psychiatry,* 56 (3), S. 223–227.

Zeanah, C. H., Smyke, A. T. & Dumitrescu, A. (2002): Attachment disturbances in young children. II: Indiscriminate behavior and institutional care. *Journal of the American Academy of Child & Adolescent Psychiatry,* 41 (8), S. 983–9.
Zeanah, C. H., Smyke, A. T., Koga, S. F. & Carlson, E. (2005): Attachment in institutionalized and community children in Romania. *Child Development,* 76 (5), S. 1015–1028.
Zeanah, C., Egger, H., Smyke, A. T., Nelson, C. A., Fox, N. A., Marshall, P. J. & Guthrie, D. (2009): Institutional rearing and psychiatric disorders in Romanian preschool children. *American Journal of Psychiatry,* 166 (7), S. 777–785.

SILKE BIRGITTA GAHLEITNER, KATHARINA GERLICH,
HEIDEMARIE HINTERWALLNER UND HERMANN RADLER

Kein Täter werden?

Bindungs- und traumasensible Wege aus der Gewaltbereitschaft in der Kinder- und Jugendhilfe

Einleitung

Nach Fröhlich-Gildhoff & Röser (2012) lassen sich konstant hohe Zahlen von gewalttätigen Kindern und Jugendlichen in allen europäischen Ländern feststellen (vgl. auch OECD 2009). Im Kontrast dazu sind jedoch nur begrenzt erfolgreiche Handlungsstrategien in der professionellen Arbeit mit diesen Kindern und Jugendlichen zu verzeichnen. Bei stationär untergebrachten Kindern und Jugendlichen kommt es für Mitarbeiterinnen und Mitarbeiter vor Ort nicht selten zu einem hohen Belastungserleben im Arbeitsalltag. Die meisten der gewaltbereiten Kinder und Jugendlichen haben in ihrer Kindheit selbst problematische Erfahrungen und Gewalterlebnisse durchlitten. In den stationären Einrichtungen weisen bis zu 80% der Kinder und Jugendlichen traumatische Belastungen auf, ca. zwei Drittel sogar mehrfach (Schmid 2007). Die betroffenen Kinder und Jugendlichen entfalten ein buntes und vielfältiges Symptomspektrum, insbesondere im Bereich dissozialer Störungsbilder (Schmid 2010; Schmid et al. 2010).

Die Erschütterung über solche und ähnliche schwerwiegenden Auswirkungen früher Traumata auf Kinder und Jugendliche führt nicht selten zu einer Zentrierung auf die Schäden und Verletzungen der Betroffenen. Diese pathogenetische Sichtweise erschwert es jedoch, Bewältigungsstrategien aufzufinden, die eine positive Verarbeitung unterstützen. Dabei gerät zudem häufig aus dem Fokus, dass betroffene Kinder und Jugendliche mit den Erfahrungen weiter ihr Leben bestreiten müssen und dies vielen unter großen Anstrengungen auch gelingt. Auch Kindern und Jugendlichen, die Gewalt erfahren haben und inzwischen bereits wieder ausüben, kann durchaus die Chance eröffnet werden, aus dem

Teufelskreis auszusteigen. Dazu benötigt es jedoch eine angemessene Unterstützung in den betreuenden Einrichtungen.

Eine europäisch angelegte Daphne-Studie der Therapeutischen Gemeinschaften Wien[1] in Zusammenarbeit mit einer Forschungsabteilung der Donau-Universität Krems hat sich dieser Thematik zugewendet. Das Daphne-Programm ist ein Teil des europäischen Programms »Fundamental Rights and Justice« und leistet einen Beitrag zum Schutz von Kindern, jungen Menschen und Frauen vor Gewalt, vor Gesundheitsgefährdungen und sozialer Ausgrenzung. Das vorliegende Projekt fand – entlang der EU-Förderungslinie – in Zusammenarbeit mit einer Reihe weiterer stationärer Einrichtungen aus Spanien und Bulgarien statt. Fokussiert wird im Folgenden jedoch der deutschsprachige Teil der Studie. Als Fokus der Untersuchung wurden Kinder und Jugendliche befragt, wie Einrichtungen gestaltet sein müssen und was Fachkräfte anbieten können, um sie auf ihrem Weg aus der Gewalt zu unterstützen. Die daraus erarbeiteten Ergebnisse und einige Schlussfolgerungen daraus werden im folgenden Artikel zur Diskussion gestellt.

Aus der Gewalt in die Gewalt? – Ein Daphne-Forschungsprojekt

Das Forschungsprojekt[2] konzentrierte sich in der Zielsetzung auf jene Gruppe Jugendlicher, die wiederholt aggressives, impulsives und destruktives Verhalten gezeigt hatten, häufig zugleich selbst Gewalt erlebt hatten und aufgrund dessen oder wegen weiterer Verhaltensauffälligkeiten und Multiproblemlagen im Jugendwohlfahrtssystem in stationären Einrichtungen untergebracht waren (vgl. hier und im Folgenden Gahleitner et al. 2014). In der Durchführung des Projekts wurden insbesondere die Adressatinnen und Adressaten selbst, d.h. die betroffenen Jugendlichen, deren Eltern und die Mitarbeiterinnen und Mitarbeiter der Einrichtungen, in den Fokus der Betrachtung gestellt, da immer wieder deutlich wird, wie wenige wissenschaftlich gesicherte Erkenntnisse in diesem spezifischen Versorgungssegment und aus dieser Perspektive vorliegen (vgl. u.a. Baur et al. 1998; Macsenaere & Herrmann 2004; Schmidt et al. 2002).

Entlang den Fragestellungen, wie Jugendliche, deren Eltern und Betreuerinnen bzw. Betreuer die Erfahrungen der Jugendlichen mit der Gewalt in ihrer Lebenswelt einschätzen und inwiefern sie durch die stationären Kinder- und Jugendhilfemaßnahmen Unterstützung erhalten, wählte das Projekt ein komplexes Interviewdesign. 12 Mädchen und Jungen im Alter von 14 bis 18 Jahren wurden interviewt. Zusätzlich dazu wurden Entscheidungsträger bzw. Leitungskräfte von Einrichtungen und Eltern (4 weitere Interviews und Gruppendiskussionen) befragt. Mithilfe halboffener problemzentrierter Interviews (Witzel 1982, 2000) wurde versucht, einen Zugang zur Lebensrealität der Befragten zu schaffen. Zur Auswertung der Interviews mit den Jugendlichen wurde eine qualitative Inhaltsanalyse nach Mayring (2000, 2002; Mayring & Gahleitner 2010) angewendet (vgl. ausführlich zum methodischen Vorgehen den Abschlussbericht des Projekts: Radler et al. 2014).

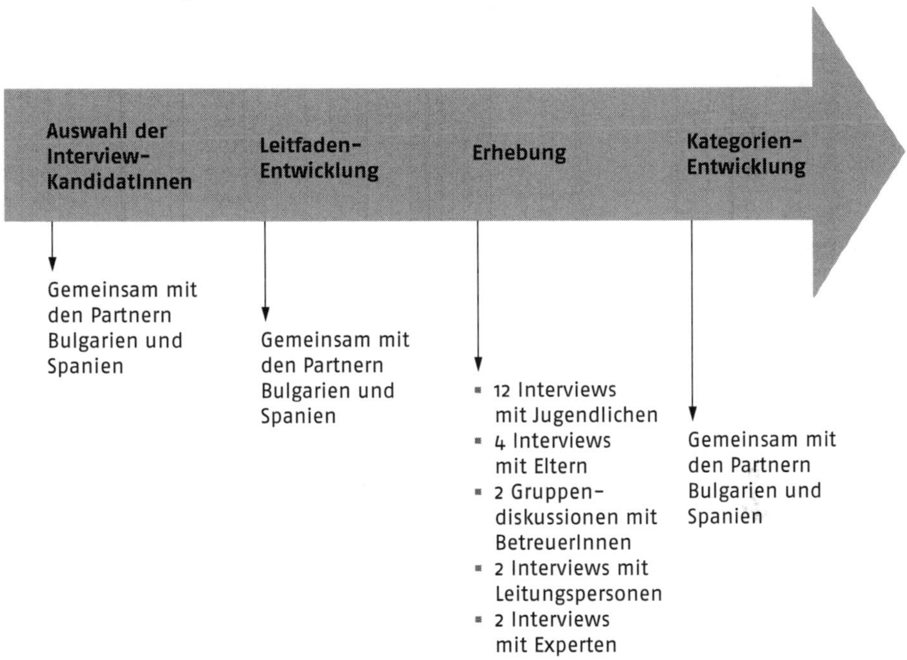

Abb. 1 Forschungsdesign

Wege in die Gewalt

Betrachtet man die Ergebnisse, zeigen die Wege der Jugendlichen in die Gewalt – übereinstimmend mit vorherigen Forschungsergebnissen (vgl. ähnliche Ergebnisse im Projekt Fröhlich-Gildhoff & Röser 2012) – überwiegend zerstörte oder fragmentierte familiäre Strukturen in ihren Biografien auf. Verschiedenste Gewaltformen erweisen sich bereits in der Kindheit als »normaler« Bestandteil des familiären Alltags. Die Kindheit bzw. das Jugendalter ist nach den Aussagen der Jugendlichen von zahlreichen Konflikten geprägt: Trennungsprozesse, Wechsel von Partnerin bzw. Partner bei den Eltern, Todesfälle oder Streitigkeiten der Eltern, psychische Krankheiten oder Suchtphänomene sowie Kommunikationsschwierigkeiten und Beziehungsbrüche sind an der Tagesordnung. So erzählt z. B. Franz,[3] stellvertretend für eine Reihe anderer Jugendlicher: »Meine Schwester z. B. hab ich nicht gekannt. Die hat mich dann im Netz angeschrieben, und sie hat gesagt: ›Kennst du die Mutter?‹ Und das ist meine gleiche Mutter, wir haben die gleiche Mutter, und deswegen sind wir auch Schwestern, also Halbgeschwister.«

Vor dem Hintergrund solcher zerstörten familiären Strukturen bedarf es dann lediglich eines Auslösers, um einen langfristigen destruktiven Verlauf anzustoßen. Alexander beschreibt anschaulich: »Von da an dann hat man mich immer genervt, gehänselt und sonstige Sachen. Ich hab mir das meiste gefallen lassen, aber irgendwann kommt, läuft das Fass über.« Gerlinde erläutert: »Ich wollte das nicht weiter ins Thema bringen, hab dann immer mich zurückgezogen, und dann war ich aber so ein total aggressives Kind, ich hab immer – ich bin halt so, ich schlucke alles, was ich sehe, ich schluck, schluck, und dann explodier ich.« Neben dieser Ventilfunktion wird die Gewalt in der Folge jedoch mehr und mehr zu einem Durchsetzungsinstrument für eigene Wünsche, wie Bewohner Franz anschaulich beschreibt: »Dann hab ich wirklich meine Kraft dann auslösen [können], also meine Aggression, die ich gehabt hab, also das war endlich ein gutes Gefühl, weil ich einfach schon ziemlich voll geladen war für das, was [ich] dann eigentlich nicht machen sollte … Ja, und das erste Gefühl, dass ich dann ausgezuckt bin, und dann bin ich halt immer öfters ausgezuckt, weil – weiß ich nicht, weil's Strafen gegeben hat, und die haben mich einfach gestört, und dann hab ich einfach nichts sagen können, was das Problem ist, sondern das hab ich dann mit Gewalt gezeigt, was ich nicht möchte.«

Bei fast allen Jugendlichen steht eine Reihe traumatisierender und erniedrigender Erfahrungen im Hintergrund der Gewalthandlungen. Die Bewohnerin Gerlinde z. B. erkennt für sich den Zusammenhang mit ihren früheren Erfahrungen: »Wegen meiner Vergangenheit oder so, dann mag ich das nicht, weil ich wurde damals in der Volksschule nur gemobbt. Und irgendwann hat's mir halt gereicht, weil vier Jahre gemobbt werden und dann noch zusätzlich will ich das nicht mehr, dass ich noch einmal gemobbt werde, dann hab ich's halt umgedreht, dann bin ich halt das Arschloch. 'tschuldigung, aber …« Das daraus resultierende auffällige Verhalten in der Schule und in anderen Institutionen wird von der Jugendhilfe zu spät erkannt und eskaliert bei den meisten Jugendlichen in sog. »Jump-Stay-Karrieren«, einem rapiden Wechsel und Aufenthalt der Jugendlichen in unterschiedlichen Einrichtungen und sich stets verändernden Kontexten.

Der Bewohner Franz z.B. bringt dieses Phänomen mit wenigen Sätzen prägnant auf den Punkt: »Zuerst bei meiner Mutter, dann bei meinem Vater gewechselt, dann in die XY [Name der Psychiatrie] eineinhalb Jahre, dann bin ich in die XY [Name der TG1] gekommen, dann in die XY [Name der TG2], also bevor ich nach XY [Ort der TG2] und XY [Ort der TG1] komm, also noch einen Sprung, also von XY [Ort der TG1] bin ich dann in eine andere WG kurz gekommen, ganz kurz für ein, zwei Tage, glaub ich, dann bin ich in XY [Name der Psychiatrie] gekommen, und dann bin ich in XY [Ort der TG2] gekommen. Und jetzt bin ich dann in XY [Ort der TG2], und jetzt komm ich ins Betreute Wohnen, also so die Wechsel.« Die Jugendlichen erleben diese Brüche und Wechsel als fremdbestimmt. Darauf reagieren sie mit Versuchen, die Selbstbestimmung zurückzugewinnen – und wenn sie dabei auf der Straße leben müssen.

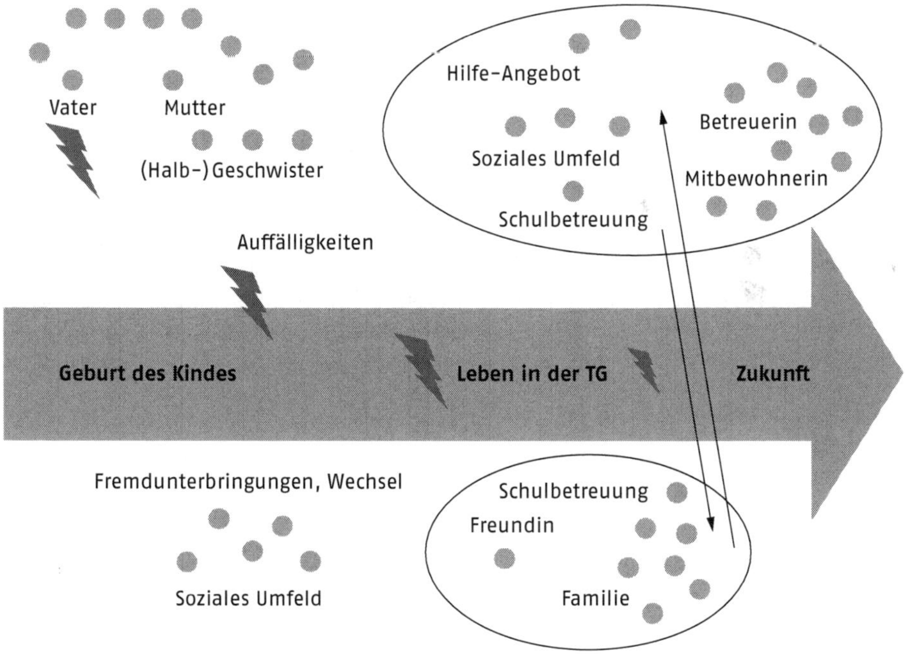

Abb. 2 Biografien der Jugendlichen

Wege aus der Gewalt

Wie aber gelingt es den Jugendlichen, Wege aus den Gewaltverhältnissen zu finden, den erlittenen und den selbst ausgeübten? Die Antworten dazu sind sehr klar und eindeutig: Erst wenn es einer Einrichtung gelingt, Rahmenbedingungen und Strukturen sinnvoll in einem gemeinsamen Dialog und unter Einsatz gelingender Hilfebeziehungen partizipativ für die Jugendlichen zugänglich zu machen, können sie als wirksame Hilfestellung erlebt werden. Befragt, woran sie denn erkannt hätten, dass sie in der jetzigen Einrichtung landen konnten, kommen die Jugendlichen insbesondere auf die Beziehungsarbeit der Einrichtung zu sprechen. In der eigenen Not in einer »Vertrauensbeziehung wirklich verstanden zu werden« nimmt laut den befragten Jugendlichen die tragende Rolle positiv erlebter Wirkung ein. Alexander[4] kann das ständige Abwägen der Jugendlichen, sich einer Einzelperson in einer Einzelbeziehung anzuvertrauen oder sich dagegen zu entscheiden, gut veranschaulichen: »Ich vertraue ihr, ich vertraue auch der XY [Name einer Betreuerin], aber der XY [Name einer anderen Betreuerin] vertraue ich auch, aber normalerweise selten, dass ich wem viel Geheimnisse anvertraue.«

Die professionelle Beziehung ist für die Jugendlichen also eine hoch brisante und zunächst skeptisch beäugte Angelegenheit. Sie gelingt nur, wenn die Betreuerinnen und Betreuer hinter gewalttätigem Verhalten auch andere Signale wahrnehmen können – z. B. Bedürftigkeit –, so eine Betreuerin: »Viele Kinder suchen nach Aufmerksamkeit … Oder vielleicht brauchen sie auch, zu hören, dass sie gut sind, dass sie es wert sind. Weil, das haben sie anscheinend nicht so oft gehört gehabt in ihrem Leben. Aufmerksamkeit, Körperkontakt.« Viele Jugendliche drücken ihre Bedürfnisse zunächst mit widersprüchlichen Handlungen aus – einerseits in Form von Gewaltakten, andererseits, indem sie körperliche Nähe suchen: »Er hat herumgetobt … Und irgendwann einmal kommt er dann schon mit dem Körper nahe … Er kann es, er schafft es nicht, zu sagen: ›Du, ich brauch eine Umarmung. Komm her, ich will dich umarmen‹.« Eine Betreuerin stellt fest: »Die Auslöser sind eigentlich immer ähnlich. Es ist: Man fühlt sich ungerecht behandelt oder verunsichert oder einfach seine Grenzen nicht wahrgenommen, und ja, daraus entstehen dann individuell die unterschiedlichsten Reaktionen eben in Richtung Verteidigung.«

Zunächst, so die Ergebnisse der Studie, scheint es also für die Beendigung der selbst ausgeübten Gewalt wichtig zu sein, eine tragfähige »schützende Inselerfahrung« in einer fachlich informierten Umgebung zu machen (Gahleitner 2005, 2011). Der Betreuer bzw. die Betreuerin »muss dafür als eine verlässliche sichere

Basis fungieren, von welcher aus der Klient seine Probleme mit emotionaler Sicherheit bearbeiten kann« (Brisch 2011, S. 30). Franz beschreibt das anschaulich: »Und jetzt bin [ich] dann eigentlich äh besser geworden, also ... fünf bis sechs Jahre habe ich dann durchgehalten, dass ich dann in der WG bleibe und dass ich nicht rausgeschmissen wurde halt nach einem Zeitpunkt, also auch schlimmen Zeiten. Und da wäre ich fast rausgeschmissen worden, aber doch, sie haben mich behalten, weil sonst hätt ich's vielleicht gar nicht geschafft.« Bei ihren Versuchen, die aggressiven Durchbrüche zu verhindern und unter den alten Gewalterfahrungen nicht »auszurasten«, entsteht immenser Druck. So berichtet Hanna: »Da kriege ich so einen Druck innen, und dann merk ich, dass ich dann auszucke. Und jedes Mal, wenn ich das spüre, dann geh ich ... geh spazieren, ja, und so was halt. Und dann geht's wieder.«

Eine zentrale Rolle für diesen sicheren Ort spielt die Betreuungsqualität des gesamten Einrichtungsnetzwerks und der Vernetzung darüber hinaus. Benedikt erkennt für sich die Bedeutung dieser Qualität: »Also, früher war das eher, dass ich ausgezuckt bin, also da war's dann ärger als wie jetzt.« Zentral ist dabei jedoch, so eine Betreuerin, dass es »ganz individuell [ist] bei jedem Einzelnen, was er braucht und wie wir zu reagieren haben«. In diesem miteinander im Betreuungsnetzwerk abgestimmten Kontext kann dann auch die begleitende Therapie ihre volle Wirkung entfalten. Gerlinde resümiert: »Ich gehe jetzt in Therapie ... jede Woche einmal, und ich find es auch generell, wenn man mit so mit jemandem redet, dann lernt man auch zu reden. Weil, früher hab ich es nur in mich hineingefressen, und ich wollte nie reden.«

Schlussfolgerungen

Die – hier nur kurz angerissenen – Ergebnisse der referierten Studie lassen sich gut mit maßgeblichen Studien der in den letzten Jahren stetig wachsenden Jugendhilfeforschung (vgl. Überblick bei Macsenaere 2013) in Beziehung setzen. Jugendhilfe wirkt demnach: Über 70% der Hilfen sind nach mehrfach replizierten Ergebnissen erfolgreich und wirken positiv auf Verhaltensauffälligkeiten, Kompetenzen und das soziale Umfeld der Kinder und Jugendlichen (vgl. für den stationären Bereich z.B. die JULE-Studie: Baur et al. 1998; Thiersch 1998; vgl. mit Bezug zum Anteil traumatisierter Kinder Schmid 2007). Neben den Hinweisen auf die Dauer der Hilfeleistung – erst Hilfen ab einem Jahr und mehr wirken in einem größeren Ausmaß – und auf die negative Bedeutung von Abbrüchen (Hamberger 1998;

Kühn 1998; Macsenaere & Herrmann 2004) rückt immer mehr die Beziehungs- und Partizipationskomponente, also das konkrete Alltags- und Betreuungsgeschehen, in den Vordergrund des Wirkungsspektrums (vgl. ausführlich Arbeitskreis der Therapeutischen Jugendwohngruppen Berlin 2009).

Betrachtet man das vorliegende Forschungsprojekt abschließend, so lassen sich die Ergebnisse passfähig in den vorhandenen theoretischen Rahmen bewährter Konzepte und Wissensbestände der Traumapädagogik einordnen (vgl. ausführlicher Gahleitner et al. 2014). In den letzten Jahren haben sich unter diesem Stichwort psychosozial ausgerichtete Konzepte für betreuende Arbeitsbereiche der Kinder- und Jugendhilfe ausdifferenziert. Die Konzepte sind nicht aus dem Nichts entstanden. Als Vorläufer und Teilkonzepte dieser neuen Fachrichtung nennt die Pionierin Wilma Weiß (2003, 2011a) die psychoanalytische Pädagogik (vgl. Übersicht bei Dörr 2010), die traumazentrierte Pädagogik (Uttendörfer 2008), die Pädagogik des Sicheren Ortes (Kühn 2006), das Konzept der Selbstbemächtigung (Weiß 2011b), die traumapädagogische Gruppenarbeit (Bausum 2013), die (Selbst-) Fürsorge für Pädagoginnen und Pädagogen als institutioneller Auftrag (Lang 2011) und das Konzept des Therapeutischen Milieus (vgl. aktuelle Übersicht bei Gahleitner 2011, 2012, 2016).

Traumapädagogische Konzepte richten sich an Fachkräfte stationärer Einrichtungen, um durch spezifische Fort- und Weiterbildungen einerseits und die Schaffung tragfähiger Strukturen in den Institutionen andererseits diesen anspruchsvollen Arbeitsbereich qualitativ hochwertig auszustatten. Aus dem professionellen Vorgehen der Betreuerinnen und Betreuer entsteht für die Jugendlichen die Chance, an diesem neuen Ort die vorherigen Odysseen der Abbrüche durch die verschiedenen Institutionen zu beenden und ein schützendes pädagogisch-therapeutisches Milieu (Gahleitner 2016) für die Adoleszenzphase zu finden, in dem versucht wird, das gewalttätige Handeln dialogisch vor dem jeweiligen biografischen Hintergrund zu verstehen. Der Ansatz der Traumapädagogik geht entlang diesen Überlegungen davon aus, dass gewaltbereite Jugendliche nicht aufgrund von Erziehungsfehlern oder charakterlichen Defiziten handeln, sondern der Übergriff ein Produkt des erlebten traumatischen Geschehens ist und somit vor diesem Hintergrund verstanden und behandelt werden muss (Gahleitner 2011; Bausum et al. 2013; Weiß 2003, 2011a).

Diese Überlegungen werden von den betroffenen Jugendlichen in den Interviews immer wieder, an zahlreichen Beispielen beschrieben, in den Vordergrund ihres Erlebens gerückt. Als zentrales Qualitätsmerkmal der betreuenden Einrichtung benennen die Jugendlichen ein eng geknüpftes Netz aus Bindungsbezügen,

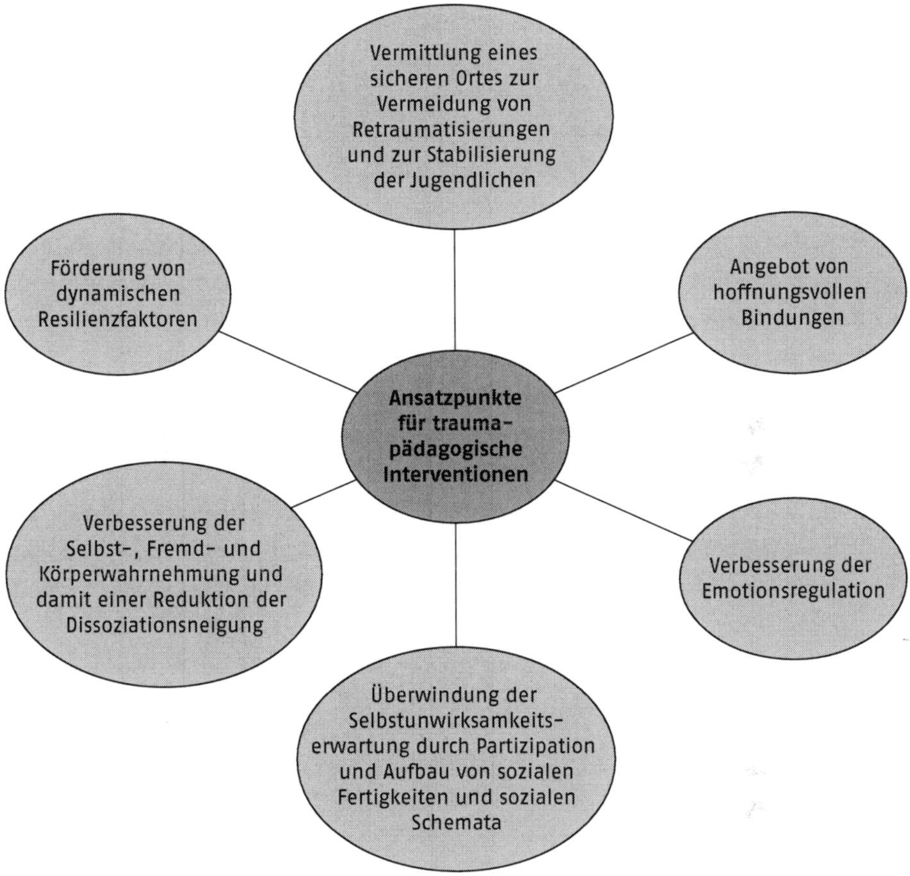

Abb. 3 Ansatzpunkte für traumapädagogische Interventionen (in Anlehnung an Schmid 2010, S. 47)

das durch einen angemessenen Sozialisationsrahmen und fundiertes Fachwissen über Trauma hindurch gewebt wird – im Sinne emotional wie kognitiv korrektiver Netzwerkerfahrungen. Interessant daran ist, dass nach Aussage der interviewten jungen Erwachsenen der Schwerpunkt der »Wirkung« eindeutig auf diesem vernetzten Alltags- und Betreuungsgeschehen liegt (vgl. dazu auch Schulze 2011). Dazu braucht es jedoch auch auf der Strukturebene »übergreifende (…) Regelungen für die Arbeit mit auffälligen Kindern, Jugendlichen und deren Familien (…), es müssen hierfür ausreichende Rahmenbedingungen hergestellt werden, die die Kontinuität und Verlässlichkeit sichern, und der Aspekt der ›Passung‹ zwischen Jugendlichen und professioneller Bezugsperson muss schon bei der Hilfeplanung explizit berücksichtigt werden« (Fröhlich-Gildhoff & Röser 2012, S. 29 f.).

Traumapädagogische Konzepte fokussieren daher neben dem verstehensorientierten Ansatz nicht nur die Beziehungskomponente, sondern auch die netzwerkorientierte Arbeit mit Eltern und Bezugspersonen der Jugendlichen sowie den umgebenden Hilfestrukturen (vgl. Kühn 2011; Lang 2011). Hier sei uns der Hinweis erlaubt, dass die mit der Basisarbeit befassten Berufsgruppen, die die Hauptlast dieses Geschehens tragen, die immer noch am schlechtesten bezahlten Fachkräfte in der Jugendhilfe darstellen. Qualifizierte Arbeit in stationären Einrichtungen der Jugendhilfe erfordert demgegenüber eine anspruchsvolle Kombination aus verschiedensten Anforderungen: verstehende Grundhaltung, Bindungs- und Beziehungsarbeit, Fachwissen zur vorherrschenden Problematik, Strukturgebung und Flexibilität, Teamgeist, Vernetzungskompetenz, Selbstreflexion und Psychohygiene. Indem Traumapädagogik und psychosoziale Traumaarbeit auf diese Weise – vor einem breiten Wissenshintergrund zu traumatischen Reaktionen und Folgeerscheinungen – immer wieder eine akzeptierende, verstehende Grundhaltung anbieten und Achtsamkeit vor Überflutung bei übungs- und konfliktzentrierten Interventionen walten lassen, kann alltagsnah ein Mehr an Handlungskompetenz, Selbstkontrolle und Selbstwirksamkeit für die Kinder und Jugendlichen erreicht und in einem »gemeinsam gestalteten Raum des Zwischenmenschlichen« (Kühn 2009, S. 135) erfahren werden.

Anmerkungen

1 Die Therapeutischen Gemeinschaften (TG) sind ein gemeinnütziger Verein, dessen Aufgabenbereich die individuelle, beziehungsabbruchsfreie und kontinuierliche Erziehung von Kindern und Jugendlichen in familienähnlichen Strukturen umfasst. Zielsetzung der TGs ist, mit den Kindern und Jugendlichen zusammen die Grundlage für eine selbständige Lebensführung zu legen. Die Konzeption und Zusammenarbeit der beteiligten Einrichtungen ähnelt der Arbeit beim TWG-Verbund in Berlin (vgl. dazu u. a. Arbeitskreis der Therapeutischen Jugendwohngruppen Berlin 2009).

2 Das vorliegende Projekt wurde von den Therapeutischen Gemeinschaften (TG) initiiert und in Zusammenarbeit mit dem Zentrum für Psychotherapie und psychosoziale Interventionen des Departments für Psychotherapie und biopsychosoziale Gesundheit an der Donau-Universität Krems durchgeführt (vgl. u. a. Radler et al. 2014). Alle nachfolgend erwähnten Originalzitate ehemaliger Bewohnerinnen und Bewohner sowie Betreuerinnen und Betreuer stammen aus dieser Untersuchung. Der Artikel greift zudem auf eine vorangegangene ausführlichere Publikation zu dieser Thematik zurück (Gahleitner et al. 2014).

3 Name anonymisiert.

4 Name anonymisiert.

Literatur

Arbeitskreis der Therapeutischen Jugendwohngruppen Berlin (Hrsg.) (2009): *Abschlussbericht der Katamnesestudie therapeutischer Wohngruppen in Berlin.* KATA-TWG. Berlin (Verlag allgemeine jugendberatung). http://www.forschung-stationaere-jugendhilfe.de/downloads/kata-twg_bericht.pdf (Zugriff: 6.5.2016).

Baur, D., Finkel, M., Hamberger, M. & Kühn, A. D. (1998): *Leistungen und Grenzen von Heimerziehung. Ergebnisse einer Evaluationsstudie stationärer und teilstationärer Erziehungshilfen.* (Schriftenreihe des Bundesministeriums für Familie, Senioren, Frauen und Jugend, Bd. 170) Stuttgart (Kohlhammer).

Bausum, J. (2013): Über die Bedeutung von Gruppe in der traumapädagogischen Arbeit in der stationären Jugendhilfe. In: B. Lang, C. Schirmer, T. Lang, I. Andreae de Hair, T. Wahle, J. Bausum, W. Weiß & M. Schmid (Hrsg.): *Traumapädagogische Standards in der stationären Kinder- und Jugendhilfe: Eine Praxis- und Orientierungshife der BAG Traumapädagogik.* Weinheim (Beltz Juventa), S. 175–186.

Bausum, J., Besser, L., Kühn, M. & Weiß, W. (Hrsg.) (2013): *Traumapädagogik. Grundlagen, Arbeitsfelder und Methoden für die pädagogische Praxis.* 3., durchges. Aufl. Weinheim (Beltz Juventa).

Brisch, K. H. (2011): Die Bedeutung von Bindung in der Sozialen Arbeit. In: V. Begemann & S. Rietmann (Hrsg.): *Soziale Praxis gestalten. Orientierungen für ein gelingendes Handeln.* Stuttgart (Kohlhammer), S. 19–41.

Dörr, M. (2010): Gesundheitsförderung in stationären Angeboten der Kinder- und Jugendhilfe: Heime als Orte für Salutogenese. In: Sachverständigenkommission 13. Kinder- und Jugendbericht (Hrsg.): *Mehr Chancen für gesundes Aufwachsen. Gesundheitsförderung und gesundheitsbezogene Prävention in der Kinder- und Jugendhilfe. Materialien zum 13. Kinder- und Jugendbericht.* München (DJI), S. 925–986.

Fröhlich-Gildhoff, K. & Röser, C. (2012): Qualitätskriterien für die professionelle Arbeit mit gewalttätigen Kindern, Jugendlichen und Familien – Ergebnisse einer europäischen Vergleichsstudie. *Verhaltenstherapie mit Kindern & Jugendlichen,* 8 (1), S. 21–36.

Gahleitner, S. B. (2005): *Neue Bindungen wagen. Beziehungsorientierte Therapie bei sexueller Traumatisierung.* (Personzentrierte Beratung & Therapie, Bd. 2) München (Ernst Reinhardt).

Gahleitner, S. B. (2011): *Das Therapeutische Milieu in der Arbeit mit Kindern und Jugendlichen. Trauma- und Beziehungsarbeit in stationären Einrichtungen.* Bonn (Psychiatrie-Verlag).

Gahleitner, S. B. (2012): Traumapädagogik: Ein psychosozialer Ansatz in der Arbeit mit traumatisierten Kindern und Jugendlichen. *Soziale Arbeit,* 61 (4), S. 122–130.

Gahleitner, S. B. (2016): Milieutherapeutische und -pädagogische Konzepte. In: W. Weiß, S. B. Gahleitner & T. Kessler (Hrsg.): *Handbuch Traumapädagogik.* Weinheim (Beltz), S. 56–66.

Gahleitner, S. B., Radler, H., Gerlich, K. & Hinterwallner, H. (2014): Traumatisierte Kinder und Jugendliche im Hilfeprozess – brauchen wir eine Traumapädagogik? Ergebnisse aus einem Daphne-Projekt. In: Die Kinderschutz-Zentren (Hrsg.): *Wenn Kinder zum »Problemfall« werden. Orientierung in schwierigen Hilfeprozessen,* Köln (Die Kinderschutz-Zentren), S. 41–60.

Hamberger, M. (1998): Die drei Hilfeformen im Vergleich. In: D. Baur, M. Finkel, M. Hamberger & A. D. Kühn: *Leistungen und Grenzen von Heimerziehung: Ergebnisse einer Evaluationsstudie stationärer und teilstationärer Erziehungshilfen. Forschungsprojekt* JULE. (Schriftenreihe des Bundesministeriums für Familie, Senioren, Frauen und Jugend, Bd. 170) Stuttgart (Kohlhammer), S. 289-299.

Kühn, A. D. (1998): »Viele Hilfen in Folge« – Jugendhilfekarrieren. In: D. Baur, M. Finkel, M. Hamberger & A. D. Kühn: *Leistungen und Grenzen von Heimerziehung: Ergebnisse einer Evaluationsstudie stationärer und teilstationärer Erziehungshilfen. Forschungsprojekt* JULE. (Schriftenreihe des Bundesministeriums für Familie, Senioren, Frauen und Jugend, Bd. 170) Stuttgart (Kohlhammer), S. 304–331.

Kühn, M. (2006): *Bausteine einer »Pädagogik des Sicheren Ortes« – Aspekte eines pädagogischen Umgangs mit traumatisierten Kindern in der Jugendhilfe.* Vortrag bei der Fachtagung »(Akut) traumatisierte Kinder und Jugendliche in Pädagogik und Jugendhilfe« in Merseburg am 17./18. 02. 2006. http://www.jugendsozialarbeit.de/media/raw/martin_kuehn.pdf (Zugriff: 6. 5. 2016).

Kühn, M. (2009): Traumapädagogik und Partizipation. Zur entwicklungslogischen, fördernden und heilenden Wirksamkeit von Beteiligung in der Kinder- und Jugendhilfe. In: J. Bausum, L. Besser, M. Kühn & W. Weiß (Hrsg.): *Traumapädagogik. Grundlagen, Arbeitsfelder und Methoden für die pädagogische Praxis.* Weinheim (Juventa), S. 127–136.

Kühn, M. (2011): *Grundlagen & Haltungen der Traumapädagogik.* Vortrag bei der Stiftung Gott hilft, 12. 03. 2011.

Lang, B. (2011): Stabilisierung und (Selbst-)Fürsorge für pädagogische Fachkräfte als institutioneller Auftrag. In: J. Bausum, L. Besser, M. Kühn & W. Weiß (Hrsg.): *Traumapädagogik. Grundlagen, Arbeitsfelder und* Methoden *für die pädagogische Praxis.* 2., erg. u. korr. Aufl. Weinheim (Juventa), S. 217–225.

Macsenaere, M. (2013). Wirkungsforschung in den stationären Hilfen zur Erziehung: Historie und zentrale Ergebnisse. *Klinische Sozialarbeit,* 9 (3), S. 4–5.

Macsenaere, M. & Herrmann, T. (2004): Klientel, Ausgangslage und Wirkungen in den Hilfen zur Erziehung. *unsere jugend,* 56 (1), S. 32–42.

Mayring, P. (2000): Qualitative Inhaltsanalyse. *Forum Qualitative Sozialforschung,* 1 (2), Art. 20. http://www.qualitative-research.net/index.php/fqs/article/download/1089/2384 (Zugriff: 6. 5. 2016).

Mayring, P. (2002): *Einführung in die qualitative Sozialforschung. Eine Anleitung zu qualitativem Denken.* (Beltz Studium) 5., überarb. u. neu ausgest. Aufl. Weinheim (Beltz).

Mayring, P. & Gahleitner, S. B. (2010): Qualitative Inhaltsanalyse. In: K. Bock & I. Miethe (Hrsg.): *Handbuch qualitative Methoden in der Sozialen Arbeit.* Opladen (Budrich), S. 295–304.

OECD – Organisation for Economic Co-operation and Development (Hrsg.) (2009): *Doing better for children.* Paris (OECD).

Radler, H., Gahleitner, S. B., Gerlich, K. & Hinterwallner, H. (2014): *Together against violence.* Österreichischer Teilbericht. Wien (Mediendesign).

Schmid, M. (2007): *Psychische Gesundheit von Heimkindern. Eine Studie zur Prävalenz psychischer Störungen in der stationären Jugendhilfe.* Weinheim (Juventa).

Schmid, M. (2010): Umgang mit traumatisierten Kindern und Jugendlichen in der stationären Jugendhilfe: »Traumasensibilität« und »Traumapädagogik«. In: J. M. Fegert, U. Ziegenhain & L. Goldbeck (Hrsg.): *Traumatisierte Kinder und Jugendliche in Deutschland. Analysen und Empfehlungen zu Versorgung und Betreuung.* (Studien und Praxishilfen zum Kinderschutz) Weinheim (Juventa), S. 36–60.

Schmid, M., Fegert, J. M. & Petermann, F. (2010): Traumaentwicklungsstörung: Pro und Contra. *Kindheit und Entwicklung*, 19 (1), S. 47–63.

Schmidt, M. H., Schneider, K., Hohm, E., Pickartz, A., Macsenaere, M., Petermann, F., Flosdorf, P., Hölz, H. & Knab, E. (2002): *Effekte erzieherischer Hilfen und ihre Hintergründe.* (Schriftenreihe des Bundesministeriums für Familie, Senioren, Frauen und Jugend, Bd. 219) Stuttgart (Kohlhammer). http://www.bmfsfj.de/RedaktionBMFSFJ/Broschuerenstelle/Pdf-Anlagen/PRM-23978-SR-Band-219 (Zugriff: 20.12.2015).

Schulze, H. (2011): Alltäglichkeit als metatheoretisches Konzept psychosozialer Traumatologie. *neue praxis*, 58 (3), S. 281–301.

Thiersch, H. (1998): Die Praxisrealität der Jugendhilfe im Spiegel einer wissenschaftlichen Untersuchung. *EREV-Schriftenreihe*, 39 (2), S. 12–22.

Uttendörfer, J. (2008): Traumazentrierte Pädagogik. Von der Entwicklung der Kultur eines »Sicheren Ortes«. *Unsere Jugend*, 60 (2), S. 50–65.

Weiß, W. (2011a): *Philipp sucht sein Ich. Zum pädagogischen Umgang mit Traumata in den Erziehungshilfen.* (Basistexte Erziehungshilfen) 6., überarb. Aufl. (1. Aufl. 2003) Weinheim (Juventa).

Weiß, W. (2011): Traumapädagogik – eine junge Fachdisziplin, die zum Handeln befreit. *EREV-Schriftenreihe*, 52 (5), S. 260–267.

Witzel, A. (1982): *Verfahren der qualitativen Sozialforschung. Überblick und Alternativen.* (Campus Forschung, Bd. 322) Frankfurt a. M. (Campus).

Witzel, A. (2000): Das problemzentrierte Interview. *Forum Qualitative Sozialforschung*, 1 (1), Art. 22. http://www.qualitative-research.net/index.php/fqs/article/view/1132/2519 (Zugriff: 6.5.2016).

GISELA ZENZ

Gewalt in der Pflege alter Menschen – Rechtsschutz für Pflegende und Gepflegte

Daten, Fakten, Forschung

Pflegebedürftigkeit und Pflegeleistungen

Eine immer größere Zahl von Menschen erreicht ein immer höheres Alter in guter Gesundheit und Selbständigkeit. Zugleich steigt jedoch die Zahl insbesondere hochaltriger Menschen, die infolge von Kräfteverfall und Multimorbidität versorgungsabhängig oder pflegebedürftig werden. Ende 2011 waren nach Angaben des Statistischen Bundesamtes (2013, S. 5) rund 2,6 Millionen Menschen pflegebedürftig im Sinne des Pflegeversicherungsgesetzes (SGB XI). Bis 2030 wird mit einem Anstieg auf rund 3,4 Millionen gerechnet. Hinzu kommen geschätzt 3 Millionen Menschen, die in der Familie versorgt werden, ohne Leistungen aus der Pflegeversicherung zu beziehen.

Rund 30 % der Pflegebedürftigen werden heute in Pflegeeinrichtungen versorgt, fast 70 % (= 1,7 Mio) werden in der Familie gepflegt, und von diesen wiederum zwei Drittel (also über 1 Mio) allein durch Angehörige – überwiegend Ehefrauen, Töchter und Schwiegertöchter –, weitere 555 000 teils oder vollständig durch ambulante Pflegedienste. Aber auch der Anteil der pflegenden Männer ist gestiegen – von 17 % in den 1990er Jahren auf 29 % im Jahr 2010.

Versorgungsprobleme – Häufigkeit?

In den Medien wird gelegentlich – und zunehmend häufiger – über Gewalt in Form von Misshandlung, Vernachlässigung oder unzulässigen freiheitsentziehenden Maßnahmen in Pflegeheimen berichtet. Meist geht es dabei um stark überlastete Pflegekräfte. Die Verbesserung der Rahmenbedingungen für eine »gewaltfreie« stationäre Pflege steht daher zu Recht immer wieder zur Diskussion,

z. B. im Zusammenhang mit der Pflegeversicherung oder der Reform der Heimgesetze. Politik und Gesetzgebung werden bei zunehmender Dringlichkeit aufgefordert, tätig zu werden. Aktuell ist sogar – von sieben Klägern – eine Verfassungsbeschwerde erhoben worden wegen Verletzung der Grundrechte Pflegebedürftiger in Heimen aufgrund der Untätigkeit der Regierung bei der Gewährleistung angemessener Rahmenbedingungen.[1]

Die Prävention gegenüber Gewalt in der häuslichen Pflege ist dagegen in der öffentlichen Diskussion ein Tabuthema. Angehörige – so heißt es zu Recht – dürften nicht unter Generalverdacht gestellt werden. In der Tat wird familiale Pflege oft über viele Jahre mit hohem persönlichem Einsatz geleistet. Aber wie für Kinder, so besteht auch für pflegebedürftige alte Menschen als »systematisch Schwächere« in der Familie ein vielfach unterschätztes Risiko, Opfer von körperlicher oder seelischer Gewalt zu werden.

Experten aus einschlägigen Berufsfeldern, Verbänden und privaten Notruf-Initiativen weisen jedoch seit langem übereinstimmend darauf hin, dass Gewalt in diesem Zusammenhang keine seltene Ausnahme ist (Hirsch et al. 1999). Es wird allgemein angenommen, dass zu den bekannt werdenden Fällen eine erhebliche Dunkelziffer hinzuzurechnen ist (Wetzels & Greve 1996; DFK 2005), weil die Erhebung zuverlässiger Daten auf extreme Schwierigkeiten stößt. Die Kriminologen Rabold und Görgen erläutern dies folgendermaßen:

> »Misshandlung und Vernachlässigung älterer Pflegebedürftiger können weder über behördliche Statistiken (Polizeistatistiken[2]) noch über Viktimisierungsbefragungen adäquat abgebildet werden (…) insbesondere die große Gruppe der demenziell Erkrankten wird hierdurch nicht erreicht. Pflegebedürftige müssen aber als eine im Hinblick auf Misshandlung und Vernachlässigung in hohem Maße vulnerable Gruppe betrachtet werden. Die Tatbegehungsmöglichkeiten gegenüber Personen, die sich allenfalls eingeschränkt (…) zur Wehr setzen können, sind besonders groß, das Entdeckungs- und Verfolgungsrisiko für einen Täter gering und ebenso die Optionen des Opfers, Hilfe zu suchen und in Anspruch zu nehmen. Die skizzierte Problematik ist besonders ausgeprägt im Hinblick auf Demenzkranke und dort, wo Pflege im privaten Raum stattfindet und formelle wie informelle Sozialkontrolle entsprechend gering sind.« (Rabold & Görgen 2007, S. 367)

Erste exakte Studien zu dem besonders abgeschirmten Raum der häuslichen Pflege basieren auf der Befragung von Pflegenden (Angehörigen und professionellen Kräften ambulanter Dienste) nach *eigenem* »problematischem Verhalten« in den letzten zwölf Monaten. Danach wird über körperliche Misshandlungen von 8,5% der befragten Pflegekräfte und von 19,4% der pflegenden Angehörigen berichtet, über problematische mechanische oder medikamentöse Freiheitseinschränkungen von 3,4% der Pflegekräfte und 6% der pflegenden Angehörigen, über verbale Aggression oder psychische Misshandlung von 21,4% der Pflegekräfte und 47,6% der pflegenden Angehörigen! Insgesamt wurden problematische Verhaltensweisen in den letzten zwölf Monaten von 53,2% der befragten Angehörigen berichtet (Görgen et al. 2009). Amerikanische und kanadische Studien kommen zu vergleichbaren Ergebnissen.

»Gewalt« – Formen, Folgen, Risikofaktoren

Was bei solchen Erhebungen unter »Gewalt« verstanden wird, ist unterschiedlich. Erfasst werden meist neben körperlicher Misshandlung die Vernachlässigung elementarer Bedürfnisse in Bezug auf Ernährung, medizinische Versorgung und Pflege sowie emotionale Zuwendung. Massive oder andauernde verbale Aggression und Missachtung gehören ebenso hierher wie verschiedene Formen der mechanischen oder medikamentösen Einschränkung der Bewegungsfreiheit (Einschließung, Fixierung, Bettgitter, Sedativa), soweit sie nicht medizinisch indiziert und rechtlich legitimiert sind. Die Folgen für die Opfer reichen von schwerwiegenden körperlichen Verletzungen über psychosomatische Beschwerden und posttraumatische Belastungsstörungen bis hin zu Depressionen und Suizidrisiken (Wetzels & Greve 1996).

Als Risikofaktoren, die Gewalt in der Pflege begünstigen, gelten zum einen die »Überforderung« der Pflegenden, also übermäßige körperliche und psychische Belastungen, diese vor allem in Kombination mit problematischen Formen der Bewältigung etwa durch Alkohol und Drogen, zum anderen mit sozialer Isolation und hohem Aggressionspotential. Eine erhebliche Rolle spielen aber auch verbale oder kraftvoll aggressive Abwehr- oder Verweigerungshaltungen auf Seiten der Pflegebedürftigen. Bei der Befragung von pflegenden Angehörigen berichteten 32,9% über verbal aggressives Verhalten und 17,1% über – teils häufige – kraftvolle körperliche Übergriffe seitens der Gepflegten (Görgen et al. 2006, 2009).

Aus Pflegeeinrichtungen wird darüber berichtet (Zeh et al. 2009), dass schon der ständige Wechsel der Pflegepersonen im alltäglichen intimen Umgang gerade bei verwirrten Menschen häufig Widerstand erzeugt. Dies gilt erst recht, wenn Traumata aus der früheren Lebensgeschichte nicht bekannt sind und/oder nicht berücksichtigt werden – berücksichtigt z.B. durch den Einsatz ausschließlich weiblicher Pflegekräfte bei (den nicht wenigen) im Kriegszusammenhang vergewaltigten Frauen.

In der familialen Pflege sind oft biografisch bedingte Familienkonflikte von Bedeutung – wie überhaupt die Qualität der Beziehung vor der Pflege (Görgen et al. 2009). Neuere Forschungen zum Generationen-Transfer legen die Annahme nahe, dass insbesondere solche Pflegende Gewalt anwenden, die in der Kindheit selbst Gewalt von den jetzt pflegebedürftigen Eltern erfahren haben

Rechtsschutz gegen Gewalt – Gesetze und Gesetzeslücken

Grundrechte gelten für alle Menschen. Das heißt, Menschenwürde und das Recht auf körperliche Unversehrtheit und persönliche Freiheit stehen alten Menschen wie allen anderen zu. Der Staat ist in der Pflicht, das Erforderliche und Mögliche zu tun, um der Verletzung dieser Grundrechte in typischen Gefahrenlagen, wie sie hier erkennbar sind, vorzubeugen. Rechtliche Regelungen, die pflegebedürftigen alten Menschen Schutz vor Gewalt geben können, sind auch durchaus vorhanden, nämlich Hilfen, Kontrollen und Sanktionen im Bereich des Pflegeversicherungs- und Sozialhilferechts, des Betreuungsrechts, des Polizei- und Gewaltschutzrechts und des Strafrechts. Aber reichen sie aus? Wie effizient sind sie?

Unterstützung und Beratung

Die Pflegeversicherung (SGB XI) leistet – im Bedarfsfall mit Ergänzung durch die Sozialhilfe – einen Beitrag zur Finanzierung der Pflege in entsprechenden Einrichtungen und auch zur häuslichen Pflege durch Angehörige und/oder ambulante Dienste. Minimale Ergänzungen der Altersrente sind für pflegende Angehörige vorgesehen. Länger schon gibt es arbeitsrechtliche Regelungen zu »Auszeiten« für die Pflege von Angehörigen (allerdings ohne Lohnausgleich – im Unterschied zu Elternzeiten). Neuerdings gibt es Möglichkeiten zur bis zu zweijährigen Reduzierung von Arbeitszeit für die Pflege von Angehörigen, aber ohne Rechtsanspruch und verbunden mit erheblichen finanziellen Verzichten. Beratungsansprüche wurden im Zusammenhang mit der Weiterentwicklung der Pflegeversicherung erweitert und gesetzlich verankert (»Pflegestützpunkte« gemäß §§ 7, 7a SGB XI, die es allerdings noch bei weitem nicht flächendeckend gibt), und auch im Sozialhilferecht (SGB XII) finden sich verschiedene Angebote der Beratung und Unterstützung zur Pflege.

Alle diese gesetzlichen Leistungen sollen der Überforderung von Pflegenden vorbeugen, sie entlasten und unterstützen und auf diese Weise auch zur Vermeidung von Gewalt und Vernachlässigung beitragen. Allerdings sind sie bislang keineswegs in ausreichender Weise verfügbar und beanspruchbar – anders als die diversen Hilfen zur Erziehung von Kindern, die im jeweils erforderlichen Umfang zur Verfügung zu stellen sind, wenn das Kindeswohl es erfordert: Eltern haben darauf einen Rechtsanspruch (§§ 27ff. SGB VIII). Allerdings können Hilfen nur da wirksam werden, wo sie – freiwillig – in Anspruch genommen werden, und schließen fortbestehende Gewalt nicht in jedem Fall aus, wie wir auch aus der Jugendhilfe wissen. Dennoch müssen hier zuallererst Verbesserungen eingefordert werden.

Kontrolle

Eine Kontrolle der häuslichen Pflege(-Qualität) gibt es nach dem Pflegeversicherungsrecht. Mitglieder ambulanter Pflegedienste besuchen zweimal im Jahr Pflegebedürftige, die in häuslicher Pflege Geld-Leistungen der Pflegeversicherung beziehen, und berichten der Pflegekasse. Die Berichte fallen bekanntlich aber durchweg positiv aus, weil anders die – marktabhängigen – ambulanten Dienste um ihren Ruf fürchten müssten. Eher schon bieten sie ihre Hilfe an und werden selbst in der überprüften Familie tätig. Und obwohl dann stichprobenartige Besuche der Gepflegten durch den Medizinischen Dienst der Krankenkassen stattfinden, kommt es auch dann selten zur Anzeige von Missständen. Dies wohl auch, weil die Anzeigen zu einer Reduzierung der Versicherungsleistungen führen können, die zur Verbesserung der Pflegesituation kaum geeignet ist. Meist erfolgt freilich – soweit bekannt – keine solche, aber auch keine andere, etwa beratende, Reaktion. Die Weitergabe des »Falles« an andere Beratungsstellen stößt mangels spezifischer datenschutzrechtlicher Regelungen verständlicherweise auf Unsicherheit.

Speziell zum Schutz der Rechte handlungsunfähiger oder psychisch beeinträchtigter, etwa demenzkranker alter Menschen sind mit dem Betreuungsrecht persönliche Pflichten für gesetzliche Betreuer zur Gewährleistung des »Wohls der Betreuten« und gerichtliche Kontrollen der Betreuungstätigkeit geschaffen worden. Meist werden aber aus guten Gründen Angehörige selbst als Betreuer bestellt – in über 50 % der Fälle (www.Bundesanzeiger-verlag.de/Betreuung/Wiki/

Betreuungszahlen) –, so dass der Schutz-Auftrag im Fall der Misshandlung oder Vernachlässigung durch die pflegenden Angehörigen ins Leere läuft. Die Kontrolle der Betreuerinnen und Betreuer wiederum durch das Betreuungsgericht ist wenig effizient – aufgrund von fehlenden Ressourcen an Zeit und spezifischer Qualifikation bei Betreuungsrichterinnen bzw. -richtern sowie Rechtspflegerinnen und -pflegern. Im Übrigen haben (und brauchen) bei weitem nicht alle körperlich Pflegebedürftigen auch eine rechtliche Betreuung, so dass dieser potentielle Rechtsschutz nicht das gesamte Feld der Pflege erfasst.

Intervention und Sanktion

Polizeirechtliche Eingriffsmöglichkeiten zur »Gefahrenabwehr« gibt es nur in schwerwiegenden Verdachtsfällen, und sie machen die Polizeibeamten, wenn sie überhaupt gerufen werden, durchweg hilflos. Häufig können oder wollen die »Opfer« die Anzeige eines Nachbarn nicht bestätigen – und selbst wenn, kann hier selten hilfreich gehandelt werden, zumal es meist keine gute Vernetzung mit Hilfeleistungseinrichtungen gibt.

Die Maßnahmen nach dem seit 2001 geltenden zivilrechtlichen Gewaltschutzgesetz, das in erster Linie Frauen in Partnerschaften vor männlicher Gewalt schützen soll, können theoretisch auch für alte Menschen zur Anwendung kommen. Die möglichen Schutzmaßnahmen setzen freilich einen Antrag der verletzten oder bedrohten Person voraus und beschränken sich im Wesentlichen auf die Fernhaltung des Täters; sie greifen daher bei Gewalt in der Pflege ebenso wenig wie das allgemeine Polizeirecht.

Zur Strafverfolgung, etwa im Rahmen der – selbstverständlich auch hier geltenden – Straftatbestände der Körperverletzung (§ 223 ff. StGB), Freiheitsberaubung oder speziell der Misshandlung von Schutzbefohlenen (§ 225 StGB), kommt es sehr selten. Die »Opfer« sind kaum jemals zur Anzeigeerstattung in der Lage, Außenstehende erfahren nicht davon oder scheuen sich vor der »Denunziation«: so insbesondere Ärzte, die sich (wie auch lange im Kinderschutz) zu Unrecht auf eine – im Notfall nicht geltende – Schweigepflicht berufen. Und selbst wenn Anzeige erstattet wird, stellt das Verfahren immer eine erhebliche zusätzliche Belastung für die Betroffenen dar, und sie werden die – bestenfalls, d. h. bei vollem Beweis der Beschuldigungen – zu erwartende Folge einer Bestrafung der »Täter«, d. h. der Angehörigen, von denen sie abhängig sind, kaum als hilfreich empfinden können, geschweige denn die »Wegweisung« der Täterinnen und Täter mit der Folge einer oft unerwünschten Übersiedlung ins Pflegeheim. Nur im äußersten

Fall einer schwerwiegenden Misshandlung, erscheinen diese Maßnahmen als gerechtfertigt. Freilich bleibt das Strafrecht insoweit auch wichtig zur Verdeutlichung einer klaren Wertorientierung von Recht und Gesellschaft (vgl. zur strafrechtlichen Problematik ausführlich Kreuzer 2010).

Rechtsgrundlagen für eine nicht straf-, sondern hilfeorientierte Intervention gegen den Willen pflegender Angehöriger mit entsprechenden Ermittlungs- und Maßnahmekompetenzen, wie wir sie aus dem familienrechtlichen Kinderschutz kennen, fehlen völlig. Es wird daher immer wieder beklagt, dass alle Beratungs- und Hilfe-Bemühungen scheitern müssen, wenn die Pflegenden sie ablehnen und den Zugang zu dem bzw. der Pflegebedürftigen verweigern.

Reformbedarf und politische Initiativen

Festzuhalten bleibt, dass die vorhandenen Gewaltschutzregelungen nicht ausreichen, um pflegebedürftige alte Menschen in der Familie vor Gewalt im Sinne von Misshandlung und Vernachlässigung zu schützen. Sie müssen ergänzt werden durch rechtliche Rahmenbedingungen für frühe Prävention und helfende Intervention in der familialen Pflege. Wenn es um das »Wohl des alten Menschen«[3] gehen soll, könnten Anregungen aus dem Kinderschutzrecht hilfreich sein, wo das »Kindeswohl« seit langem im Zentrum aller Reformbemühungen steht.

Anregungen aus dem Kinderschutzrecht müssten freilich zugleich notwendige Differenzierungen im Auge behalten. Mündige erwachsene Menschen haben im Unterschied zu Kindern das Recht auf selbstbestimmtes Leben, das auch Gefährdungen einschließen kann. Beachtung verdient zum anderen die Tatsache, dass das Spektrum möglicher Hilfen für alte Menschen im Vergleich zu Kindern spezifische Begrenzungen aufweist – sei es aufgrund zunehmender körperlicher und psychischer Einschränkungen oder auch wegen der besonderen Bedeutung der Kontinuitätsbedürfnisse, die den Übergang eines alten Menschen in eine neue Pflegesituation schwieriger machen als etwa den eines Kindes in eine Pflegefamilie.

Unerlässlich im Sinne einer effizienten Prävention ist zudem die Sensibilisierung und Vernetzung der genannten Akteure und Institutionen (Ziller 1996), die Aufgaben im Rahmen des Gewaltschutzes haben oder übernehmen könnten, also Beratungsstellen privater und öffentlicher Träger einschließlich sozial- und gerontopsychiatrischer Zentren, Aufsichtsbehörden wie Heimaufsicht und medizinischer Dienst der Krankenversicherung, aber auch Betreuungsbehörden, Polizei und Staatsanwaltschaften sowie Gerichte für Betreuungs-, Familien- und

Strafsachen. Auch dazu können rechtliche Vorgaben helfen – wie die Entwicklung im Kinder- und Jugendhilferecht zeigt, wo etwa die Vernetzung von Schulen, Jugendämtern und Kinderärzten zur Abwehr von Kindeswohlgefährdungen durch Informationsrechte und -befugnisse sowie Beratungs- und Kooperationspflichten präzise geregelt wurde (BKiSchG v. 28.12.2011).

Präventions- und Interventionsmöglichkeiten sind freilich in Deutschland – anders als beispielsweise im europäischen Ausland, in Israel sowie in den USA (Wolf & Pillemer 1989; Stiegel & ABA Commission Working Group 2006)[4] und in Japan[5] – erst in allerjüngster Zeit zum Thema wissenschaftlicher Untersuchungen[6] sowie öffentlich geförderter Berichterstattung[7] und Diskussion[8] einschließlich diverser Modellprojekte[9] geworden.

In der politischen Diskussion wird das heikle Thema bis heute gemieden, und der Gesetzgeber, der den Schutz der Kinder vor Misshandlung und Vernachlässigung seit langem kontinuierlich entwickelt hat, schweigt. Dies, obwohl seit langem aus Wissenschaft und Praxis auf die entsprechende Problematik im hohen Alter hingewiesen und politischer Handlungsbedarf angemahnt wurde (Dieck 1987; Hirsch & Brendebach 1999; Fussek & Loerzer 2005; Riedel & Stolz 2008; Zenz 2008; Kreuzer 2010).

Politischer Druck scheint sich seit Ende der 1990er Jahre aufzubauen durch die Arbeit von regionalen Gremien,[10] Landespräventionsräten (insbesondere in NRW und Hessen), Berufs- und Seniorenverbänden sowie des Deutschen Familiengerichtstages 2005 (Zenz 2006; BAGS. 2012). Inzwischen häufen sich freilich auch Forderungen internationaler Gremien und Verbände wie etwa die Empfehlungen und dringlichen Appelle der Weltgesundheitsorganisation (WHO 2002) und der Europäischen Union (EWS. 2007) an die Gesetzgebung der Mitgliedsstaaten. Eine Arbeitsgruppe der Vereinten Nationen bereitet eine Menschenrechtskonvention vor zum Schutz älterer Menschen vor Gewalt, nachdem bereits das »Übereinkommen zum Schutz von Menschen mit Behinderungen« 2008 für eine Diskussion über Zwangsmaßnahmen gegenüber demenzkranken Menschen – auch im Rahmen des Betreuungsrechts – gesorgt hat. Vielleicht kann man also hoffen, dass endlich gesetzliche Regelungen mindestens für den Bereich auf den Weg gebracht werden, wo bislang der Rechtsschutz am wenigsten greift – nämlich bei Misshandlung und Vernachlässigung in der häuslichen Pflege. Immerhin sind dazu bereits erste konkrete rechtspolitische Vorschläge entwickelt worden, die im Folgenden zur Diskussion gestellt werden sollen.

Rechtspolitische Empfehlungen zum Schutz vor Gewalt in der häuslichen Pflege

Empfehlungen an Gesetzgebung und Verwaltung speziell zum Problem der Gewalt gegenüber alten Menschen in häuslicher Pflege sind erstmals 2005 vom Deutschen Familiengerichtstag erarbeitet und veröffentlicht worden (Zenz 2006). Der Landespräventionsrat Hessen hat diese Empfehlungen aufgegriffen und an die hessischen Ministerien für Justiz und für Soziales sowie das Bundesministerium der Justiz übermittelt (Sachverständigenkommission für Kriminalprävention der Hessischen Landesregierung 2010). Die Empfehlungen zielen auf Möglichkeiten der Gewaltprävention ebenso wie auf solche der Intervention. Ihre wesentlichen Punkte sind die folgenden:

Frühe Prävention

Neben der notwendigen Erweiterung von Beratungs- und Unterstützungsleistungen für pflegende Angehörige sollten speziell Ärzte als Vertrauenspersonen der Familien mit Einwilligung der Betroffenen den Kontakt zu einer Beratungsstelle/einem Pflegestützpunkt vermitteln (ähnlich schon §§ 7, 7a SGB XI, aber leider ohne »Verpflichtung« – und ohne Abrechnungsziffer für Ärzte). Von dort sollte dann in aufsuchender Beratung über zu erwartende Belastungen und Entlastungsmöglichkeiten aufgeklärt und beraten bzw. auf Wunsch auch Hilfe vermittelt werden. Damit soll unerwarteter Überforderung vorgebeugt werden.

Helfende Intervention

Für die helfende – nicht straforientierte – Intervention bei einer Gefährdung des Wohls des bzw. der Pflegebedürftigen bedarf es der Schaffung von materiellrechtlichen, verfahrensrechtlichen und institutionellen Rahmenbedingungen – vergleichbar den Rechten und Pflichten von Jugendämtern und Familiengerichten bei Kindeswohlgefährdung.

Wenn sich Anhaltspunkte dafür ergeben, dass eine pflegebedürftige Person zum Opfer von Gewalt wird und Hilfeangebote erfolglos sind, sollen Beratungsstellen – ähnlich wie heute Jugendämter in entsprechenden Fällen von »Kindeswohlgefährdung« – verpflichtet sein, das Familiengericht (oder das Betreuungsgericht?) anzurufen. Das Gericht hätte dann die Einleitung eines Verfahrens zu prüfen und Ermittlungen zur Einschätzung der Gefährdungssituation anzustellen. Im Bedarfsfall hätte es Hilfen, Beratung oder Mediation zu vermitteln oder sonstige Maßnahmen zu ergreifen, um die Gefährdung abzuwenden, wie z.B. die Verpflichtung zu regelmäßigen ärztlichen Untersuchungen oder auch ein Hausverbot für einen gewalttätigen Angehörigen. Auch die Übersiedlung in eine Pflegeeinrichtung oder eine Gastfamilie kann eine durchaus erwünschte und sinnvolle Hilfe sein. Erfahrungen mit »Gastfamilien« für pflegebedürftige alte Menschen gibt es seit langem in den Niederlanden und inzwischen auch in Deutschland – u.a. in Hildesheim, Minden-Lübbecke, in der Ortenau und in Ravensburg.

Balance von Autonomie und Schutzbedarf

Allerdings: Alte Menschen sind keine Kinder. Sie haben das Recht, selbst über ihr Leben zu bestimmen und dabei auch Gefährdungen in Kauf zu nehmen. Gegen den entschiedenen Willen des betroffenen alten Menschen dürften daher helfende Interventionen nur in eng definierten Ausnahmefällen in Betracht kommen – vor allem dann, wenn aufgrund krankheitsbedingter Einschränkungen der Einsichts- oder Entscheidungsfähigkeit auch die Einrichtung einer rechtlichen Betreuung angezeigt ist und der Betreuer an seiner Stelle zu seinem »Wohl« mit Genehmigung des Betreuungsgerichts entscheiden kann.

Einsetzung einer Expertenkommission

Der Hessische Landespräventionsrat hat schließlich ganz konkret gefordert: »Die vielfältigen klärungsbedürftigen Rechtsfragen in diesem Zusammenhang bedürfen der systematischen Bearbeitung durch eine spezifisch qualifizierte Gesetzgebungskommission.«

In der Tat: Mit der Ausarbeitung von Gesetzgebungsvorschlägen, die die schwierige Balance zwischen Autonomie und Schutzbedarf versorgungsabhängiger Menschen wahren sollen und alte mit neuen Regelungen und Institutionen zu einem effizient vernetzten Gewaltschutzsystem verknüpfen müssen, sollte eine aus Praxis, Wissenschaft und Politik kompetent besetzte Expertenkommission beauftragt werden, die durch qualifizierte Begleitforschung unterstützt wird.

Ein einschlägiges vorbereitendes Forschungsprojekt wird zurzeit am »Frankfurter Forum für Interdisziplinäre Alternsforschung« (FFIA) an der Goethe-Universität in Frankfurt realisiert. Finanziert u.a. vom Beauftragten der Bundesregierung für Patienten und Pflege stellen Wissenschaftlerinnen und Wissenschaftler aus Gerontologie (Nadine Konopik, Frank Oswald) und Rechtswissenschaft

(Anna Schwedler, Marina Wellenhofer) Forschungsergebnisse zu Rechtsschutzdefiziten und Rechtsschutzpotentialen bei Gewalt und Versorgungsmängeln in der häuslichen Pflege zusammen und entwickeln entsprechende Empfehlungen an Politik, Verwaltung und Gesetzgebung.[11]

Anmerkungen

1 »Es ist bei allen (Klägern) absehbar, dass sie der Pflege in einer stationären Einrichtung bedürfen werden. Sie führen diese Beschwerden, weil die Wahrscheinlichkeit, in ihren Grundrechten verletzt zu werden, sehr groß ist«, erläutert Prof. Alexander Graser, Verfassungsrechtler an der Universität Regensburg. Er hat zusammen mit dem Rosenheimer Rechtsanwalt Dr. Christoph Lindner im Auftrag des Sozialverbands VdK die Beschwerdeschriften ausgearbeitet. (Vgl. http://www.vdk.de/deutschland/pages/presse/vdk8zeitung/68630/vdk_kaempft_weiter_fuer_eine_bessere_pflege).

2 Zwar erfasst die polizeiliche Kriminalstatistik des Bundeskriminalamtes (PKS) neben Delikten wie Körperverletzung und Betrug auch den Tatbestand der »Misshandlung Schutzbefohlener« (§ 225 StGB), doch findet die Bestimmung auf ältere Opfer nur selten Anwendung; zudem erlauben die Daten der PKS keine Differenzierung nach dem Alter der Betroffenen (vgl. Görgen 2004).

3 Riedel und Stolz (2008) sprechen von der »Altenwohlgefährdung« in direkter Analogie zur Kindeswohlgefährdung.

4 Vgl. eine Übersicht in: Landespräventionsrat NRW 2010.

5 Nach langjähriger Vorbereitung ist in Japan am 1.1.2006 – erstmals auf nationaler Ebene – ein »Elder Abuse and Caregiver Support Law« in Kraft getreten (Nakanishi et al. 2009).

6 Z.B MILCEA »Monitoring in Long Term Care« (Brucker, Essen), PURFAM »Potentiale und Risiken in der familialen Pflege alter Menschen« (Zank/Schacke, Köln/Berlin); Redufix Ambulant = Projekt zur Reduzierung körpernaher Fixierung in häuslicher Pflege« (Bredthauer/Klie, Frankfurt/Freiburg); SAFER CARE »Gewalt gegen Ältere erkennen und vermeiden« (Blättner, Grewe, Fulda); SiliA »Sicher leben im Alter« (Görgen, Münster).

7 So die Alten- und Familienberichte des BMFSFJ.

8 Der »Runde Tisch Pflege« verabschiedete 2005 die »Charta der Rechte hilfe- und pflegebedürftiger Menschen«, vgl. BMFSFJ 2014.

9 Z.B. »Flagge zeigen«, Minden-Lübbecke; »Pflege in Not« (Tammen-Parr), Berlin.

10 Z.B. vom Bayerischen Staatsministerium für Arbeit und Sozialordnung, Familie und Frauen herausgegeben: ein Leitfaden des Bayerischen Landespflegeausschusses mit dem Titel »Verantwortungsvoller Umgang mit freiheitsentziehenden Maßnahmen in der Pflege« (2006), der primär für Pflegeeinrichtungen gedacht ist, aber durchaus auch richtungsweisend für Krankenhäuser sein könnte.

11 Projekt VERA: »Menschenwürde und Persönlichkeitsrechte bei Versorgungsabhängigkeit im Alter – Rechtsschutzdefizite und Rechtsschutzpotentiale in der familialen Pflege«. Vgl. http://www.uni-frankfurt.de/52306151/Projekte-Kurzbeschreibung (Zugriff: 11.5.2016).

Literatur

Bayerisches Staatsministerium für Arbeit und Sozialordnung, Familie und Frauen (Hrsg.) (2006): *Verantwortungsvoller Umgang mit freiheitsentziehenden Maßnahmen in der Pflege. Leitfaden des Bayerischen Landespflegeausschusses November 2006*. München (Bayerisches Staatsministerium für Arbeit und Sozialordnung, Familie und Frauen). http://www.kh-cirs.de/faelle/pdf/BayStaats-VerantwortungsvollerUmgangFEM.pdf (Zugriff: 10.5.2016).

Bundesarbeitsgemeinschaft der Seniorenverbände (BAGSO) (2012): *Erklärung der* BAGSO *anlässlich des Internationalen Tages der älteren Menschen am 1. Oktober 2012*. Text verfügbar unter: www.bagso.de/fileadmin/Aktuell/News/Erklaerung_der_BAGSO_zum_1.10.12.doc (Zugriff: 10.5.2016).

Bundeskinderschutzgesetz (BkiSchG): Gesetz zur Stärkung eines aktiven Schutzes von Kindern und Jugendlichen (Bundeskinderschutzgesetz – BKiSchG). *Bundesgesetzblatt,* Jahrgang 2011, Teil I ,Nr. 70, ausgegeben zu Bonn am 28. Dezember 2011.

Bundesministerium für Familie, Senioren, Frauen und Jugend (BMFSFJ) (2003): *Vierter Bericht zur Lage der älteren Generation*. Berlin (BMFSFJ). Im Internet: https://www.bmfsfj.de/RedaktionBMFSFJ/Broschuerenstelle/Pdf-Anlagen/PRM-21786-4.-Altenbericht-Teil-I,property=pdf,bereich=bmfsfj,sprache=de,rwb=true.pdf (Zugriff: 10.5.2016).

Deutsches Forum für Kriminalprävention (DFK) (2005): *Länder-Umfrage zu Initiativen »Gewalt in der Pflege« 2005*. Bonn (DFK).

Dieck, M. (1987): Gewalt gegen ältere Menschen im familialen Kontext. Ein Thema der Forschung, der Praxis und der öffentlichen Information. *Zeitschrift für Gerontologie,* 20 (5), S. 305–313.

Europäischer Wirtschafts- und Sozialausschuß (EWSA) (2007): SOC/279 – »Misshandlung alter Menschen«. Brüssel (EWSA). Im Internet: http://www.hsm-frankfurt.de/base/2007_10_24_EuropaeischerWirtschaftsundSozialausschussSondierungsstellungnahme.pdf (Zugriff: 11.6.2016).

Fussek, C. & Loerzer, S. (2005): *Alt und abgeschoben. Der Pflegenotstand und die Würde des Menschen*. Freiburg u.a. (Herder).

Görgen, T. (unter Mitarbeit von Herbst, S., Hüneke, A. & Newig, A. (2004): *Ältere Menschen als Opfer polizeilich registrierter Straftaten*. (KFN-Forschungsbericht Nr. 93), Hannover (KFN). Im Internet: http://kfn.de/wp-content/uploads/Forschungsberichte/FB_93.pdf (Zugriff: 10.5.2016).

Görgen, T., Kreuzer, A., Nägele, B. & Krause, S. (2002): *Gewalt gegen Ältere im persönlichen Nahraum. Wissenschaftliche Begleitung und Evaluation eines Modellprojekts*. Stuttgart u.a. (Kohlhammer).

Görgen, T., Herbst, S. & Rabold, S. (2006): *Kriminalitäts- und Gewaltgefährdungen im höheren Lebensalter und in der häuslichen Pflege. Zwischenergebnisse der Studie »Kriminalität und Gewalt im Leben alter Menschen«*. (KFN-Forschungsbericht Nr. 99). Hannover (KFN). Im Internet: http://www.bmfsfj.de/RedaktionBMFSFJ/Abteilung3/Pdf-Anlagen/zwischenbericht-kriminalitaet-und-gewalt,property=pdf,bereich=bmfsfj,sprache=de,rwb=true.pdf (Zugriff: 10.5.2016).

Görgen, T.,Herbst, S., Kotlenga. S., Nägele, B. & Rabold, S. (2009): *Kriminalitäts- und Gewalterfahrungen im Leben älterer Menschen. Zusammenfassung wesentlicher Ergebnisse einer Studie zu Gefährdungen älterer und pflegebedürftiger Menschen.* Berlin (Bundesministerium für Familie, Senioren, Frauen und Jugend). (5. Aufl. 2012 zugänglich unter: https://www.bmfsfj.de/RedaktionBMFSFJ/Broschuerenstelle/Pdf-Anlagen/Kriminalit_C3_A4ts-und-Gewalterfahrungen-_C3_84lterer,property=pdf,bereich=bmfsfj, sprache=de,rwb=true.pdf, Zugriff: 10.5.2016.)

Hirsch, R. D. (2001): *Prävention und Intervention gegen Gewalt bei alten Menschen in Einrichtungen.* Bonn (Bonner Initiative gegen Gewalt im Alter e.V.). Verfügbar unter: http://www.humanrights.ch/upload/pdf/050825_hirsch_praevention.pdf (Zugriff: 10.5.2016).

Hirsch, R. D. & Brendebach, C. (1999): Gewalt gegen alte Menschen in der Familie: Untersuchungsergebnisse der »Bonner HsM-Studie«. *Zeitschrift für Gerontologie und Geriatrie,* 32 (6), S. 449–455.

Hirsch, R. D., Kranich, M. & Erkens, F. (1999): Menschen in Not: Gewalt im Alter. Auswertung von Protokollen des Notrufs und der Krisenberatungsstelle. *Betreuungsrechtliche Praxis,* 8 (3), S. 89–92.

Kreuzer, A. (2010): Prävention von Gewalt gegen Senioren. Bemerkungen zu rechtlichen und organisatorischen Rahmenbedingungen. *Bewährungshilfe Soziales, Strafrecht, Kriminalpolitik,* 57 (1), S. 88–105.

Landespräventionsrat Nordrhein-Westfalen (LPrR NRW) (Hrsg.) (2010): *Gewalt und Vernachlässigung gegenüber alten Menschen. Entstehungsbedingungen und Wege wirksamer Prävention.* (Dokumentation internationaler Tagungen im Mai und September 2006 in Köln) Frankfurt a. M. (Verlag für Polizeiwissenschaft).

Landespräventionsrat Nordrhein-Westfalen (LPrR NRW) (Hrsg.) (2005): *Alter – ein Risiko? Ältere Menschen als Opfer von häuslicher und institutioneller Gewalt.* Münster (LIT-Verlag).

Landespräventionsrat Nordrhein-Westfalen (LPrR NRW) (Hrsg.) [verfasst von Graß, H. & Walentich, G.] (2006): *Gefahren für alte Menschen in der Pflege – Basisinformationen und Verhaltenshinweise für Professionelle im Hilfesystem, Angehörige und Betroffene.* Im Internet verfügbar unter: http://www.mgepa.nrw.de/mediapool/pdf/pflege/lpr_gewalt_pflege.pdf (Zugriff: 10.5.2016).

Nakanishi, M., Hoshishiba, Y., Iwama, N., Okada, T., Kato, E. & Takahashi, H. (2009): Impact of the elder abuse prevention and caregiver support law on system development among municipal governments in Japan. *Health Policy,* 90 (2–3), S. 251–261.

Rabold, S. & Görgen, T. (2007): Misshandlung und Vernachlässigung älterer Menschen durch ambulante Pflegekräfte. Ergebnisse einer Befragung von Mitarbeiterinnen und Mitarbeitern ambulanter Dienste. *Zeitschrift für Gerontologie und Geriatrie,* 40 (5), S. 366–374.

Riedel, A. & Stolz, K. (2008): »Altenwohlgefährdung«. Pflegewissenschaftliche und betreuungsrechtliche Überlegungen zu Gefährdungen in der häuslichen Pflege. *Betreuungsrechtliche Praxis,* 17 (6), S. 233–239.

Bundesministerium für Familie, Senioren, Frauen und Jugend (BMFSFJ) (2014): *Charta der Rechte hilfe- und pflegebedürftiger Menschen.* 14. Aufl. Berlin (BMFSFJ). Im Internet: https://www.pflege-charta.de/fileadmin/charta/pdf/140603_-_Aktive_PDF_-_Charta.pdf (Zugriff: 10.5.2016).

Sachverständigenkommission für Kriminalprävention der Hessischen Landesregierung (Landespräventionsrat), in: Hessisches Ministerium der Justiz, für Integration und Europa, 9. Bericht 2010, S. 37f. (Im Internet: http://www.familienatlas.de/global/show_document.asp?id=aaaaaaaaaaajshq [Zugriff: 17.5.2016].)
Statistisches Bundesamt (2013): *Pflegestatistik 2011. Pflege im Rahmen der Pflegeversicherung. Deutschlandergebnisse.* Wiesbaden (Statistisches Bundesamt). Verfügbar unter: https://www.destatis.de/DE/Publikationen/Thematisch/Gesundheit/Pflege/Pflege-Deutschlandergebnisse5224001119004.pdf?__blob=publicationFile (Zugriff: 15.1.2016).
Stiegel, L. & ABA Commission Working Group (2006): Recommendations for the elder abuse, health, and justice fields about medical forensic issues related to elder abuse and neglect. *Journal of Elder Abuse & Neglect,* 18 (1), S. 41–81.
Übereinkommen über die Rechte von Menschen mit Behinderungen (2008). *Bundesgesetzblatt* 2008, Teil II, Nr. 35, S. 1420. Im Internet: http://www.un.org/depts/german/uebereinkommen/ar61106-dbgbl.pdf (Zugriff: 11.5.2016).
Wetzels, P. & Greve, W. (1996): Alte Menschen als Opfer innerfamiliärer Gewalt – Ergebnisse einer kriminologischen Dunkelfeldstudie. *Zeitschrift für Gerontologie und Geriatrie,* 29 (3), S. 191–200.
Wolf, R.S. & Pillemer, K.A. (1989): *Helping elderly victims. The reality of elder abuse.* New York (Columbia University Press).
World Health Organisation (WHO) (2002): *World report on violence and health.* (Chapter 5: Abuse of the elderly, S. 123–145). Genf (WHO). Im Internet: http://apps.who.int/iris/bitstream/10665/42495/1/9241545615_eng.pdf (Zugriff: 11.5.2016).
Zeh, A., Schablon, A., Wohlert, C., Richter, D. & Nienhaus, A. (2009): Gewalt und Aggression in Pflege- und Betreuungsberufen – Ein Literaturüberblick. *Gesundheitswesen,* 71, S. 449–459.
Zenz, G. (2006): Familiale Gewalt im Alter. Bericht des Arbeitskreises 15. In: Deutscher Familiengerichtstag e.V. (Hrsg.): *Sechzehnter Deutscher Familiengerichtstag vom 14. bis 17. September 2005 in Brühl* (Brühler Schriften zum Familienrecht, Bd. 14). Bielefeld (Gieseking), S. 155ff.
Zenz, G. (2008): Gewaltschutz in der Familie – auch für alte Menschen? In: Schwenzer, I. & Büchler, A. (Hrsg.): *Vierte Schweizer Familientage.* Bern (Stämpfli), S. 19–32.
Ziller, H. (1996): Ansätze zur Koordinierung und Vernetzung von Hilfen, Diensten und Einrichtungen der Altenhilfe in Hessen, in: Rupflin, T. (Hrsg.): *Leben mit der Pflegeversicherung. Perspektiven der Altenhilfe.* Frankfurt a. M. (Deutscher Verein für öffentliche und private Fürsorge), S. 63–66.

DANIEL HUGHES

Dyadische Entwicklungs-psychotherapie

Ein bindungszentrierter Behandlungsansatz für Kinder, deren Eltern zu Tätern wurden

Ein traumatisches Geschehen gefährdet das physische und psychische Sicherheitsgefühl und führt dazu, dass Körper und Geist des betroffenen Individuums Schwierigkeiten haben, diesen gewaltigen Eindruck einzuordnen. Assoziationen, die in der Folge eines solchen Geschehens ablaufen, bergen ihrerseits die Gefahr, dass sich akute Ängste oder eine vegetative Fehlregulation einstellen oder dass das Opfer bei dem Gedanken, ein solches Geschehen erneut zu erleben, in einen Zustand erhöhter Wachheit oder, umgekehrt, in eine Art Betäubung gerät, Flashbacks erlebt und ganz generell in seinem Funktionieren eingeschränkt ist.

Wenn die Quelle des Traumas der eigene Vater bzw. die eigene Mutter ist und dieses Trauma immer wieder erlebt wird, sind die Folgen für das betroffene Kind weitaus gravierender, als wenn ihm das Trauma von einer nicht zur Familie gehörigen Person zugefügt worden wäre. Kinder werden mit dem genetisch angelegten Bedürfnis nach Bindungssicherheit geboren und wenden sich instinktiv an die Eltern, wenn es um ihre Sicherheit und ihren Schutz geht. Wenn sie von den eigenen Eltern traumatisiert werden, anschließend Sicherheit bei diesen suchen und entweder mit diesem Wunsch ignoriert oder aber ein weiteres Mal traumatisiert werden, entwickeln sie eine desorganisierte Bindung. Die Eltern können ihnen nicht mehr helfen, den anhaltenden Eindruck des Traumas zu verarbeiten. Von den eigenen Eltern traumatisiert zu werden, gilt als Entwicklungstrauma, das weitreichende und chronische Folgen für die Entwicklung des betroffenen Kindes haben kann (Cook et al. 2005). Ein Entwicklungstrauma kann die nachstehend genannten Bereiche treffen und schädigen:

1. das Bindungssystem,
2. das biologische System,
3. die Affektregulation,
4. den Gesamtzustand des Bewusstseins (Schädigung in Form der Dissoziation),
5. die Verhaltenskontrolle,
6. das kognitive System,
7. das Selbstkonzept.

Während für allgemeine Traumata eine spezifische traumafokussierte Behandlung ausreichend sein kann, wird in Fällen eines Entwicklungstraumas eine umfassende Therapie erforderlich. Die Forschung zur Behandlung von Entwicklungstraumata steckt noch in den Kinderschuhen, aber es gibt erprobte Richtlinien, die bei der alles durchdringenden Natur der Traumafolgen für das betroffene Kind ansetzen und entsprechend auf

1. das Sicherheitsgefühl,
2. die Selbstregulation,
3. die Selbstreflexion,
4. die Integration der traumatischen Erfahrung,
5. das Engagement auf der Beziehungsebene,
6. die positive Affektverstärkung

zielen. Wie in diesem Beitrag ausgeführt wird, könnte sich eine wirksame Behandlung von Entwicklungstraumata auf die nachstehenden Überlegungen stützen:

1. Die psychologische Behandlung von Entwicklungstraumata muss sich an diesen sechs von Cook et al. (2005) genannten therapeutischen Zielen ausrichten.
2. Die neurowissenschaftliche und die Bindungsforschung präsentieren einen Wissensbestand, der uns bei unserer therapeutischen Arbeit im Einklang mit den in der Literatur (Porges 2011; Siegel 2012) niedergelegten Empfehlungen leiten kann.
3. Was in der therapeutischen Beziehung erwiesenermaßen »funktioniert«, kann ebenfalls als Leitschnur der Behandlung dienen – ein Gedanke, der sich mit den Überlegungen unter 1.) und 2.) deckt (Norcross & Wampold 2011).
4. Die dyadische Entwicklungspsychotherapie ist ein therapeutisches Modell, das konzipiert wurde, um die tiefgreifenden Probleme in der Folge eines Entwick-

lungstraumas anzugehen. Es handelt sich um eine umfassende bindungsfokussierte und traumabezogene Behandlung, die mit allen drei vorgenannten Punkten vereinbar ist (Hughes 2011, 2014; Hughes et al. 2015).

Trost und Freude

Von den eigenen Eltern traumatisiert zu werden, schränkt die Bereitschaft des betroffenen Kindes, sich auf das Leben einzulassen und dem Ausdruck zu geben, erheblich ein. Genauer gesagt, es sind zwei primäre, emotional gefärbte Bindungserfahrungen, die dadurch schon frühzeitig eine starke Beeinträchtigung erleiden: zum einen die Erfahrung, Trost bei den Eltern zu finden, und zum anderen die Erfahrung, gemeinsam mit den Eltern aktiv für Freude zu sorgen und diese Freude mit ihnen zu teilen.

Säuglinge und kleine Kinder suchen von sich aus Trost bei ihren Bezugspersonen, wenn etwas sie bekümmert oder bedrängt. Getröstet zu werden bedeutet, die tätige Hilfe einer erwachsenen Person zu erfahren, der es sehr wichtig ist, die Bedürfnisse ihres Kindes zu befriedigen. Gleichzeitig bedeutet es auch, dass ein Kind in der Weise mit seinem erheblichen Kummer fertig werden kann, dass es sich auf die emotionsregulierende Präsenz der Mutter (bzw. des Vaters) verlässt: Sie wird dafür sorgen, dass sein überwältigender Kummer nicht in eine emotionale Fehlregulation mündet. Der Trost, der einem bekümmerten Kind zuteil wird, ist ein Kernelement der Bindungssicherheit und macht es ihm möglich, den Motiven der Eltern im Zusammenhang mit seiner Versorgung zu vertrauen. Man kann sich unschwer vorstellen, dass ein von der eigenen Mutter misshandeltes oder vom eigenen Vater missbrauchtes Kind aufhören wird, sich an diese Mutter oder diesen Vater zu wenden, wenn es Trost braucht. Für die Bindungsmuster eines solchen Kindes bedeutet dies, dass sie sich in Richtung der Unsicherheit, wenn nicht sogar der Desorganisation entwickeln.

Auch die Empfindung von Freude, vertieft dadurch, dass sie mit Vater oder Mutter geteilt wird, kann sehr wohl die Bindung von Kindern an die Elternperson stärken und der Grund dafür sein, dass sie sich dieser Person im Hinblick auf spannende und erfreuliche gemeinsame Unternehmungen aktiver zuwenden (Grossmann et al. 2008). Diese Kinder entwickeln ein stärkeres Interesse, ihre Welt zu erkunden, eine Welt, die für sie durch diese gemeinsamen Aktivitäten mit den Eltern strukturiert ist. Geteilte Freude lässt ein Selbstgefühl entstehen, in dem Stolz, das Empfinden der eigenen Geltung und die Überzeugung, liebenswert und kompetent zu sein, mit der Gewissheit zusammentreffen, etwas in der Welt bewegen zu können. Und auch insoweit kann man sich unschwer vorstellen, dass ein von der eigenen Mutter oder dem eigenen Vater misshandeltes Kind sich dieser Person nicht mehr in der Erwartung geteilter Freude zuwenden wird. Die optimale Entwicklung eines Kindes, das sich in seiner Suche nach Trost und geteilter Freude in dieser widrigen Weise durch die eigenen Eltern beschnitten sieht bzw. misshandelt wird, ist ernsthaft in Frage gestellt.

Offenheit und engagiertes Mittun

Wenn wir als Eltern oder als Therapeuten vorhaben, Einfluss auf Kinder zu nehmen, dann werden wir wahrscheinlich vergleichsweise mehr Erfolg haben, wenn sie für diesen Einfluss offen sind und sich zusammen mit uns für ein gemeinsames Ziel oder ein gemeinsames Vorhaben engagieren. In dieser inneren Verfassung – die der Neuropsychologe Stephen Porges (2011) als *offen und engagiert* beschreibt – sind sie zusammen mit uns aktiv damit befasst, etwas über sich selbst und ihr Gegenüber zu lernen, und in dieser inneren Verfassung können sie nur unter der Voraussetzung sein, dass sie sich in unserer Gegenwart sicher fühlen. Ist dieses Gefühl der Sicherheit gegeben, dann stellt sich auch die Gewissheit ein, das Umfeld gefahrlos erkunden zu können. Wenn Kinder nicht in dieser offenen und engagierten Verfassung sind, dann sind sie in erster Linie darauf aus, nur ja in Sicherheit zu bleiben. Die entsprechende innere Verfassung bezeichnet Porges – ebenso wie die Therapeuten und die Öffentlichkeit ganz allgemein – als *defensiv*. Wenn ein Kind defensiv ist, beschränkt sich sein Interesse an der Welt auf das, was zu seiner Sicherheit erforderlich ist. Das primäre Motiv eines solchen Kindes ist die eigene Sicherheit, nicht der Informationserwerb oder die Ausbildung einer Fähigkeit.

Wenn ein Kind in einem von Missbrauch oder Misshandlung geprägten Umfeld lebt, wird es mit hoher Wahrscheinlichkeit defensive Gewohnheiten ausbilden und seine ganze psychische und physische Energie auf die Wahrung seiner Sicherheit verwenden. Wahrscheinlich wird es eine übermäßige Wachsamkeit in Bezug auf Anzeichen im Verhalten seiner Eltern entwickeln, die erkennen lassen, dass das Risiko einer neuerlichen Misshandlung besteht. Ein solches Kind wird es wahrscheinlich zur Meisterschaft in den Strategien des Manipulierens, Verschleierns, Einschüchterns oder Sich-Fügens bringen und damit das Risiko verringern, dass ihm Schlimmes widerfährt. Zugleich besteht allerdings die Gefahr, dass es psychische, emotionale, soziale, kognitive und körperliche Fertigkeiten, die seiner Entwicklung insgesamt zugute kämen, gerade *nicht* entwickelt. Ein Kind, dass gewohnheitsmäßig in der Defensive verbleibt, weil seine Vorgeschichte von Misshandlung und Vernachlässigung geprägt ist, wird sich wahrscheinlich nicht sicher genug fühlen, um sich zusammen mit anderen auf die wechselseitige Erfahrung des Teilens, Kooperierens, Abwechselns oder auch Genießens und Spaßhabens einzulassen. Auch werden defensive Kinder wohl kaum über ihr Leben nachdenken, sie werden kaum Empathie für andere aufbringen, und sie werden sich das Gefühl, verletzlich oder traurig zu sein, eher nicht gestatten. Wahrscheinlich werden sie auch nicht darauf vertrauen, dass sie, wenn sie sich erlittene Misshandlungen wirklich wieder ins Gedächtnis rufen und zum Ausdruck bringen, Trost erhalten werden, der es ihnen ermöglichen würde, diese Erfahrungen besser zu bewältigen und zu integrieren. Aus ebendiesen Gründen werden sie sich nicht offen und engagiert auf eine Therapie einlassen und auch nicht imstande sein, der Bedeutung der traumatischen Ereignisse auf eine neue und andere Weise nachzugehen und ihr Selbstgefühl wie auch ihre Beziehungen aus einem neuen und anderen Blickwinkel zu betrachten.

Die dyadische Entwicklungspsychotherapie fördert die Entstehung einer offenen und engagierten Verfassung, indem sie dafür sorgt, dass sich im Rahmen der therapeutischen Beziehung ein solides Sicherheitsgefühl entwickelt. Erreicht wird dies dadurch, dass der Fokus auf jenem fraglosen wechselseitigen und stimmigen Miteinander liegt, das für das geglückte Mutter-Kind-Verhältnis charakteristisch ist und in Familien mit sicheren Bindungen anhaltend besteht. Indem der Therapeut die je momentanen nonverbalen und verbalen Verlautbarungen des Kindes feinfühlig aufnimmt und vorbehaltlos auf alle diese Mitteilungen eingeht, hilft er ihm, in ein Gespräch über sein gegenwärtiges und sein zurückliegendes Erleben einzutreten. Akzeptanz gegenüber dem Kind, wenn auch nicht notwendig in Bezug auf sein Verhalten insgesamt, ist nach Porges ein zentrales Erfordernis für das psychische Sicherheitsgefühl, das gegeben sein muss, damit es überhaupt zu der beschriebenen offenen und engagierten inneren Verfassung des Kindes kommen kann. Porges bezeichnet es darüber hinaus als für diese innere Verfassung förderlich, wenn das Gespräch mit dem Kind entspannt, rhythmisch, mit wechselndem Tonfall und wechselnder Expressivität geführt wird. Ein monotones Gespräch, das stark an eine strenge Belehrung erinnert, würde dagegen die defensive Haltung des Kindes noch verstärken. In der dyadischen Entwicklungspsychotherapie hat das entstehende Gespräch aber in der Tat jene rhythmische Qualität, die eine offene und engagierte innere Verfassung aufkommen lässt.

Dieses Gesprächsformat ist als affektiv-reflexiver Dialog bekannt und verweist schon mit dieser Bezeichnung auf die damit bewirkte Integration der affektiven und reflexiven Komponenten der Geschehnisse, denen dabei nachgegangen wird, und der Bedeutungen, auf die der Therapeut und das Kind sich verständigen.

Intersubjektivität

Das Selbstgefühl des kleinen Kindes baut sich rund um die wiederholten Äußerungen der Eltern über ihre Erfahrungen mit ihm auf. Wenn die Eltern Freude, Liebe, Entzücken und Interesse empfinden und erkennen lassen, beginnt das Kind sich als erfreuliches, liebenswertes, entzückendes und interessantes Wesen zu erfahren. Kinder, die misshandelt oder missbraucht worden sind, erfahren sich mit der Zeit als nicht liebenswert, als böse, als Langweiler und als dumm, weil die Eltern sie entsprechende Erfahrungen mit ihnen spüren lassen. Wir sprechen insoweit von früher Intersubjektivität, die ihrerseits eine primäre Möglichkeit für Kinder darstellt, etwas über sich selbst und über ihre soziale und kulturelle Welt zu erfahren.

Intersubjektives Lernen ereignet sich in erster Linie auf nonverbalem Weg in Gestalt der Erfahrungen kleiner Kinder mit ihren Eltern. Ihr Selbstgefühl organisiert sich im Zusammenhang mit dem Gesichtsausdruck der Mutter, dem Blickkontakt mit ihr, den prosodischen Merkmalen ihrer Stimme, ihrer Gestik und ihrer Körperhaltung. Kinder, die misshandelt wurden, versuchen solche Eindrücke zu vermeiden, um das schmerzliche Wissen zurückzudrängen, das ihnen diese Erfahrungen mit der eigenen wie mit der anderen Person bescheren. Das hat zur Folge, dass sie auch die nonverbalen Rückmeldungen solcher Erwachsenen, die neu in ihr Leben treten und denen sie sehr wohl als reizend, erfreulich, interessant oder liebenswert erscheinen, oft gar nicht zur Kenntnis nehmen. Sie sind auch durch positive Äußerungen ihrer Pflegeeltern, Lehrerinnen oder Therapeuten kaum zu beeinflussen, weil sie solchen Äußerungen häufig keine Beachtung schenken oder den Inhalt nicht an sich heranlassen.

In der dyadischen Entwicklungspsychotherapie wird die Therapeutin dem intersubjektiven Erleben des Kindes eher mehr als zu wenig Beachtung schenken, um ihm zu neuen intersubjektiven Erfahrungen mit dem eigenen Selbst zu verhelfen. Sie wird deutlich machen, dass sie das Kind mag, dass sie gern mit ihm zusammen ist, seine Gedanken und Wünsche akzeptiert, an seinem Leben interessiert ist und Empathie bei der Vorstellung empfindet, wie hart dieses Leben bisher gewesen ist. Sie wird es zulassen, dass ihr auch einmal die Tränen kommen, wenn das Kind erzählt, was ihm angetan wurde, statt ihre Tränen hinter einer neutralen Haltung zu verbergen. Reagiert das Kind ängstlich auf diese Anzeichen dafür, dass es ihr lieb und wert ist, dann wird sie auch diese Reaktion akzeptieren und gemeinsam mit ihm überlegen, warum es wohl ängstlich ist. Das wiederum könnte dazu führen, dass das Kind allmählich über sein negatives Selbstwertgefühl nachdenkt, ein Gefühl, das sich im Zuge seiner frühen intersubjektiven Erfahrungen entwickelt hat und nicht etwa zum Zeitpunkt seiner Geburt objektiv bereits vorhanden war. Je offener und engagierter das Kind mit der intersubjektiven Erfahrung der Therapeutin mit seiner Person umgeht, desto eher wird es sich wahrscheinlich auch ähnlichen Erfahrungen öffnen, die es mit seiner Lehrerin oder Pflegeperson macht.

»PACE«

PACE (ein Akronym aus den Anfangsbuchstaben von *playfulness* = Spielfreudigkeit, spielerisches Herangehen, *acceptance* = Akzeptanz, *curiosity* = Wissbegierde, fragendes Interesse, *empathy* = Empathie) steht für die therapeutische Haltung in der dyadischen Entwicklungspsychotherapie, die einen durchgängig offeneren und engagierteren Umgang mit dem traumatisierten Kind ermöglicht, durch den der Therapeut den kleinen Patienten wissen lassen kann, wie er dessen Stärken und Verletzlichkeiten erlebt. Diese *spielerische, akzeptierende, fragend-interessierte* und *empathische* Atmosphäre sorgt dafür, dass das Kind sich sicher fühlt, während der Therapeut sich mit ihm und seiner traumatischen Geschichte vertraut macht. Die einzelnen Komponenten dieses Ansatzes sollen hier kurz beschrieben werden:

Beim *spielerischen* Moment geht es um eine Annäherung an das Kind, die von Hoffnung, Leichtigkeit, spontanem Interesse und von der Freude an den Dingen geprägt ist. Das heißt allerdings nicht, dass hier ein spaßiger Ton vorherrschte oder der Fokus allein auf »glücklichen« Momenten läge, während das Traurige und Beunruhigende ignoriert würde. Die spielerische Herangehensweise bedeutet, dass Vertrauen in die Zukunft gesetzt wird und den Beteiligten bewusst ist, dass sich mit dieser therapeutischen Beziehung über den resilienten Umgang mit negativen Lebenserfahrungen hinaus auch die Möglichkeit verbindet, Freude zu empfinden.

Wie schon angemerkt, sorgt die *akzeptierende* Haltung des Therapeuten dafür, dass das Kind sicher ist, hier nicht beurteilt oder bewertet zu werden – denn im Grunde nimmt es ja an, dass alle Bewertungen seiner Person negativ und für es peinlich ausfallen müssten. Akzeptanz hilft dem Kind, darauf zu vertrauen, dass sein Innenleben – seine Gedanken, Gefühle, Wünsche und Träume – wertvoll ist und vieles umfasst, das ihm helfen wird, seine schreckliche und schambefrachtete Geschichte hinter sich zu lassen. Das Kind, das sich akzeptiert und in Sicherheit weiß, wird sich wahrscheinlich offen der Erkundung seiner Welt zuwenden und wissen, dass es sich auch dann nicht darin verfangen wird, wenn es beschließt, dass es »für heute genug sein« soll.

Das *fragende Interesse* des Therapeuten bringt ein reflexives Verhalten des Kindes in Gang. Mit diesem Interesse darf allerdings kein Urteil verbunden sein. Anstelle des strengen: »Warum hast du das getan?«, wird der Therapeut eher in rhythmischem und entspanntem Tonfall fragen: »Ich wüsste gern, warum du das gemacht hast?« Es geht um das Verstehen, und zwar nicht, um dann darüber zu befinden, ob im jeweiligen Fall richtig oder falsch gehandelt wurde, sondern um zu begreifen, welches Motiv bzw. welche Absicht hinter dem Tun stand. Es geht auch darum zu verstehen, was geschehen ist und wie das Geschehen sich auf das Kind ausgewirkt hat, nicht aber darum, ob das Kind an diesem Geschehen »schuld« war und ob das Geschehen sich in dieser bestimmten Weise auf das Kind hätte auswirken *müssen*. Das fragende Interesse des Therapeuten gibt dem Kind die Möglichkeit, der Bedeutung von Handlungen und Ereignissen offen und engagiert nachzuspüren und sich für mögliche neue Bedeutungen, die weniger scham- oder angstbefrachtet sind, empfänglich zu zeigen.

Mit der *empathischen* Haltung des Therapeuten findet die affektive Komponente Eingang in das therapeutische Gespräch über ein erlittenes Trauma. Sie bewirkt, dass das Kind – indem es die Präsenz des Therapeuten wahrnimmt – sich sicher fühlt, wenn es sich nun offen daranmacht, der Bedeutung erschreckender oder schambefrachteter Geschehnisse nachzugehen. Die Empathie des Therapeuten trägt dazu bei, dass es sich in seinem Schmerz über das Geschehen nicht alleingelassen fühlt und dieser Schmerz dann wohl auch nicht zu einer Fehlsteuerung führt. Um für das Kind tröstlich zu sein, muss die Empathie des Therapeuten deutlich zum Ausdruck kommen, sich also in seiner Stimme, seiner Mimik, seiner Gestik und seiner Körperhaltung zeigen.

Der affektiv-reflexive Dialog

In der Behandlung von Kindern, die von den eigenen Eltern traumatisiert wurden, ist es nicht einfach damit getan, sich über die traumatischen Vorfälle auszutauschen. Vielmehr haben wir es hier mit einer ganz bestimmten Art des Gesprächs darüber zu tun: mit einem affektiv-reflexiven Dialog. Ein solcher Dialog bedeutet, dass nicht einfach über das Problem geredet, sondern dass kommuniziert wird, denn er zeichnet sich durch die erwähnte spielerische, akzeptierende, fragend-interessierte und empathische Atmosphäre aus, die es dem Kind ermöglicht, sich im Gefühl anhaltender Sicherheit auf das zurückliegende traumatische Geschehen zu konzentrieren; dies aber wird durch die Empathie des Therapeuten und seine Koregulation des affektiven Erlebens des Kindes möglich. Damit kann es dieses Geschehen noch genauer bzw. unmittelbarer erleben, und dies in dem Wissen, dass es im Schmerz des Erlebens nicht allein ist. Auf dieser tieferen Ebene kann das Kind sich in der Gewissheit des vorbehaltlosen Interesses des Therapeuten neuen Wegen des Erlebens öffnen und zu neuen Bedeutungen des Geschehens finden.

Das heißt also: Wenn das Kind sich bisher unter dem Eindruck des Geschehens als böse oder dumm wahrgenommen hat, kann es im Rahmen des affektiv-reflexiven Dialogs jetzt begreifen, dass das, was es erleben musste, auf den heftigen Wutausbruch der Mutter, auf das fehlende Gespür des Vaters für die Bedürfnisse und Fähigkeiten von Kindern oder auf die ganz und gar ichbezogene und rücksichtslose Fixierung der Täterperson auf die eigenen Wünsche zurückzuführen ist. Durch den affektiv-reflexiven Dialog vermag das Kind allmählich zu erkennen, dass die Bedeutung, die das Geschehen in seinen Augen hatte, aus seinem intersubjektiven Erleben der Täterperson entstanden ist. Sie hatte keine objektive Realität. Die entsprechende intersubjektive Sichtweise des Therapeuten von diesem Geschehen versetzt das Kind in die Lage, jenseits der *einen* vom Täter übermittelten Sichtweise noch anderen möglichen Bedeutungen des Geschehens nachzugehen.

Der affektiv-reflexive Dialog ist eine Möglichkeit, dem Kind beizustehen: Im Vertrauen auf die Empathie des Therapeuten und darauf, dass dieser ihm bei seiner emotionalen Regulation zu Hilfe kommt, kann es sich gefahrlos auf ein Gespräch einlassen, in dem beide Beteiligten dem Geschehen gezielt im Blick auf denkbare neue Bedeutungen nachgehen.

Emotionale Regulation und reflexives Verhalten

Sicher gebundene Kinder können die Bandbreite ihrer emotionalen Verfassung in der Regel besser regulieren als unsicher und zumal desorganisiert gebundene. Das hat seinen Grund darin, dass auch die Eltern sicher gebundener Kinder im Allgemeinen über diese Fähigkeit verfügen und dass sie für ihre Kinder »erreichbar« und offen für die Aufgabe sind, sich an deren emotionaler Regulation zu beteiligen. Dagegen sind Bemühungen um kognitive Selbstregulation nur zu oft nicht erfolgreich, wenn es an der notwendigen Voraussetzung – dem Einüben dieser Fertigkeit zusammen mit der Bezugsperson – gefehlt hat.

So wie es zum Einüben der emotionalen Regulationsfähigkeit zunächst der Gemeinschaft mit einer insoweit bereits versierten Bezugsperson bedarf, so ist die Reflexionsfähigkeit – die Voraussetzung für die Entwicklung eines integrierten Selbstgefühls – darauf angewiesen, dass Kind und Elternperson sich im Rahmen ihres intersubjektiven Erlebens über gewisse Bedeutungen verständigen. Wenn dieses intersubjektive Erleben um Misshandlung und Vernachlässigung kreist, verengen sich die reflexiven Fähigkeiten des Kindes auf die Empfindung von Angst und Scham. In vielen Fällen wird ein solches Kind es vermeiden, über die Bedeutung seines Verhaltens oder des Verhaltens der Bezugspersonen nachzudenken, weil es bereits ahnt, dass jede denkbare Bedeutung mit Scham verbunden sein wird.

Im Idealfall kann der Therapeut das Zustandekommen eines affektiv-reflexiven Dialogs zwischen dem Kind und dessen primärer Bezugsperson erleichtern. Zu diesem Zweck muss die Bezugsperson in den Sitzungen anwesend sein und sich zusammen mit dem Kind aktiv daran beteiligen. Das heißt, sie muss ihren Teil zur Regulation der affektiven Verfassung des Kindes beitragen können und es verstehen, in dieser Gemeinschaft der Bedeutung der zurückliegenden traumatischen Geschehnisse bzw. des aktuellen schambefrachteten Verhaltens des Kindes nachzugehen. Voraussetzung dafür ist, dass diese Person sich im Gegenüber mit dem Therapeuten und mit dessen Tätigkeit sicher fühlt. Der Therapeut wiederum muss sich vor Beginn dieser gemeinsamen Sitzungen ein Bild von der Bereitschaft der Bezugsperson machen, sich in der beschriebenen Weise zu engagieren. Wenn die Bezugsperson sich mit der Situation sicher fühlt, kann der Therapeut sich als Coach, als Vorbild, als Trainer und Unterstützer betätigen, damit die Bezugsperson zu einer Quelle der Sicherheit und des Umlernens für das Kind wird.

Sprechen: *Mit* dem Kind, *für* das Kind, *über* das Kind

Es kann schwierig sein, in ein fortdauerndes Gespräch *mit* misshandelten und vernachlässigten Kindern zu kommen, weil es diesen häufig an der Fähigkeit und an der Motivation fehlt, sich wirklich auf solche Gespräche einzulassen. Sie haben kaum Erfahrung darin, in einen wechselseitigen Dialog mit Erwachsenen zu treten, die gewillt sind, sich ihnen im oben beschriebenen Sinn, also spielerisch, akzeptierend, interessiert und empathisch, zuzuwenden. Sie vertrauen nicht darauf, dass sie Trost aus einem Dialog beziehen werden, der vielleicht anstrengend ist, und sie trauen auch dem Trost als solchem nicht. Sie sind nicht bereit, sich so weit auf eine erwachsene Person zu verlassen, dass sie anfangen könnten, dem eigenen Innenleben nachzuspüren. Geschehnisse, die für sie mit Scham und Schrecken verbunden sind, zeigen in ihrer Sicht an, was sie wirklich »verdienen«. Das Hirn und das Herz des Therapeuten verdienen sie nicht.

Das bedeutet, dass der Therapeut bereit sein muss, die Führung zu übernehmen, es dem Kind also überhaupt zu ermöglichen, dass es sich an einem solchen Gespräch beteiligt. In dieser führenden Rolle wird er u. a. immer wieder einmal *für* das betreffende Kind sprechen, indem er etwa sagt: »Ich frage mich, ob du hin und wieder denkst: ›Manchmal habe ich wirklich keine Lust, bei der Hausarbeit zu helfen. Mich hat noch keiner gefragt, was ich will – warum sollte ich mich dann darum scheren, was die wollen?‹ Könnte es sein, dass dir manchmal solche Gedanken kommen?«

Dieses Sprechen *für* das Kind geschieht sozusagen tastend und macht deutlich, dass das, was gesagt wird, eine Vermutung bezüglich dessen ist, was das Kind möglicherweise denkt. Zugleich wird das Kind damit ermutigt auszusprechen, was immer sein Innenleben seiner Ansicht nach besser repräsentiert. Bei anderen Gelegenheiten spricht der Therapeut mit der in der Sitzung anwesenden Bezugsperson oder auch mit sich selbst *über* das Kind. Dann sagt er etwa: »John, ich meine, dass Sarah eben jetzt großen Mut beweist, indem sie einfach unserer Unterhaltung darüber zuhört, wie hart ihr Leben bisher gewesen ist. Das anzuhören fällt ja nicht leicht, und ich meine, dass sie uns vielleicht doch so weit vertraut, dass das Reden über die Dinge ihr helfen könnte, damit fertigzuwerden.«

Oder er blickt durchs Fenster nach draußen und sagt zu sich selbst: »Ich frage mich, wie ich Sarah helfen könnte, das zu begreifen. Sie ist sich nicht sicher, ob es irgendetwas nützt, mit mir darüber zu reden. Vielleicht denkt sie sogar, dass es die Sache nur noch schlimmer machen würde. Sie muss darauf vertrauen können, dass ich weiß, was ich vorschlage, aber tatsächlich kennt sie mich nicht gut genug, um zu wissen, dass sie sich auf mich verlassen kann.«

Wenn ein Therapeut *über* ein Kind spricht, ohne dabei zu erwarten, dass es reagieren wird, fällt es dem Kind oft nicht schwer, ihm offen und engagiert zuzuhören und anschließend über die Situation, so wie er sie schildert, nachzudenken. In vielen Fällen vergehen nur Minuten, bis ein solches Kind das nötige Vertrauen gewonnen hat und die Motivation verspürt, sich an dem Gespräch zu beteiligen. Und auch wenn es das nicht tut, ist es doch häufig so, dass es seine Überlegungen mit nach Hause nimmt und sich in seinen später auftauchenden Motiven und Verhaltensweisen davon beeinflussen lässt.

Fallbeispiel

Emily, 12 Jahre alt, hatte in den zurückliegenden zwei Jahren bei Claire, einer Pflegemutter, gewohnt. Vorausgegangen waren seit ihrem fünften Lebensjahr drei andere, ursprünglich als Langzeitplatzierungen gedachte Pflegeaufenthalte. Den leiblichen Eltern, denen häusliche Gewalt, Vernachlässigung und Drogenkonsum zur Last gelegt wurden, war sie bereits als Dreijährige zum ersten Mal weggenommen worden. Zwischen dem dritten und dem fünften Lebensjahr hatte sie jeweils für begrenzte Zeit in mehreren Pflegefamilien gelebt, war den Eltern aber immer dann zurückgegeben worden, wenn diese irgendwie gefestigt erschienen. Claire war fest entschlossen, es mit Emilys Erziehung zu versuchen, aber das trotzig-oppositionelle Verhalten des Kindes und seine Weigerung, ihr zu vertrauen, machten ihr dieses Vorhaben sehr schwer. Mittlerweile dachte die zuständige Sozialarbeiterin darüber nach, Emily für die Jahre des Heranwachsens vielleicht in einer Wohngruppe unterzubringen.

Die Therapie war bereits seit zwei Monaten im Gang. Zuvor hatte die Therapeutin sich sechsmal mit der Pflegemutter Claire getroffen, um sich ein Bild von deren eigener Vorgeschichte, von ihrem Verhältnis zu Emily und von ihrer Bereitschaft zu machen, es mit einem anderen und vielleicht erfolgreicheren Ansatz zu versuchen. Claire erwies sich im Rahmen der Therapie als sehr engagiert, während Emily sagte, sie sei halt da, weil man es ihr zur Auflage gemacht habe. In der siebten gemeinsamen Sitzung ging die Therapeutin einer Auseinandersetzung nach, zu der es kurz zuvor gekommen war: Emily hatte sich geweigert, bei den Vorbereitungen für das Abendessen zu helfen; Claire hatte von ihrer diesbezüglichen Forderung aber nicht abgehen wollen. Daraufhin hatte Emily ihr einen Fluch entgegengeschleudert und war in ihr Zimmer gerannt. Im Folgenden wird der Beginn der Sitzung wiedergegeben:

Therapeutin: »Schön, dass ich euch beide sehe.«

Emily: (erbittert und ärgerlich): »Toll, dass ihr beiden euch hier zusammensetzen und reden wollt. Aber mich könntet ihr dabei doch aus dem Spiel lassen, oder? Ich hab Besseres zu tun.«

Therapeutin: »Danke, dass du dich auf Anhieb so deutlich ausdrückst. Ich weiß ja, dass dir die Therapie nicht gefällt, aber heute scheint sie dir noch weniger zu gefallen.«

Emily: »Sie wird halt noch mehr an mir herummäkeln. Oder dafür sorgen, dass Sie es an ihrer Stelle tun. Ich hab das alles schon gehört und werde mich nicht ändern! Sie verschwenden Ihre Zeit.«

Therapeutin: »Schon klar! Gemäkelt wird nicht! Aber Moment mal: Ich kann mich nicht erinnern, jemals an dir herumgemäkelt zu haben, seit wir uns kennen. Warum glaubst du, dass ich es jetzt tun werde?«

Emily: »Nein! Das stimmt! Sie wollen mich ›kennenlernen‹. Quatsch! Sie wollen mich einfach umkrempeln, um ihr einen Gefallen zu tun. An mir sind Sie doch nicht wirklich interessiert!«

Therapeutin: »Ach so – danke, Emily. Du glaubst also nicht, dass ich daran interessiert bin, dich kennenzulernen. Du meinst, dass es mir einfach darum geht, dass Claire glücklich und zufrieden ist. Das heißt, du hast kein Vertrauen zu mir. Wenn du die Dinge so siehst, dann ist es ja klar, dass du lieber nicht hier wärest.«

Emily: »Jetzt spielen Sie die Überraschte! Warum sollte ich Ihnen denn vertrauen?« (Zitiert zwei aktuelle Songs, leicht abgewandelt – etwa: »Ich bin diesen Weg gegangen …«, und: »Wieder einmal weggeschickt« –, um verständlich zu machen, wie sie sich fühlt.) »Die Sozialarbeiterin wird halt wieder irgendeine Person für mich finden, die ich nicht kenne und bei der ich dann wohne.«

Therapeutin: »Ach, Emily … natürlich … du hast in sieben verschiedenen Familien gelebt, zusätzlich zu den Orten, an denen du mit deinen Eltern gelebt hast. Warum solltest du auch irgendjemandem vertrauen. Die meiste Zeit in deinem Leben hast du nur dich selbst gehabt.«

Emily: »Mein ganzes Leben lang!«

Therapeutin (leise, in traurigem Ton): »Dein ganzes Leben lang … dein ganzes Leben lang.«

Emily: »Machen Sie sich keine Gedanken um mich. Ich kann für mich selbst sorgen.«

Therapeutin: »Das hast du getan. Du hast überlebt. Du bist von vielen Leuten schlimm verletzt worden. Und du hast überlebt. Aus eigener Kraft ... Ich bin froh, dass du gelernt hast, dich auf dich selbst zu verlassen ... Ich hatte gehofft, dass du dich auch ein bisschen auf Claire verlassen würdest.«

Emily: »Sie raffen es einfach nicht! Haben Sie denn nicht gehört? Ich hab doch gerade gesagt, dass sie eine blöde Kuh ist. Wissen Sie denn nicht, was nächstens passiert? Nach rund zwei Jahren habe ich die Gastfreundschaft schon mehr als strapaziert. Es ist noch eine Sache von Wochen. Nein, von Tagen!«

Therapeutin: »Hast du ihr gesagt, womit du rechnest?«

Emily: »Nein, warum sollte ich?«

Therapeutin: »Wie wär's, wenn du es ihr jetzt sagen würdest. Du hast es mir gesagt, jetzt sag es auch ihr. Ich möchte wissen, wie sie dir darauf antwortet.«

Emily: »Nein.«

Therapeutin: »Kann ich es ihr an deiner Stelle sagen?«

Emily: »Nur zu.«

Therapeutin (an Claire gewandt, wobei ihre Stimme anfangs erregt und ärgerlich klingt, später dann eher zögerlich und bekümmert): »Claire, demnächst wirst du dafür sorgen, dass du mich loswirst! Das wirst du machen, egal was du jetzt sagst. Sie machen es doch alle! Ich bin nicht gut genug für dich. Du wolltest irgend so ein süßes kleines Kind, eines, das du retten könntest und das so glücklich und so dankbar wäre – und dann kriegst du *mich* ... Und ich nenne dich eine blöde Kuh ... eine blöde Kuh ... Natürlich hast du die Nase voll von mir.«

Claire (im Konversationston): »Emily. Ich weiß, dass ich wütend auf dich war, weil du mich eine blöde Kuh genannt hast. Und wahrscheinlich werde ich immer wieder wütend auf dich sein, wenn du das weiterhin sagst. So wie du wahrscheinlich weiter wütend auf mich sein wirst, weil ich will, dass du mir im Haushalt hilfst. Ich verstehe schon. Du findest, dass ich gemein zu dir bin. Aber es ist doch besser, wenn ich dir begreiflich mache, warum ich dich um deine Hilfe bitte.« (Jetzt in einem freundlichen und einfühlsamen Ton:) »Es muss schlimm für dich sein, immer in der Erwartung zu leben, dass ich dein Gepäck vor die Tür stelle, wenn wir wieder mal wütend aufeinander sind. Aber ich will nicht, dass du gehst, Emily. Ich möchte, dass du bei mir bleibst.« (Jetzt in dringlichem Ton, um verständlich zu machen, dass sie es ernst meint:) »Wir werden den Ärger überwinden und einen Weg finden, um mehr von den guten Zeiten zu haben, die wir manchmal schon hatten.«

Therapeutin (noch immer *für* Emily sprechend, leise): »Warum willst du mich nicht loswerden, wie alle anderen das gemacht haben.«

Claire: »Für die kann ich nicht sprechen. Du bist bei mir aufgewachsen, Mädchen. Du fühlst dich inzwischen doch wie meine Tochter. Ich weiß, dass ich nicht deine Mama bin, aber ich weiß auch, dass du dich fühlst wie meine Tochter. Und du weißt, dass ich noch zwei andere Töchter habe, die jetzt mit ihren Partnern zusammenleben. Ich habe nie verlangt, dass sie gehen.«

Emily (wirkt ängstlich und verwirrt): »Aber du bist nicht meine Mama.«

Claire: »Aber ich wollte, ich wäre es.«

Therapeutin (sieht Emilys wunden Punkt): »Sag das noch mal, Claire.«

Claire: »Aber ich wollte, ich wäre ihre Mama. Ich wünschte wirklich, deine Mama hätte dich so erziehen können, wie du es brauchtest. Aber wenn sie nicht will oder nicht kann … dann will ich es.«

Emily (noch immer verwirrt, ängstlicher als zuvor): »Warum?«

Claire: »Weil du für mich meine dritte Tochter bist.«

Emily (ernst gemeint): »Warum?«

Claire: »Weil du dich nicht aufgegeben hast. Du willst es besser haben. Und ich möchte dir dabei helfen. Wenn du mich nur lässt. Wenn du mir vertraust, dass ich es wirklich so meine.«

Emily (zweifelnd): »Ich weiß nicht, ob ich das kann.«

Claire (mit Nachdruck): »Ich glaube, dass du das kannst. Ich glaube, dass wir es können. Wir sind beide hartnäckig. Und diese Therapeutin wird uns vielleicht dabei behilflich sein.«

Emily (sehr wehrlos): »Wollen Sie das …«

Therapeutin: »Für euch beide … Ihr habt meine Hände, mein Hirn und mein Herz.«

Claire (drückt Emilys Hand): »Gut. Es ist alles gut.«

Zu solchen Gesprächen kommt es nicht in jeder Sitzung und auch nicht mit jeder entsprechenden Dyade. Wenn die Bezugsperson aber motiviert und imstande ist, sich in dieser Weise um eine Heranwachsende zu bemühen und zu kümmern, die diese Bemühung und Betreuung von sich aus nicht wünscht oder sie zunächst mit Misstrauen betrachtet, dann kommt es in vielen Fällen eben doch dazu. Der Fokus muss dabei auf der Beziehung und darauf liegen, Elemente innerhalb dieser Beziehung entstehen zu lassen, die denjenigen der Beziehung eines sicher gebundenen Kindes zu seiner Mutter entsprechen. Die dyadische Entwicklungspsychotherapie arbeitet mit den Prinzipien von Bindung und Intersubjektivität und trägt diese Prinzipien mit dem Ziel in die aktuelle Beziehung hinein, Vertrauen zwischen dem Kind und der Bezugsperson aufzubauen. Der Therapeut ist bemüht, ein harmonisches Miteinander in Gang zu bringen, in dem die Beteiligten sich einander offen und engagiert zuwenden, so dass eine starke, reziproke Kommunikation zustande kommt. Um die Themen von Scham und Schrecken legt sich damit ein sicherer Kontext, in dem die zugehörigen affektiven Zustände eine gemeinsame Regulation erfahren und den Geschehnissen eine gemeinsam gefundene neue Bedeutung beigelegt wird. Von hier aus kann das Kind – häufig zum ersten Mal überhaupt – in der sich vertiefenden Bindungsbeziehung anfangen, Trost und Freude zu empfinden.

Literatur

Cook, A., Spinazzola, J., Ford, J., Lanktree, C., Blaustein, M., Cloitre, M., DeRosa, R., Hubbard, R., Kagan, R., Lautaud, J., Mallah, K., Olafson, E. & van der Kolk, B. (2005): Complex trauma in children and adolescents. *Psychiatric Annals*, 35 (5), S. 390–398.

Grossmann, K., Grossmann, K. E., Kindler, H. & Zimmermann, P. (2008): A wider view of attachment and exploration. In: J. Cassidy & P.R. Shaver (Hrsg.), *Handbook of attachment*. 2. Aufl. New York (Guilford Press), S. 857–879.

Hughes, D. (2011): *Attachment-focused family therapy workbook*. New York (W. W. Norton).

Hughes, D. (2014): Dyadic developmental psychotherapy: Toward a comprehensive, trauma informed treatment for developmental trauma disorder. *Child and Family Clinical Psychology Review*, 2, S. 13–18.

Hughes, D., Golding, K. & Hudson, J. (2015): Dyadic Developmental Psychotherapy (DDP): The development of the theory, practice, and research base. *Adoption & Fostering*, 39 (4), S. 356–365.

Norcross, J. C. & Wampold, B. E. (2011): Evidence-based therapy relationships: Research conclusions and clinical practices. *Psychotherapy*, 48, S. 98–102.

Porges, S. (2011): *The polyvagal theory*. New York (W. W. Norton).

Siegel, D. J. (2012): *The developing mind*. 2. Aufl. New York (Guilford Press).

ELKE GARBE

Das fragmentierte Selbst

Die Methode der Integration traumaassoziierter Selbstanteile in der Kinder- und Jugendpsychotherapie

Das Entwicklungstrauma

Vernachlässigung, psychische, körperlich und sexuelle Gewalt, Bindungsabbrüche, frühe Fluchterfahrungen sind frühe traumatische Entwicklungstraumatisierungen. Sie geschehen in sensiblen Phasen kindlicher Entwicklung und werden unverarbeitet in ein sich noch im basalen Wachstum befindliches Gehirn tief in dessen neuronales System eingegraben. Sie bestimmen dadurch alle weiteren Entwicklungsschritte mit, die dazu führen, dass diese nicht oder nur unzureichend bewältigt werden können. Es bildet sich eine Disposition für erhöhte Stresshormonausschüttung, für Bindungsstörungen, für Störungen in der Entwicklung eines konsolidierten Selbst, für chronische Erkrankungen und für eine geringere Lebenserwartung. Ihre Folgen werden transgenerativ an die nächste Generation weitergegeben, eine Reiz-Reaktionskette über Generationen beginnt, nachzulesen in den vielen Jugendamts- und Psychiatrieakten.

Entwicklungstraumatisierungen geschehen in der Gesellschaft. Sie werden durch geringe Teilhabe an Ressourcen und Armut begünstigt und führen zu erheblichen Folgekosten. Sie sind selbstverständliche Bestandteile des kindlichen Alltagserlebens in privaten Räumen und deshalb kaum kontrollierbar. Sie erfolgen oft über längere Zeit in einem sie begünstigenden, bagatellisierenden Umfeld.

Entwicklungstraumatisierungen geschehen durch Bindungspersonen, von denen Kinder abhängig und auf die sie existentiell angewiesen sind. Solche Bindungspersonen sind ihrerseits oft selbst in der Kindheit traumatisiert worden. Wenn wir von Tätern sprechen, dann können wir sie als »Bindungstäter« bezeichnen. Auch wenn ihnen die Chance der Verarbeitung nicht geboten wurde, sind sie für ihr Tun verantwortlich.

Entwicklungstraumatisierungen bedeuten, dass die Gewalt von einer Bindungsperson ausgeht, die eigentlich dafür verantwortlich ist, dem Kind Schutz und Sicherheit zu gewähren. Bei Gefahr benötigt das Kind die Nähe zur Bindungsperson, um sich wieder beruhigen und seine Angst überwinden zu können. Geht aber die Gefahr genau von dieser Bindungsperson aus, kann das Kind weder flüchten, sich wehren noch den »sicheren Hafen« Bindungsperson aufsuchen. Es bleibt in einem Hin und Her stecken, bei Aufrechterhaltung eines hohen Stresslevels. Hier kommt es zu Sprachverwirrungen – die lieben und gleichzeitig bedrohlichen Aspekte der Bindungsperson können miteinander in Einklang gebracht werden (Ferenczi 1988).

Ein solches Geschehen kann zur Entwicklung eines desorganisierten oder eines unsicher-vermeidenden Bindungsstils führen. Je jünger Kinder sind, desto mehr erscheinen ihnen – bei einem inneren Anwachsen von existenzieller Angst – traumatisierende Lebensumstände als »normal und unveränderbar«. Erst wenn sie beobachten, vergleichen und bewerten können und wenn sie von einer Person im Außen mitfühlend angesprochen werden, kann das ihnen Selbstverständliche in Frage gestellt werden. Sie können dann nach und nach erkennen, dass andere Bindungspersonen mit ihnen oder ihren eigenen Kindern liebevoller umgehen. Sie spüren, dass allein das Beobachten liebevoller Bindungssituationen und das Hören einer zugewandten Stimme im Körper angenehme Gefühle und Sehnsucht, vielleicht aber auch Trauer und Wut auslösen. Sie beginnen zu vergleichen und sind nicht in der Lage, ihre sich widersprechenden Erfahrungen zu einem folgerichtigen Narrativ zu verarbeiten.

Die Folgen kindlicher Entwicklungstraumatisierungen – eine Fragmentierung des Selbst

Kinder entwickeln also erst schrittweise die kognitive Fähigkeit, zwischen »liebevoll« und »bedrohlich« zu unterscheiden. Aber bis dahin wurden bindungstraumatische Erfahrungen, deren Bewertungen und darauf folgende kindliche Überlebensmuster bereits auf neurologischer Ebene gespeichert und fragmentiert in das wachsende Selbstsystem introjiziert. Denn alles, was Kinder erleben, findet im Gehirn seine Entsprechung in Form von neuronalen Netzwerken. Dazu gehören sowohl die Signale und Informationen, die von außen, also auch von der Bindungsperson, kommen, wie auch die eigenen Impulse und inneren Reaktionen auf das äußere Geschehen.

Ist die Bindungsperson die Verursacherin von kindlichen Traumatisierungen, sind Kinder gezwungen, sich deren Diktat zu unterwerfen, weil sie die Bindung zu ihr aus existenziellen Gründen nicht aufgeben können. Ohne die Bindungsperson ist das Überleben gefährdet. Das Kind entwickelt zwar die Impulse Flucht und Verteidigung, kann ihnen aber nicht folgen. Dies führt dazu, dass ausgeschüttete Stresshormone auch in der Folge nicht abgebaut werden können. Ebenso können diese Erfahrungen aufgrund ihrer existenziellen Bedrohlichkeit nicht in das Selbst integriert und damit verarbeitet werden. In den Augen des Kindes werden Diktate wie: »Ich habe recht, du bist böse, du bist schuld, du muss bestraft werden«, und: »Sei lieb, und was ›lieb‹ ist, definiere ich, unterwirf dich meiner Doktrin«, zu introjizierten, bedrohlichen, oft noch lange als ich-dyston wahrgenommenen inneren Stimmen, die zunehmend beginnen, im Selbst des Kindes ein Eigenleben zu führen. Tiefenpsychologisch gesehen ermöglicht der Prozess der Introjektion, das eigentlich Bedrohliche im inneren Erleben von der Bindungsperson zu separieren und zu sich zu nehmen, um diese im Außen als »lieb« und damit als notwendige, »ausreichend gute« Bindungsperson erhalten zu können. Die Folge ist aber die Entwicklung von inneren Entwertungs-, Zerstörungs- und Vernichtungsimpulsen gegen die eigene Person.

Das Kind muss sich also, um zu überleben, mit der Doktrin der schädigenden Bindungsperson verbinden, sich ihr unterwerfen und eigene andere Wahrnehmungen davon separieren, bei gleichzeitig wachsender Erkenntnis, dass es auch etwas Anderes, Wohliges gibt. Hier liegt eine Ursache für die Entwicklung von »fragmentierten inneren schädigenden Selbstanteilen«, die schließlich auch als ich-synton wahrgenommen werden: »Ich bin schlecht, ich bin schuld, ich tauge nichts, ich zerstöre, ich gehöre bestraft, ich bestrafe.« Unterwerfung ist also eine aktive Überlebensstrategie eines Kindes in einer lebensbedrohlichen Situation. Sie führt aber zur Fragmentierung des Selbst und schließlich zu einer dissoziativen Entwicklung zum Zwecke des kindlichen Überlebens.

Heinz Kohut (1981) beschreibt, dass das Kind in den ersten Jahren mit der Aufgabe konfrontiert ist, ein konsolidiertes Selbst (Kohut) zu entwickeln. Das bedeutet, dass es lernt, sich als »Ich-Selbst« mit seinen Möglichkeiten und Grenzen zu erkennen, und dass es sich über dieses sich langsam konsolidierende Selbst mit seinen Selbstgrenzen dem »DU-Dort« zuwenden kann.

In einem ausreichend guten Entwicklungs- und Bindungsmilieu kann es über den Prozess des Einfühlens und der Spiegelung vonseiten der Bindungsperson und durch deren empathische Reaktionen gute Bindungserfahrungen (Objekterfahrung) verinnerlichen und sie mit den eigenen inneren, sich angenehm anfühlenden Reaktionen darauf (Subjekterfahrungen) zu einem sich langsam entwickelnden stabilen »Ich-Selbst« integrieren. Sie stärken die Resilienz gegenüber bedrohlichen Erfahrungen. Sind sie aber nicht ausreichend, können sich in steter Regelmäßigkeit wiederholende traumatisierende Erfahrungen nicht in ein Selbst integriert werden, sondern werden zum Zwecke der Bewältigung einer existentiellen Angst zu zerfallen fragmentiert und abgekapselt. Wir unterscheiden deshalb zwischen ausreichend guten, der Stabilisierung und dem Schutz dienenden Selbstanteilen und traumassoziierten Selbstanteilen.

Kohut bezeichnet das Selbst als den zentralen Ort einer Persönlichkeit mit der Fähigkeit, sich in seinem So-Sein zu betrachten, reflektieren, steuern und zu verstehen. Die Fragmentierung des Selbst versteht er als Folge eines destruktiven Umgangs pathogener Bindungspersonen mit dem Kind. Die frühe Nichtbeantwortung der basalen Bedürfnisse des Kindes durch die Bindungsperson löst nach ihm einen Fragmentierungsprozess aus – wobei Fragmente als Restanteile einer einmal stattgefundenen ganzen Szene zu verstehen sind. Er bezeichnet den Prozess der Fragmentierung als eine Funktion zum Schutz vor dem drohenden Zerfall des Selbst, welches schließlich in der Psychose enden könnte, würde dieser Schutz nicht existieren. Die Fragmentierung verhindert somit nach Kohut die Auflösung des Selbst. Insofern kann diese Schutzfunktion tiefenpsychologisch auch als eine Abwehrform verstanden werden.

Das Selbst fühlt sich nach Kohut in seinem Innersten, seinem Kernselbst bedroht und muss um sein Überleben kämpfen. Die Folge ist die Entwicklung von Selbstfragmenten; sie zeigen sich auf der Handlungs- und Erlebensebene und können als Überlebensleistung verstanden werden. Äußerlich werden sie als Symptome und Verhaltensauffälligkeiten sichtbar.

Was sind die Inhalte traumaassoziierter Fragmente? Es sind:

- die wahrgenommenen Signale der bedrohlichen Bindungsperson, ihre Überzeugungen, Handlungen, Worte, Gesten, Gefühle;
- die eigenen Reaktionen darauf im Körper, in Gedanken, Gefühlen und Handlungen;
- die kreativen Versuche des Kindes, die traumatische Bindungssituation positiv zu beeinflussen bzw. ihr zu entkommen, in Form von Fluchtimpulsen, Verteidigungsansätzen und Unterwerfungsgesten. Sie dienen existenziell dem Überleben (Überlebensstrategien).

In der Therapie kann es deshalb nicht vorrangig darum gehen, die Fragmente »wegzumachen«, sondern sie sind zu verstehen. Fragmentierte Selbstanteile können auch als Überlebensstrategien, Abwehrformen, Symptome und Verhaltensauffälligkeiten verstanden werden, als Schutzfunktion gegenüber dem drohenden Zerfall des Selbst. Darüber hinaus beinhalten sie Informationen über die oft dissoziierten traumatischen Erfahrungen, die als ganze Geschichte nicht erinnert werden können. Und sie sagen etwas darüber aus, wie das Kind versucht hat, Lebensphasen, in denen es existenziell bedroht war, zu überleben. So gesehen sind sie eine kreative Bewältigungsleistung des Kindes, die es zu würdigen gilt, weil in ihr auch der Impuls steckt, zu diesem Leben dazugehören zu wollen. Dennoch ist es auch wahr, dass ihre Ausformung in einer Zeit des Danach nicht angemessen ist und ihr Ausdruck zu Folgeproblemen führt. Deshalb müssen sie nach dem Verstehen und Würdigen schrittweise an die heutigen Lebensbedingungen angepasst werden.

Hier noch eine Überzeugung: Es ist nicht zu vernachlässigen, auf welche Weise ein Kind traumatisiert wurde. Besonders bedrohlich ist aber vor allem, dass Worte, Handlungen oder das Verweigern von Handlungen mit einer lebensfeindlichen, missachtenden, kalten oder hasserfüllten Botschaft, Atmosphäre vonseiten der Bindungsperson erfolgen. Diese sind ein manchmal übersehener zusätzlicher Angriff auf das überforderte, im Wachstum befindliche Selbst des Kindes.

Konsequenzen für die Therapie: Die Methode der Integration traumaassoziierter Selbstanteile

Was brauchen also entwicklungstraumatisierte Kinder? Sie benötigen förderliche Entwicklungsbedingungen in einer bindungs- und traumaorientierten Therapie und Pädagogik, die zur Verarbeitung der traumatischen Erinnerungen in Richtung Integration innerer traumaassoziierter Selbstanteile beitragen, mit dem Ziel der Nachentwicklung zu einem konsolidierten Selbst.

Die »Methode der Integration traumaassoziierter Selbstanteile« wurde aufgrund dieser Überzeugung, auf dem Boden von Praxiserfahrung und mit dem beschriebenen theoretischen Hintergrund entwickelt. Sie integriert bisher entwickelte Verfahren der therapeutischen Behandlung von Trauma und Dissoziation und berücksichtigt wichtiges tiefenpsychologisches Wissen. Dies in der Überzeugung, damit ein gutes Gerüst zu haben, nicht zu retraumatisieren.

Die Vorbedingungen für die Anwendung dieser Methode sind:

- das Arbeiten innerhalb einer tragfähigen Bindungsbeziehung;
- das Beachten von Übertragungs- und Gegenübertragungsprozessen und die Überzeugung, diese baldmöglichst anzusprechen und aufzulösen;
- die Beachtung und Würdigung der Abwehrprozesse als Ausdruck der Angst des Patienten vor einer Überflutung mit traumatischem Material;
- das Einhalten des Affektoleranzfensters und das Beachten, dass der Patient während des Prozesses im Hier und Jetzt orientiert bleibt.

Unter Verwendung von kreativem Material (Symbole, kindliches Spielmaterial, Seile und Tücher) wird in verschiedenen Schritten unter Würdigung der jeweiligen Ressourcen die Entwicklungsgeschichte des Kindes mit seinen traumatisierenden Anteilen nach und nach so aufgerollt, dass das Toleranzfenster immer eingehalten werden kann. In einem Intermediärraum zwischen Patient und Therapeut können aus einer Metaperspektive innerhalb einer sicheren therapeutischen Beziehung die verschiedenen Aspekte seines bisherigen Leben traumafokussiert vergegenständlicht und betrachtet werden. Dabei werden die jeweiligen Ressourcen zuerst im Hier und Jetzt und danach im Dort und Damals vergegenständlicht, und erst danach können die inneren und äußeren Belastungsfaktoren in den Blick genommen werden. Dieses schrittweise Vorgehen ermöglicht es, dass sich parallel eine sich weiter stabilisierende therapeutische Beziehung mit Bindungsqualität entwickeln kann. Während der langsamen Annäherung und Verarbeitung traumatischer Erfahrungen können also neue gute Bindungserfahrungen und neue, für die Verarbeitung hilfreiche Erkenntnisse verinnerlicht werden, die dazu beitragen, dass ein zunehmend konsolidiertes Selbst nachreifen kann.

Über die Entwicklung der Zukunftsvision nähern wir uns dem Dort und Damals an. Dabei wird zuerst das »Überlebenskind« mit seinen Ressourcen und Überlebensstrategien gewürdigt. Es wird herausgearbeitet, wie dieses es geschafft hat, das Überleben zu sichern. Strategien und Unterwerfungsaspekte werden sorgfältig herausgearbeitet und gewürdigt. Das Kind wird angeleitet, seine heutigen Symptome als Fragmente früherer Überlebensstrategien zu verstehen. Es erhält die Möglichkeit, sich von der introjizierten Doktrin der Bindungstäter zu trennen und diese durch eigene, eigentlich schon lange da gewesene Erkenntnisse über das Leben und sich selbst zu ersetzen.

Erst danach wenden wir uns dem »Angstkind« zu, mit all seinen verschiede-

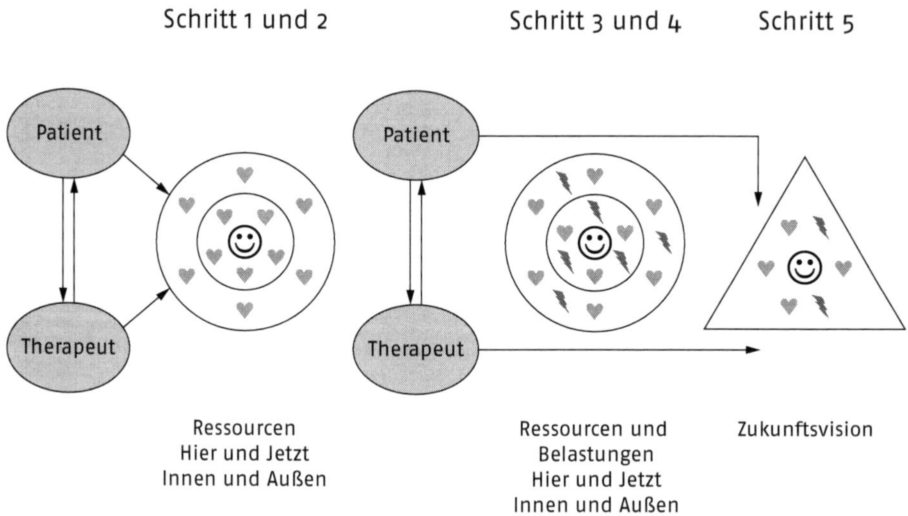

Abb. 1 Schritte 1–5 der Methode der Integration traumaassoziierter Selbstanteile

nen Gefühls- Handlungs-, Gedanken- und Körperreaktionsaspekten. Der Patient wird so angeleitet, dass er mit einer tolerierbaren Belastung die damaligen Reaktionen noch einmal erinnert. Er wird ermutigt, imaginativ und im Spiel zu entwickeln, was das Kind damals wohl gebraucht hätte. In verschiedenen Variationen kann dies dann nachgeholt werden (siehe auch Kahn 2010). Dabei wird davon ausgegangen, dass die erlebte Geschichte sich natürlich nicht ungeschehen machen lässt, dass aber die Vorstellung, wie Hilfe hätte aussehen können, wie eine Art heilendes neuronales Netzwerk wirken kann, das sich gewissermaßen über die alte Wunde legt, die darüber langsam zur Ruhe kommen mag. Wir unterscheiden dabei zwischen traumaverarbeitenden Gefühlen, wie Trauer, Wut und Mitgefühl (Reddemann 2008), deren Ausdruck gefördert wird, und traumaassoziierten Gefühlen, die nur in geringen Dosen wiederbelebt werden müssen, damit sie integriert werden können.

Denn nicht alle traumatischen Erfahrungen müssen auf diese Weise durchgearbeitet werden. Oft reicht es, wenn Haupterinnerungen, Schlüsselszenen bearbeitet werden. Dies führt zum Nachlassen von Symptomen und ermöglicht ein besseres Ankommen in der Welt im Hier und Jetzt. Über dieses Vorgehen kann es schrittweise zu einer Integration von traumaassoziierten Selbstanteilen in das nun älter gewordene Selbst kommen. Dies ermöglicht eine Nachreifung und schrittweise Konsolidierung des Selbst. Überlebensstrategien können dann den heutigen Erfordernissen eines Lebens in relativer Sicherheit angepasst und für sie

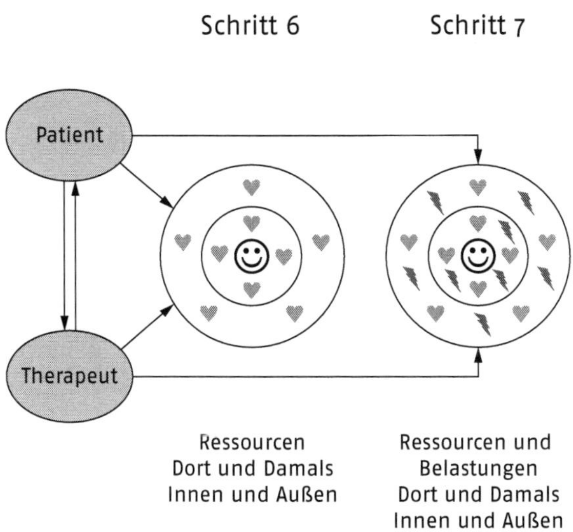

Abb. 2 Schritt 6–7 der Methode der Integration traumaassoziierter Selbstanteile

nutzbar gemacht werden, wenn sie in ihrer Bedeutung verstanden und gewürdigt worden sind.

Bedingung: Netzwerkarbeit und Kooperation

Hilfe nach Entwicklungstraumatisierungen, die durch Bindungspersonen verursacht wurden, beginnt mit der Wiederherstellung der äußeren Sicherheit für das Kind. Dies bedeutet in vielen Fällen, dass sich die Lebensumgebung des Kindes ändern muss. Dieses ist damit konfrontiert, dass es oft ohne große Vorbereitungszeit von seinen bisherigen Bindungspersonen getrennt wird und dass fremde Personen (Jugendamtsmitarbeiter, Familienrichter, Gutachter) weitgehend darüber entscheiden, wo und mit wem es zukünftig leben wird.

Die neue Umgebung ist fremd, unvertraut, die neuen verantwortlichen Erwachsenen müssen erst zu neuen Bindungspersonen (z.B. Pflegeeltern) werden. Bis dies gelingt, müssen beide Seiten oft einen holprigen Weg mit vielen Belastungen und Konflikten überwinden. Häufig wird der Aufbau einer neuen sicheren Bindungsbeziehung dadurch erschwert, dass die früher traumatisierenden Bindungspersonen immer noch Umgangsrecht haben. Damit ist vorprogrammiert, dass es durch jeden Kontakt erneut zu einer Retraumatisierung kommt, die sich belastend auf das Pflegeverhältnis auswirkt. Nicht selten kommt es zu Überforderungen und infolgedessen zu Abbrüchen von Pflegeverhältnissen. Pflegeeltern benötigen deshalb eine gute Vorbereitung auf das, was auf sie zukommt, wenn sie ein traumatisiertes Pflegekind aufnehmen, und brauchen danach gute fachliche Unterstützung. Traumatisierte Kinder benötigen nach der Herstellung eines sicheren Umfeldes oft Unterstützung von mehreren Helfern. Diese müssen ausreichend kompetent sein, um mit den Folgen von Entwicklungstraumatisierungen hilfreich umgehen zu können.

Um zu erreichen, dass Hilfen nach Entwicklungstraumatisierungen gelingen, ist die Arbeit im Netzwerk unterschiedlicher Fachkräfte unumgänglich. Vor allem die Kooperation zwischen Mitarbeitern der Jugendhilfe, den Psychotherapeuten und Psychiatern ist dafür eine unbedingte Voraussetzung. Schweigepflichtsregelungen müssen dabei sorgsam beachtet werden. Die verschiedenen Professionen mit ihren Qualifikationen müssen einander respektieren, ebenso müssen die jeweiligen Schnittstellen und Informationswege geregelt und klar sein. Entwicklungstraumatische Folgestörungen sind sehr komplex und werden, wenn sie nicht verstanden und gewürdigt werden, sehr resistent aufrechterhalten. Respektvolle und kooperierende Netzwerke von Psychotherapeuten, Sozialpädagogen, Lehrern, Psychiatern, anderen ambulanten Helfern und Richtern können zu Lösungen führen. Diese sollten unter dem Stichwort »traumapädagogische und traumatherapeutische Hilfe« so zusammenarbeiten, dass ein höherer Synergieeffekt erreicht werden kann. Hier ist noch viel zu tun. Vergessen wir dabei nicht das traumatisierte Kind. Es geht vielleicht auch um »Behandlung« und »Betreuung«, aber es geht vor allem darum, die aktive Seite des Kindes, sein Überlebenswille, der das Überleben traumatisierender Entwicklungsbedingungen bewerkstelligt hat, in die Hilfe mit einzubeziehen.

Literatur

Brisch, K. H. (2015): *Bindungsstörungen. Von der Bindungstheorie zur Therapie.* 13. Aufl. Stuttgart (Klett-Cotta).

Egle, U. T. (2012): Bindung, Trauma, Schmerz. In: I. Özkan, U. Sachsse & A. Streeck-Fischer (Hrsg.): *Zeit heilt nicht alle Wunden.* Göttingen (Vandenhoeck & Ruprecht), S. 143–169.

Ferenczi, S. (1988): *Sprachverwirrungen zwischen dem Erwachsenen und dem Kind. Das klinische Tagebuch.* Frankfurt a. M. (S. Fischer).

Fonagy, P., Gergely, G., Jurist, E. L. & Target, M. (2015): *Affektregulierung, Mentalisierung und die Entwicklung des Selbst.* 5. Aufl. Stuttgart (Klett-Cotta).

Gahleitner, S. B. (2012): *Das therapeutische Milieu in der Arbeit mit Kindern und Jugendlichen. Trauma- und Beziehungsarbeit in stationären Einrichtungen.* Bonn (Psychiatrie-Verlag).

Garbe, E. (2015): *Das kindliche Entwicklungstrauma. Verstehen und bewältigen.* Stuttgart (Klett-Cotta).

Kahn, G. (2010): *Das innere-Kinder-Retten. Sanfte Traumaverarbeitung bei Komplextraumatisierung.* Gießen (Psychosozial-Verlag).

Kohut, H. (1981): *Die Heilung des Selbst.* Frankfurt a. M. (Suhrkamp).

Streeck-Fischer, A. (2012): Die Entwicklungstraumastörung – Probleme der Diagnostik und Behandlung von komplex traumatisierten Jugendlichen. In: I. Özkan, U. Sachsse & A. Streeck-Fischer (Hrsg.): *Zeit heilt nicht alle Wunden.* Göttingen (Vandenhoeck & Ruprecht), S. 109–123.

Rass, E. (Hrsg.): *Alan Schore: Schaltstellen der Entwicklung.* Stuttgart (Klett-Cotta).

Reddemann, L. (2008): *Imagination als heilsame Kraft. Zur Behandlung von Traumafolgen mit ressourcenorientierten Verfahren.* Stuttgart (Klett-Cotta).

Riedesser, P., Resch, F. & Adam, H. (2008): Entwicklungspsychotraumatologie. In: B. Herpertz-Dahlmann, F. Resch, M. Schulte-Markwort & A. Warnke: *Entwicklungspsychiatrie. Biopsychologische Grundlagen und die Entwicklung psychischer Störungen.* 2. Aufl. Stuttgart (Schattauer), S. 279–290.

Sack, M., Sachsse, U. & Schellong, J. (Hrsg.) (2013): *Komplexe Traumafolgestörungen. Diagnostik und Behandlung von Folgen schwerer Gewalt und Vernachlässigung.* Stuttgart (Schattauer).

Wöller, W. (2009): *Trauma und Persönlichkeitsstörungen. Psychodynamisch-integrative Therapie.* Stuttgart (Schattauer).

Van der Kolk, B. A., McFarlane, A. C. & Weisaeth, I. (Hrsg.) (2000), *Traumatic stress.* Paderborn (Junfermann).

Winnicott, D. W. (2002): *Reifungsprozesse und fördernde Umwelt. Studien zur Theorie der emotionalen Entwicklung.* Gießen (Psychosozial-Verlag).

MATHILDE M. OVERBEEK, CLASIEN DE SCHIPPER,
FRANCIEN LAMERS-WINKELMAN UND CARLO SCHUENGEL

Kinder unter dem Einfluss des Erlebens von Gewalt zwischen den Eltern

Welche Hilfen gibt es für die Beteiligten?

Kinder brauchen einen Menschen, der ihnen in Zeiten psychischer Belastung zu Hilfe kommt (Bowlby 2008). In Familien, in denen es gewalttätige Auseinandersetzungen gibt, tragen die Eltern oft schwer an ihren eigenen Sorgen und sind deshalb weniger ansprechbar für die Nöte und Bedürfnisse ihres Kindes (Davies et al. 2004). Um betroffene Eltern und Kinder bei der Bewältigung ihrer belastenden Erfahrungen zu unterstützen, sind evidenzbasierte Interventionen erforderlich.

Wir beginnen diese Ausführungen mit einem kurzen Überblick über das Problem des zwischenelterlichen Gewalthandelns und über dessen Folgen. Anschließend berichten wir über den augenblicklichen Stand der Interventionen zugunsten betroffener Familien und ergänzen diese kurze Darstellung um die Ergebnisse einer von uns durchgeführten Studie. Diese fragt im Rahmen einer präventiven Intervention zugunsten von Kindern, die gewalttätige Auseinandersetzungen ihrer Eltern miterlebt hatten, speziell nach den Wirkungen der Fokussierung auf das Trauma. Zum Schluss befassen wir uns mit den praktischen Implikationen der Ergebnisse dieser Studie für die tägliche Arbeit mit traumatisierten Kindern, die innerfamiliären Gewaltepisoden ausgesetzt waren, und mit deren Familien.

Was ist zwischenelterliche Gewalt?

Der Begriff der interparentalen oder zwischenelterlichen Gewalt bezieht sich auf Fälle von psychischer und physischer Aggression zwischen den Bezugspersonen von Kindern. Dass die Kinder diesem zwischenelterlichen Gewalthandeln ausgesetzt sind, bedeutet nicht nur, dass sie es miterleben, sondern auch, dass sie sich der wechselseitigen Aggressivität der Erwachsenen bewusst sind, weil sie entsprechende Bemerkungen mitgehört haben oder handfeste Beweise dafür zu sehen bekommen (Holden 2003). Diese Exposition gegenüber den gewaltsamen Auseinandersetzungen der Eltern wird von der American Professional Society on the Abuse of Children (APSAC) als eine Form der emotionalen Kindesmisshandlung beschrieben, weil die Eltern ihre Kinder – absichtlich oder nicht absichtlich – schädigenden Erfahrungen aussetzen (Graham-Bermann 2002).

Zwischenelterliche Gewalt ist ein erhebliches und weltweit verbreitetes Problem: Im Schnitt berichten 30 % der Frauen, die in einer Beziehung leben oder gelebt haben, von Formen der physischen oder sexuellen Gewalt, die sie von Seiten ihrer Partner erfahren haben (WHO 2014). Hinsichtlich der Kinder, die mit gewaltsamen Auseinandersetzungen zwischen ihren Eltern konfrontiert sind, kommt die jüngste konservative Schätzung auf die gigantische Zahl von 275 Millionen weltweit, davon eine Million in Deutschland (UNICEF 2006). Im Rahmen nationaler Prävalenzstudien in den Niederlanden und in den Vereinigten Staaten wurden Kinder und Jugendliche zu ihrer Exposition gegenüber gewalttätigen Auseinandersetzungen zwischen ihren Bezugspersonen befragt. Ihre Berichte über derartige Episoden reichten von »er schubste sie« oder »sie packte ihn hart an« bis »sie/er setzte ein Messer/eine Schusswaffe gegen ihn/sie ein«. Nicht weniger als 13 % der niederländischen Jugendlichen berichteten, dass sie Gewalt dieses Schweregrades zwischen ihren Eltern bereits erlebt hatten (Alink et al. 2011; Lamers-Winkelman et al. 2007), und 17 % aller Kinder in den Vereinigten Staaten sind ebenfalls schon Zeugen physischer oder psychischer Gewalt zwischen den Partnern gewesen (Hamby et al. 2011).

Folgen für die betroffenen Kinder

Kinder, die gewalttätige Auseinandersetzungen ihrer Eltern miterleben, sind in Gefahr, psychosoziale Probleme aller Art zu entwickeln. Dem gewalttätigen Handeln zwischen den Eltern ausgesetzt zu sein ist eine traumatische Erfahrung für sie, und mehr als die Hälfte der Kinder, die diese Erfahrung gemacht haben, entwickelt die Symptome einer posttraumatischen Belastungsstörung (PTBS) (Graham-Bermann et al. 2012). Neben diesen Symptomen einer PTBS haben betroffene Kinder auch ein vergleichsweise höheres Risiko, emotionale Probleme, Verhaltensschwierigkeiten, soziale Probleme und schulische Schwierigkeiten zu entwickeln (Evans et al. 2008; Kitzmann et al. 2003). Ihre Anpassungsschwierigkeiten – die Folgen des Umstandes, dass sie gewalttätige Auseinandersetzungen zwischen ihren Eltern erleben mussten – sind vergleichbar mit den Folgen physischer Kindesmisshandlung (Kitzmann et al. 2003), und die Häufigkeit und Schwere dieser miterlebten zwischenelterlichen Gewalt werden mit dem Grad ihrer Anpassungsprobleme in Verbindung gebracht (Grych et al. 2000; Kitzmann et al. 2003). Und schließlich: Diejenigen, die als Kinder zwischenelterliche Gewalt miterlebt haben, sind als Erwachsene eher als ihre in gewaltfreien Familien aufgewachsenen Altersgenossen in Gefahr, physische Krankheiten, eine depressive Symptomatik und psychische Störungen zu entwickeln (Felitti & Anda 2010) oder sich auch ihrerseits auf eine Beziehung einzulassen, in der es zu Übergriffen kommt (Ehrensaft et al. 2003).

Zum Zusammenhang von zwischenelterlicher Gewalt und Verhaltensstörungen der Kinder

Etliche Theorien erklären, auf welchen Wegen die Exposition gegenüber dem zwischenelterlichen Gewalthandeln zu psychosozialen Schwierigkeiten auf Seiten der Kinder führen kann. Nach der Traumatheorie (Perry 1993) kann diese widrige Erfahrung überwältigende Ängste auslösen, die sich ihrerseits unmittelbar in der Funktionsweise der betroffenen Kinder niederschlagen und zu einer PTBS führen können. Funktionsweise und Verhalten von Kindern sind abhängig von der Beziehung zu den Eltern, und deren Ansprechbarkeit und erzieherische Kompetenz sind, nachdem es zu Gewalttätigkeiten zwischen ihnen gekommen ist, unter Umständen in Frage gestellt (Davies et al. 2004). Dementsprechend vertreten sowohl die Erziehungstheorie (Grych 2002) als auch die Bindungstheorie (Bowlby 1976) den Gedanken, dass zwischenelterliche Auseinandersetzungen sich möglicherweise eher indirekt, auf dem Weg über Familienprozesse – etwa ein lascheres Erziehungsverhalten, eine Verschlechterung der psychischen Verfassung der Eltern oder auch der Eltern-Kind-Interaktion –, auf die Anpassung der Kinder auswirken. In Studien wurde Gewalt zwischen den Eltern in einen Zusammenhang mit Erziehungsschwierigkeiten und psychischen Problemen der Mutter (Levendosky & Graham-Bermann 2001) bzw. mit elterlichem Belastungserleben (= Erziehungsstress) (Renner & Boel-Studt 2013) gebracht, also mit Faktoren, die ihrerseits wieder mit den Anpassungsschwierigkeiten der Kinder zusammenhingen.

Interventionen zugunsten betroffener Kinder

Eine große Zahl von Kindern muss gewalttätige Auseinandersetzungen zwischen den eigenen Eltern miterleben und hat ein entsprechend erhöhtes Risiko, zum Zeitpunkt dieser Eindrücke oder in späteren Jahren Probleme zu entwickeln. Das bedeutet, dass diesen vielen Kindern der Zugang zu einer Form der Unterstützung oder Intervention ermöglicht werden muss (Weisz et al. 2005). Entsprechende Interventionsprogramme können die aktuellen Probleme möglicherweise abschwächen und schädliche Langzeitfolgen der momentan unabwendbaren Situation verhindern. Für betroffene Kinder existieren nicht weniger als acht erprobte Programme (Cohen et al. 2011; Graham-Bermann et al. 2007; Jouriles et al. 2009; Lieberman et al. 2005; McFarlane et al. 2005; McWhirter 2011; Sullivan et al. 2002; Wagar & Rodway 1995) mit Variationen in der Art der Intervention (etwa selektive Prävention, indizierte Prävention), im Ziel der Intervention (sei es die Eltern-Kind-Beziehung, die Erziehungskompetenz der Eltern, die psychische Gesundheit der Eltern, die Bewältigungskompetenz oder das Gewalthandeln als solches), in der Fokussierung auf das Trauma, in der Zielgruppe (Kinder oder aber Eltern oder Kinder und Eltern gemeinsam) und im Kontext (klinisch, gemeindenah) (Rizo et al. 2011).

Diese gut konzipierten Interventionen haben bereits vielversprechende Resultate erbracht. Die Kinder in den Interventionsgruppen zeigten eine deutlichere Besserung als diejenigen in den Kontrollgruppen. Anhand der Unterschiede zwischen den einzelnen Interventionsprogrammen ergaben sich gewisse Erkenntnisse bezüglich derjenigen Faktoren, die sich im Rahmen solcher Interventionen als wirksam erweisen können. So konnten Graham-Bermann und Kollegen (2007) zeigen, dass diejenige Versuchsbedingung, die sowohl Sitzungen mit den Kindern als auch Sitzungen mit den jeweils begleitenden Elternpersonen einschloss, die deutlichste Besserung auf Seiten der Kinder bewirkte, verglichen mit dem Schema, das lediglich Kindersitzungen vorsah, und mit dem Verbleiben auf der Warteliste. Das deutet darauf hin, dass es wichtig ist, die Mütter bzw. Väter in die Intervention einzubeziehen. Noch ist allerdings nicht bekannt, welche spezifischen Faktoren im Rahmen solcher Interventionen, zu denen die Mütter bzw. Väter hinzugezogen werden, für die festgestellte Besserung verantwortlich sind.

Die trauma-fokussierte Intervention

Kinder, die gewalttätigen Auseinandersetzungen ihrer Eltern ausgesetzt waren oder sind, unterscheiden sich untereinander ganz beträchtlich. Das betrifft sowohl ihre Anpassungsprobleme als auch ihre Exposition gegenüber anderweitigen Risikofaktoren. Sie reagieren deshalb unter Umständen auch unterschiedlich auf die Intervention. Für Kinder mit einer posttraumatischen Belastungsstörung ist eine trauma-fokussierte Behandlung (AACAP 2010) angezeigt. Allerdings empfiehlt es sich, Kinder, die vorerst *nur in Gefahr sind,* eine PTBS zu entwickeln, mittels selektiver Präventionsbemühungen auf gemeindenaher Basis schon ins Visier zu nehmen, bevor ihre Symptome sich zu diesem Krankheitsbild verdichten (Weisz et al. 2005). Für Kinder, die bereits die Diagnose einer PTBS erhalten haben, dürfte sich eine trauma-fokussierte Behandlung in klinischer Umgebung als heilsam erweisen (Cohen et al. 2006). Ob trauma-fokussierte Elemente auch in der selektiven Präventionsarbeit auf gemeindenaher Basis von Vorteil sind, wissen wir dagegen noch nicht. Verglichen mit klinischen Einrichtungen haben gemeindenahe Anbieter von Interventionen eine eher heterogene Klientel, beschäftigen Therapeuten, die weniger spezialisiert sind, und verfügen über geringere Ressourcen zur Durchführung ihrer Aufgaben (Marchand et al. 2011). Das alles erschwert den treffsicheren Einsatz trauma-fokussierter Behandlungsfaktoren im Rahmen gemeindenaher Interventionen mit der Folge, dass die möglichen Wirkungen weniger deutlich zutage treten.

Die aktuelle Studie

Eine wichtige Frage betrifft die Bedingungen, unter denen Kinder sich von der bedrückenden Erfahrung gewalttätiger Auseinandersetzungen ihrer Eltern erholen können. Zu fragen ist auch, wieweit die insoweit optimalen Bedingungen und die jeweils optimale Hilfe wiederum von Eigenschaften oder Merkmalen der Kinder selbst und ihres jeweiligen Umfeldes abhängen (Graham-Bermann et al. 2009). Mit der aktuellen Studie sollte nach der Wirksamkeit trauma-spezifischer Behandlungsfaktoren im Rahmen selektiver Präventionsmaßnahmen auf gemeindenaher Basis gefragt werden. Zu diesem Zweck führten wir einen randomisierten und kontrollierten Test durch, um den Grad der Erholung oder Besserung bei Kindern zu vergleichen, die zusammen mit der jeweiligen Elternperson teils an einer auf das zwischenelterliche Gewalterleben fokussierten Gruppenintervention und teils an einer »allgemeinen«, also nicht in dieser Weise fokussierten Gruppenintervention teilnahmen. Darüber hinaus gingen wir der Frage nach, mittels welcher Mechanismen die Behandlungsfaktoren schließlich für eine Besserung der posttraumatischen Symptomatik der Kinder sorgten, und überlegten, durch welche Eigenschaften die Mütter/Väter und Kinder charakterisiert sein könnten oder müssten, um den größten Gewinn durch die Teilnahme an der einen oder der anderen Form der Intervention zu haben.

Die beiden Formen der Intervention, mit denen wir arbeiteten

Die auf zwischenelterliche Gewalt fokussierte Intervention

Bei dieser Form der Intervention handelt es sich um eine bereits existente Form der Gruppenintervention für Kinder, die der beschriebenen Situation ausgesetzt sind. Sie wird in den Niederlanden angeboten und trägt die Bezeichnung »En nu ik …!« (»Jetzt bin *ich* dran!«). Kinder im Alter zwischen sechs und zwölf Jahren können zusammen mit der nicht-gewalttätigen sorgeberechtigten Elternperson an diesem Programm teilnehmen. Es basiert auf der Traumatheorie (Perry 1993) sowie auf der Erziehungs- und der Bindungstheorie (Grych 2002; Bowlby 1976) und besteht aus neun Sitzungen von jeweils 90 Minuten, die parallel für die Kinder und für deren Mütter bzw. Väter durchgeführt werden. In den Kindersitzungen kommt jede Woche ein anderes Thema im Zusammenhang mit zwischenelterlichem Gewalthandeln zur Sprache, etwa »Auseinanderhalten und Äußern von Gefühlen« oder »Kontakt mit der gewalttätigen Elternperson« (Blijf Groep 2009). Da den Eltern ein wichtiger Part bei der Erholung ihres Kindes von der Erfahrung der zwischen ihnen virulenten Gewalt zukommt (Graham-Bermann et al. 2007), sind parallel stattfindende Mütter-/Väter-Sitzungen inhärenter Teil des Programms. Die Themen, die mit den teilnehmenden Müttern bzw. Vätern behandelt werden, lauten etwa: »Wie lässt sich das Problemverhalten Ihres Kindes in einen Zusammenhang mit seinem Trauma bringen, und wie sollte damit umgegangen werden?«, oder: »Wie sollten Sie mit Ihrem Kind über das Geschehen reden?« (Blijf Groep 2009). Positive Aufmerksamkeit, Erfahrungsaustausch und ein strukturiertes Vorgehen sind nicht-spezifische Faktoren, die bei dieser auf die zwischenelterliche Gewalt fokussierten Intervention herangezogen werden.

Die allgemeine Intervention

Um der Wirkung der trauma-spezifischen Behandlungsfaktoren nachzugehen, die bei Interventionen für Kinder zum Zug kommen, die gewalttätige zwischenelterliche Auseinandersetzungen erlebt haben, wurden die Ergebnisse der gewalt-fokussierten Intervention mit den Ergebnissen eines strukturäquivalenten Kontrollprogramms verglichen, das allein auf nicht-spezifischen Faktoren beruhte und die Bezeichnung »Jij hoort erbij« (»Du gehörst dazu«) trug. Dieses Programm war eigens für unsere Studie entwickelt worden und folgte der gleichen Struktur wie das gewalt-fokussierte Programm, arbeitete aber ausschließlich mit allgemeinen bzw. nicht-spezifischen Faktoren (Grencavage & Norcross 1990). Hier sorgten die Therapeuten für eine geschützte und positive Atmosphäre, die sich im Wesentlichen durch positive Aufmerksamkeit, Ablenkung, soziale Unterstützung und durch die wechselseitige Anerkennung der Teilnehmer auszeichnete. In den Sitzungen gingen die Kinder immer wieder unterschiedlichen spielerischen oder kreativen Aktivitäten nach und unternahmen auch eine Erkundungstour. Um mögliche Veränderungen in einen Zusammenhang mit dem Inhalt des Programms bringen zu können und um zu verhindern, dass die Mütter bzw. Väter sich über ihre traumatischen Erfahrungen austauschten, wurden neun parallele strukturierte Sitzungen mit den Müttern/Vätern erarbeitet, in denen es gezielt um das entspannte Beisammensein ging.

Das Untersuchungs-Design

Unsere randomisierte und kontrollierte Studie wurde vom September 2009 (Beginn der Erfassung) bis zum Januar 2012 (letzte Verlaufsbeobachtung) durchgeführt. Die teilnehmenden Mütter/Väter und Kinder kamen auf Vermittlung von psychiatrischen Einrichtungen, Frauenhäusern und sozialen Organisationen aus sieben teils urbanen und teils ländlichen Regionen der Niederlande. Diesen Organisationen waren sie in der Regel von der Polizei, von Kinderschutzeinrichtungen oder von den sozialen Diensten zugewiesen worden, wenn Fälle von häuslicher Gewalt bekannt geworden waren. Für die Teilnahme an der Intervention und an der Studie kamen Mütter/Väter und Kinder in Frage, die 1) zwischenelterliches Gewalthandeln psychischer und/oder physischer Art erlebt hatten und 2) angaben, dass das Gewalthandeln aufgehört habe.

Alle teilnehmenden Mütter/Väter und Kinder und – sofern die jeweiligen Elternpersonen einverstanden waren – auch die Lehrerinnen der Kinder füllten mehrere Fragebogen aus. Erhoben wurden die entsprechenden Fragen bei Beginn der Studie, unmittelbar nach deren Abschluss und noch einmal sechs Monate später bei der letzten Verlaufskontrolle. Im Anschluss an die Studie wurden ein Interview zur Ermittlung von Anzeichen gestörter Bindungsbeziehungen und eine

Beobachtungsmessung zur Qualität der Eltern-Kind-Beziehung durchgeführt; eine zweite solche Beobachtungsmessung erfolgte anlässlich der Verlaufskontrolle sechs Monate später (Overbeek et al. 2012).

Die Teilnehmer

Es waren zunächst 164 Mutter-Kind- bzw. Vater-Kind-Dyaden, die für die Teilnahme an der Studie rekrutiert und nach dem Zufallsprinzip entweder dem auf das elterliche Gewalthandeln fokussierten Programm oder dem allgemeinen Programm zugeordnet wurden; 155 dieser Dyaden durchliefen mindestens zwei Erfassungen und wurden damit in die weitere Untersuchung aufgenommen. Von diesen 155 Dyaden nahmen 100 an der gewalt-fokussierten Intervention und 55 an der allgemeinen Intervention teil. Für diese ungleiche Verteilung entschieden wir uns, weil wir uns davon eine Antwort auf die Frage erhofften, für wen die trauma-fokussierte Intervention sich als besonders segensreich erweisen würde.

Die demografischen Variablen wie Geschlecht, kultureller Hintergrund und Lebensalter waren gleichmäßig über beide Forschungsbedingungen verteilt. Insgesamt nahmen 86 Jungen und 69 Mädchen zwischen 6,08 und 12,81 Jahren (durchschnittliches Alter = 9,22 Jahre) an der Studie teil, 148 von ihnen mit der Mutter und sieben mit dem Vater. Zu 93 % handelte es sich bei den Kindern um gebürtige Niederländer; der kulturelle Hintergrund der elterlichen Bezugspersonen war allerdings sehr unterschiedlich: 43 % waren ebenfalls Niederländer, 20 % stammten von den Antillen bzw. aus Suriname, 10 % kamen aus Marokko, 9 % aus der Türkei und 18 % aus anderen Ländern. Das monatliche Einkommen der Teilnehmer war gering (66 % hatten ein Jahreseinkommen von weniger als 15 000 Euro, lagen damit also unterhalb der Armutsschwelle), und die meisten dieser Personen hatten ein niedriges (41 %) bzw. ein mittleres (46 %) Bildungsniveau. Mit Bezug auf das unmittelbar zurückliegende Jahr berichteten die Mütter und Väter von einer hohen Frequenz von Episoden, bei denen es zu psychischer Aggression (M = 88,86; R: 0–301 Fälle) und zu physischen Angriffen (M = 52,67: R: 0–401 Fälle) gekommen war, sei es von ihrer Seite oder von Seiten der Partnerperson. Solche gewaltgeprägten Beziehungen hatten eine durchschnittliche »Lebensdauer« von 11,06 Jahren (SD = 6,06).[1]

Die Exposition gegenüber multiplen Risikofaktoren

Von den Kindern, die an der Studie teilnahmen, hatten viele nicht nur gewalttätige Auseinandersetzungen ihrer Eltern miterlebt, sondern waren in ihrem familiären Kontext auch noch zahlreichen weiteren Risikofaktoren ausgesetzt. Die zusammengesetzte Punktzahl der widrigen Erfahrungen dieser Kinder wies einen Mittelwert von 3,6 schädigenden Erfahrungen (die Exposition gegenüber zwischenelterlichen Gewalthandlungen inbegriffen) in ihrem jungen Leben auf (Felitti et al. 1998). Der Vergleich mit einer normativen Stichprobe erwachsener Niederländer zeigte, dass die Kinder in unserer Studie vielfach bereits mehr schädigende Erfahrungen in ihrem bisherigen Leben gehabt hatten als ein durchschnittlicher Erwachsener in der gesamten Zeitspanne seiner Kindheit (Kuiper et al. 2010; siehe Abb. 1).

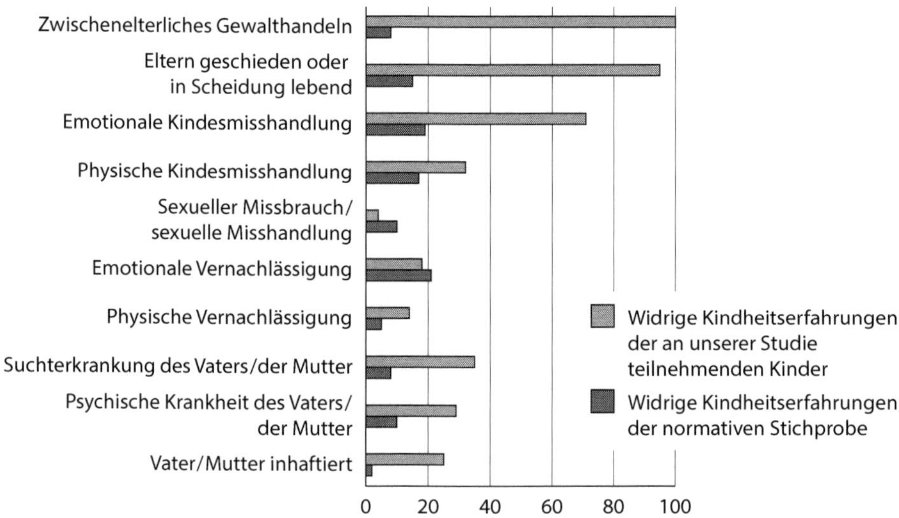

Abb. 1 Vergleich der Anzahl widriger Kindheitserfahrungen der Kinder, die an unserer Studie teilnahmen, und der Angehörigen einer normativen Erwachsenenpopulation

Angesichts der vielen Risiken, denen diese Kinder ausgesetzt waren, verwundert es nicht, dass ein beträchtlicher Prozentsatz von ihnen klinisch relevante Anpassungsprobleme erkennen ließ. Zu Beginn der Untersuchung hatten 83 % aller Kinder einen (sub-)klinischen Punktwert bei zumindest einem der sieben Parameter, die auf emotionale Schwierigkeiten, Verhaltensprobleme oder eine PTBS hinwiesen. Verglichen mit einer Normstichprobe kamen die Kinder in unserer Studie auf signifikant höhere Punktwerte bei den emotionalen Schwierigkeiten, den Verhaltensproblemen und der posttraumatischen Symptomatik (Achenbach & Edelbrock 2001; Briere 1997; Kovacs 2009); eine Ausnahme bildete lediglich der Grad der von den Kindern selbst angegebenen posttraumatischen Belastung (Briere 1995).

Die Wirkung der trauma-fokussierten Behandlungsfaktoren

Das wichtigste Ziel bei dieser Studie lautete, die Wirkung der trauma-fokussierten Faktoren einer gemeindenahen präventiven Intervention zugunsten von Kindern zu untersuchen, die gewalttätigen Auseinandersetzungen ihrer Eltern ausgesetzt gewesen waren. Die Ergebnisse zeigten, dass ein gemeindenahes trauma-fokussiertes Interventionsprogramm für die »Besserung« der Kinder nicht vorteilhafter war als ein Programm, das ausschließlich mit nicht-spezifischen Faktoren arbeitete. Die Symptome der Kinder gingen unter beiden Versuchsbedingungen vom Beginn bis zum Ende des Programms zurück und hielten sich auch sechs Monate später bei der Verlaufskontrolle noch auf diesem abgeschwächten Niveau. Von diesem Rückgang der Anpassungsprobleme berichteten Eltern, Lehrerinnen und auch die Kinder selbst (Overbeek et al. 2013).

Diese Ergebnisse zeigen, dass potentiell wirksame und in entsprechenden Wirksamkeitstests erprobte Komponenten sich unter Umständen nicht für die Anwendung in gemeindenahen Interventionsprogrammen eignen. Gemeindenahe Einrichtungen versorgen in der Regel eine eher heterogene Population und verfügen über weniger Ressourcen für die Durchführung von Interventionen als Programme, die im Kontext von Wirksamkeitstests ausgeführt werden (Marchand et al. 2011). Gerade unsere aktuellen Resultate verweisen auf die Bedeutung der nicht-spezifischen Faktoren im Rahmen gemeindenaher Interventionen zugunsten von Kindern, die häusliche Gewalt miterleben mussten, und zugunsten der Eltern, zwischen denen es zu diesen Gewalthandlungen kam.

Klinisch signifikante Besserungen

In der Therapieforschung ist eine Debatte über den Unterschied zwischen statistisch signifikanten und klinisch signifikanten Ergebnissen im Gang (Jacobson & Truax 1991). Wir gingen der Frage nach, ob die Kinder, die an der allgemeinen Intervention teilgenommen hatten, die gleiche klinische Besserung zeigten wie diejenigen, die an der trauma-fokussierten Intervention teilgenommen hatten, und stellten fest, dass dies der Fall war. Etwa ein Drittel der Kinder zeigte eine klinisch signifikante Besserung in Bezug auf mindestens einen der Parameter, einige auch in Bezug auf mehrere.

Der zeitliche Faktor

Wir wollten auch der alternativen Möglichkeit nachgehen, dass sich eine Besserung der Anpassungsprobleme einfach daraus erklären könnte, dass Zeit vergangen war. Deshalb gingen wir dem Zusammenhang zwischen der Zeit, die seit der Exposition gegenüber den Gewaltepisoden verstrichen war, und dem Grad und Verlauf der Symptomatik nach. Wir fanden keinen Hinweis darauf, dass Kinder aus Familien, in denen das Gewalthandeln schon seit längerer Zeit aufgehört hatte, bei Beginn der Untersuchung vergleichsweise weniger Probleme gehabt hätten. Da es keine nichtbehandelte Kontrollgruppe gab, ist dies kein belastbarer Beleg für die Wirksamkeit der einen oder der anderen Intervention. Es ist allerdings ein Hinweis darauf, dass das Verstreichen von Zeit allein nicht ausreicht, um sich von Anpassungsproblemen zu erholen, die auf die Exposition gegenüber gewaltsamen zwischenelterlichen Auseinandersetzungen zurückgehen.

Wie kommt die positive Wirkung zustande?

Da alle Kinder, die an der Intervention – sei es an der trauma-fokussierten oder an der »allgemeinen« Versuchsbedingung – teilgenommen hatten, im Schnitt eine Besserung ihrer Symptome erkennen ließen, war es uns wichtig zu erfahren, wie und warum diese Besserung zustande gekommen war. Bisher weiß man noch nicht viel über wirksame Interventionsmechanismen für Kinder, die gewalttätigen Auseinandersetzungen ihrer Eltern ausgesetzt waren, und für diese Eltern selbst. Die Traumatheorie (Perry 1993) verweist darauf, dass es sich bei der dank der Intervention verbesserten Emotionsdifferenzierung und größeren Bewältigungskapazität der Kinder um Mechanismen handeln könnte, durch die sich den Anpassungsproblemen abhelfen lässt (AACAP 2010). In den Erziehungs- und Bindungstheorien (Grych 2002; Bowlby 2006) wiederum klingt an, dass die Verminderung des Belastungserlebens (= Erziehungsstress) und der pathologischen Symptomatik der Eltern sowie ein Mehr an stützenden Eltern-Kind-Interaktionen als Mechanismen fungieren könnten, die ihrerseits erwarten lassen, dass sich etwas an den Anpassungsproblemen der Kinder ändert.

Um die Dinge zum Besseren zu wenden, zielen die üblichen spezifischen (*nicht* die trauma-spezifischen) Behandlungsfaktoren, soweit es die psychische Verfassung der Kinder betrifft, auf die Emotionsdifferenzierung und -regulation und auf die Bewältigungskapazität; auf Seiten der Eltern zielen die entsprechenden Faktoren auf die Verbesserung der Erziehungskompetenz und auf Fragen der Psychoedukation (McLeod & Weisz 2010). In der bisherigen Forschung zur Intervention zugunsten misshandelter Kinder und ihrer Familien hat sich die deutliche Fokussierung auf das Trauma als heilsamer erwiesen als die Arbeit mit den üblichen spezifischen Faktoren (Kolko et al. 2011), und evidenzbasierte Therapien für Kinder, die im Sinne des vorliegenden Beitrags geschädigt sind, arbeiten oft mit kognitiv-behavioralen Maßnahmen, bei denen ebenfalls ein spezifischer Fokus auf dem erlittenen Trauma liegt (z.B. Cohen et al. 2011; Graham-Bermann et al. 2007). Neben trauma-spezifischen und den üblichen spezifischen Faktoren haben sich im Rahmen von Interventionen auch nicht-spezifische Faktoren wie etwa die positive Aufmerksamkeit und der Erfahrungsaustausch als wirksam erwiesen (Baskin et al. 2003; Shirk & Karver 2003).

Um die beiden Formen der Intervention zu vergleichen, wurden nach dem Zufallsprinzip ausgewählte Mitschnitte von zwei bis sieben Kinder-und-Mutter- bzw. -Vater-Sitzungen (M = 5,75) pro Gruppe (36 Gruppen insgesamt, davon 26 gewalt-fokussierte, 10 allgemein ausgerichtete) im Blick auf die Anwendung trauma-spezifischer, üblicher spezifischer und nicht-spezifischer Behandlungsfaktoren kodiert. Wir fanden deutliche Unterschiede zwischen der trauma-fokussierten und der in der üblichen Weise ausgerichteten Versuchsbedingung. Unter der trauma-fokussierten Versuchsbedingung kamen trauma-spezifische, übliche spezifische und selbst nicht-spezifische Faktoren häufiger vor als unter der allgemein ausgerichteten Versuchsbedingung.

Analysen haben gezeigt, dass der stärkere Einsatz trauma-spezifischer Faktoren in den Sitzungen mit den Kindern mit einem Anstieg der Bewältigungskapazitäten der Kinder und – wider Erwarten – mit einem Rückgang ihrer Fähigkeit einherging, zwischen ihren Gefühlen zu differenzieren. In den Sitzungen mit den Müttern bzw. Vätern gingen der stärkere Einsatz nicht-spezifischer Faktoren und ein Mehr an spezifisch positiver Aufmerksamkeit des Therapeuten mit einer Zunahme des Wohlbefindens der jeweiligen Elternperson einher. Sowohl in den Kinder- als auch in den Mütter-/Väter-Sitzungen entsprach ein Mehr an nicht-spezifischen Behandlungsfaktoren der besseren Interaktion zwischen Mutter und Kind bzw. Vater und Kind.

Im nächsten Schritt gingen wir der Frage nach, ob der Einsatz nicht-spezifischer, üblicher spezifischer und trauma-spezifischer Behandlungsfaktoren und die Veränderungen in den obengenannten Mechanismen auch mit einem Rückgang der PTBS der Kinder einherging. Die gewachsene Fähigkeit der Kinder, zwischen ihren Gefühlen zu differenzieren, stand in der Tat im Zusammenhang mit dem Rückgang ihrer posttraumatischen Symptomatik. Ein direkter Zusammenhang zeigte sich auch zwischen dem Einsatz trauma-fokussierter Behandlungsfaktoren und dem Rückgang der posttraumatischen Symptomatik. Die Verbesserung im Befinden der Mutter/des Vaters und das geringere elterliche

Belastungserleben (= Erziehungsstress) dieser Person liefen dem Nachlassen der posttraumatischen Symptomatik des jeweiligen Kindes parallel.

Abschließend kann gesagt werden, dass die durch die Intervention bewirkte Verbesserung im psychischen Befinden der Mutter/des Vaters ein Mechanismus zu sein scheint, durch den sich wiederum ein Rückgang der posttraumatischen Symptomatik des Kindes erreichen lässt. Die Arbeit mit den nicht-spezifischen Behandlungsfaktoren kann sich als förderlich sowohl für das psychische Befinden der Mutter/des Vaters als auch für die positive Interaktion zwischen Mutter und Kind bzw. Vater und Kind erweisen. Was die Kinder angeht, so waren die positiven Wirkungen der trauma-fokussierten Behandlungsfaktoren weniger deutlich. Zwar ging die posttraumatische Symptomatik der Kinder unter dem verstärkten Einfluss dieser Faktoren zurück, aber die Besserung im klinischen Grad dieser Symptomatik zeigte sich unter beiden Forschungsbedingungen, also mit und ohne Fokussierung auf das erlittene Trauma. Etliche (indirekte) Mechanismen scheinen den potentiellen Nutzen trauma-fokussierter Behandlungsfaktoren, die doch einen Rückgang der posttraumatischen Symptomatik bewirken sollten, zu verbauen; dazu zählt etwa der negative Einfluss dieser Faktoren auf die emotionale Differenzierung. Solange uns diese Mechanismen nicht alle bekannt sind, scheint die Arbeit mit der gegenwärtigen Konstellation trauma-spezifischer Faktoren nichts zur Reduzierung der Anpassungsprobleme zu leisten (Overbeek et al. 2015).

Wer hat den größten Nutzen von dieser Intervention?

Da möglicherweise nicht alle Kinder im gleichen Umfang von der Teilnahme an der Intervention profitieren (Kraemer et al. 2002), nahmen wir die Ausgangsmerkmale von Kind, Familie und Kontext unter die Lupe, um mögliche Untergruppen ausfindig zu machen, für die sich die Intervention am besten eignen oder für die eine Fokussierung auf das Trauma von Vorteil sein könnte. Partnergewalt ereignet sich gewöhnlich innerhalb einer Konstellation von Risikofaktoren, die ihrerseits mit der Eltern-Kind-Beziehung, der elterlichen Bezugsperson oder dem größeren Umfeld zusammenhängen. Höhere Grade des ehelichen Konflikts gehen erwiesenermaßen mit einem erhöhten Misshandlungsrisiko der Kinder und mit dem Risiko weniger sicherer Bindungen einher; beide Gefahren wiederum tragen unabhängig voneinander zu emotionalen Schwierigkeiten und Verhaltensproblemen bei (El-Sheikh & Elmore-Staton 2004). Eltern, die in einer gewaltgeprägten Beziehung zueinander standen, berichteten – anders als Eltern, deren Beziehung nicht von Gewalt geprägt war – von höheren Graden von Erziehungsstress und eigener psychischer Gestörtheit (Levendosky & Graham-Bermann 1998, 2001); zur Fehlanpassung der Kinder trugen, zusätzlich zum Erziehungsstress und zu den psychischen Schwierigkeiten der Eltern, auch Faktoren bei, die auf das Konto des zwischenelterlichen Gewalthandelns gingen. Neben den Faktoren, die in einem direkten Zusammenhang mit der Eltern-Kind-Interaktion und dem elterlichen Funktionieren stehen, übt auch die soziale Umgebung, in der ein Kind aufwächst, einen Einfluss auf dessen Anpassung aus. Zwischenelterliches Gewalthandeln kommt häufiger in Familien vor, die in sozialer und ökonomischer Hinsicht benachteiligt sind, etwa in Familien, die unterhalb der Armutsschwelle leben (Fergusson & Horwood 1998), und die wirtschaftliche Not einer Familie steht in einem Zusammenhang mit Anpassungsproblemen ihrer Kinder (Conger et al. 2010). Die geballten Schwierigkeiten, auf die diese Kinder in ihrem Leben treffen, wirken sich auf ihre Anpassung aus; sie sind unter Umständen aber auch von Einfluss darauf, wieweit die Intervention das Leben von Eltern und Kindern überhaupt verbessert.

Der Erfolg einer Intervention, die ganz speziell der traumatischen Erfahrung gilt, zwischenelterliche Gewalt miterlebt zu haben, dürfte überdies von den besonderen Kennzeichen und vom Ausmaß dieser Erfahrung abhängen. Ältere Studien haben gezeigt, dass zwischenelterliches Gewalthandeln sich je nach seiner Häufigkeit und Schwere unterschiedlich auf die Entwicklung der Kinder auswirkt (Grych et al. 2000; Kitzmann et al. 2003). Zudem trugen die offenen psychischen und/oder physischen Aggressionen zwischen den Bezugspersonen auf je eigene Weise zu den Verhaltensproblemen der Kinder bei (Litrownik et al. 2003). Das alles deutet darauf hin, dass die Art und Weise bzw. die Details des jeweils von den Kindern miterlebten Gewalthandelns sich möglicherweise moderierend auf die Wirksamkeit einer Intervention auswirken, die speziell auf diese traumatischen Erfahrungen zielt.

Die genaue Betrachtung der genannten Risikofaktoren (Kindesmisshandlung, Bindungsstörungen, psychische Gestörtheit der Eltern, Erziehungsstress, Armut) zeigte, dass Kinder von Eltern, die in ihrer Elternrolle hochgradig gestresst waren, im Anschluss an ihre Teilnahme an einer der Interventionen eine deutlichere Besserung zeigten als Kinder von Eltern, die ein geringeres Maß an Erziehungsstress erkennen ließen. Diese Ergebnisse decken sich mit früheren Studien (Graham-Bermann et al. 2011; Ippen et al. 2011), die auch zeigten, dass Kinder, die vielfältigen Risiken ausgesetzt sind, unter Umständen mehr von der Intervention profitieren als Kinder, für die dies nicht im gleichen Umfang gilt. Kinder, denen Armut und Misshandlung zu schaffen machen oder deren Vater/Mutter hochgradig psychisch gestört ist, zeigten eine ähnliche Besserung ihrer Anpassungsschwierigkeiten wie Kinder, die diesen zusätzlichen Gefahren nicht ausgesetzt waren. Die gemeindenahe präventive Gruppenintervention scheint also die Erholung bzw. »Besserung« von Kindern, die sich hohen Risiken in ihrem Umfeld ausgesetzt sehen, nicht zu verzögern. Kinder mit den Symptomen einer ungehemmten Form der Bindungsstörung, die eine wahllose Freundlichkeit an den Tag legen und Fremden gegenüber keinerlei Zurückhaltung erkennen lassen, zeigten im Verlauf der Intervention allerdings nicht die gleiche Besserung ihrer emotionalen Probleme wie Kinder, bei denen diese Symptome fehlten. Hier haben wir es mit einem Risikofaktor zu tun, der offensichtlich ein Mehr an professioneller Aufmerksamkeit erfordert – für diese Kinder dürften präventive Gruppeninterventionen also weniger geeignet sein.

Als Nächstes gingen wir der Frage nach, ob die jeweiligen Kennzeichen der Gewalt zwischen Partnern (schwere Gewalthandlungen psychischer oder physischer Art und die »Lebensdauer« der gewaltgeprägten Beziehung) die Wirkung der speziell auf das Gewalterleben fokussierten Intervention, nicht aber die Wirkung der allgemein gehaltenen Intervention moderierten. Entgegen unseren Erwartungen stellten wir fest, dass die trauma-fokussierte Intervention für Kinder, die besonders schweres oder über längere Zeit anhaltendes elterliches Gewalthandeln erlebt hatten, nicht segensreicher war als die allgemein gehaltene Intervention (Overbeek et al. 2014).

Abschließende Überlegungen

Die jungen Teilnehmer beider gemeindenahen Interventionsprogramme zeigten eine von mehreren Beobachtern bezeugte Besserung im Grad ihrer Anpassungsschwierigkeiten. Dass seit der Exposition gegenüber dem elterlichen Gewalthandeln Zeit verstrichen und damit Gelegenheit zur Selbstanpassung gewesen war, erklärte diesen Rückgang der Probleme nicht. Das deutet darauf hin, dass der Zustand der meisten Kinder sich ohne eine Intervention über die Zeit eben nicht bessert. Unsere Resultate legen es nahe, dass gerade der Einsatz nicht-spezifischer Faktoren im Rahmen gemeindenaher Interventionen für Kinder, die der Erfahrung zwischenelterlicher Gewalt ausgesetzt waren, von besonderer Bedeutung war und einen Rückgang der Anpassungsschwierigkeiten bewirkte. Bei näherer Beschäftigung mit der Frage, wie und warum diese Besserung zustande gekommen war, zeigte sich, dass es eindeutig segensreich gewesen war, die Mütter bzw.

Väter in der Weise an der Verminderung der posttraumatischen Symptomatik der Kinder zu beteiligen, dass wir ihre eigene psychische Verfassung in den Elternsitzungen durch die Arbeit mit nicht-spezifischen Faktoren verbessert hatten. Und bezüglich der Frage, für wen die Intervention sich als nutzbringend erweist, ergab sich, dass auch Kinder, die vielfältigen familiären Risiken ausgesetzt sind, von der Beteiligung profitieren.

Es ist wichtig, die vorliegenden Erkenntnisse im Kontext der Studie zu interpretieren. Alle an dieser Studie beteiligten Therapeuten waren gut ausgebildet und hatten Erfahrung darin, sich feinfühlig auf die Bedürfnisse der Kinder und Eltern einzustellen. In beiden Versuchsbedingungen nahmen sie zudem an einer Peer-Supervision teil. Die offensichtlich segensreichen Wirkungen der Arbeit mit nicht-spezifischen Behandlungsfaktoren sprechen dafür, dass gerade Basiskompetenzen unter Umständen von besonderer Bedeutung für Fachleute sein können, die sich um Kinder kümmern, die unfreiwillige Zeugen zwischenelterlichen Gewalthandelns wurden, was überdies auch in der Literatur schon angedeutet wurde (Hubble et al. 2002).

Vor der Beteiligung an der einen oder der anderen Intervention wurde ein Aufnahmegespräch mit allen Kindern und ihren Müttern/Vätern geführt, bei dem es um das zwischen den Eltern praktizierte Gewaltgeschehen ging. Kinder und Eltern wussten also, dass die übrigen Teilnehmer ähnliche Erfahrungen hatten, auch wenn das bei der allgemein gehaltenen Intervention nicht zur Sprache kam. Dieses Wissen und stillschweigende Eingeständnis könnte zu einem Gefühl der Verbundenheit beigetragen und dafür gesorgt haben, dass der belastende Eindruck der Stigmatisierung (bzw. Selbststigmatisierung) nachließ, und das wiederum könnte sich positiv auf das Verhalten und Funktionieren der Kinder und ihrer Bezugspersonen ausgewirkt haben (McFarlane et al. 2005). Die Resultate der hier besprochenen Studie können daher nicht einfach verallgemeinert und auf andere gemeindenahe Interventionen mit Therapeuten anderer Ausbildung und Herkunft bezogen werden. Voraussetzung einer Verallgemeinerung ist vielmehr, dass ein Aufnahmegespräch stattfindet, bei dem über das zwischenelterliche Gewalthandeln gesprochen wird, und dass die Teilnehmer auf gleiche oder ähnliche Vorgeschichten zurückblicken.

Die Bedeutung der Einbeziehung der Eltern in die Intervention zugunsten der Kinder

Dass es zweckmäßig ist, die Mütter bzw. Väter in die Intervention zugunsten ihrer dem Gewalthandeln der Partner ausgesetzten Kinder einzubeziehen, ist bereits ausgeführt worden (Graham-Bermann et al. 2007). Unsere Resultate ergänzen diese Erkenntnis, indem sie zeigen, dass nicht-spezifische Faktoren – insbesondere der positive Umgang mit den teilnehmenden Eltern – sich günstig auf deren psychische Verfassung auswirken, ein Ergebnis, das wiederum in einem Zusammenhang mit dem Rückgang der Anpassungsprobleme der Kinder steht. Es mag nicht immer einfach sein, Eltern, die sich nach ihren gewalttätigen Auseinandersetzungen mit eigenen Schwierigkeiten herumschlagen, in eine Intervention zugunsten ihrer Kinder einzubeziehen. Unsere Resultate weisen aber darauf hin, dass es wichtig ist, ein positives Bündnis mit ihnen zu schließen und auf die Verbesserung ihrer psychischen Verfassung hinzuarbeiten, um bessere Resultate für die Kinder zu erzielen.

Die Arbeit mit nicht-spezifischen und mit trauma-spezifischen Behandlungsfaktoren

Die Arbeit mit nicht-spezifischen Behandlungsfaktoren erwies sich als förderlich für die Verbesserung der psychischen Verfassung der Eltern und mittelbar auch für die positivere Interaktion zwischen Elternperson und Kind. Dagegen kamen die segensreichen Wirkungen der trauma-fokussierten Faktoren in den Sitzungen mit den Kindern weniger deutlich zum Ausdruck. Was sich bisher sagen lässt: Auf kurze Sicht kann auch ein Mehr an trauma-spezifischen Behandlungsfaktoren, wie sie in der gemeindenahen Gruppenintervention zum Einsatz kommen, andere im Rahmen dieser Intervention herangezogene Faktoren nicht ausstechen. Dass trauma-spezifische Behandlungsfaktoren einen wesentlichen Anteil daran hätten, dass die Anpassung der betroffenen Kinder sich bessert, lässt sich also (noch) nicht behaupten.

Gemeindenahe Intervention versus Therapie

Die meisten Kinder zeigten nach der Teilnahme an einer der beiden Interventionen weniger Anpassungsschwierigkeiten; allerdings hatten 41% aller Kinder bei der Verlaufskontrolle noch einen klinischen Punktwert bei mindestens einem der insgesamt sieben Parameter. Wenn ein signifikanter Prozentsatz der Kinder, die gewalttätige zwischenelterliche Auseinandersetzungen erlebt hatten, nach der Teilnahme an der gemeindenahen Intervention noch immer Anpassungsprobleme von klinischen Ausmaßen zeigt, kann eine solche Maßnahme die in diesen Fällen indizierte psychologische Behandlung eben nicht ersetzen. Die jeweils herangezogene Kombination von Behandlungsfaktoren und die Zusammensetzung der Gruppe sind also für einzelne Kinder mit sehr spezifischen Bedürfnissen unter Umständen nicht ausreichend oder nicht geeignet.

Diagnose im Vorfeld

Ein großer Prozentsatz der Kinder zeigte nach der Teilnahme an der Intervention eine Besserung, wobei allerdings diejenigen Kinder, die Symptome einer ungehemmten Form der Bindungsstörung erkennen ließen, offenbar weniger von der Intervention profitierten als Kinder, die diese Symptome nicht zeigten. Es könnte sein, dass Kinder mit Bindungsstörungen weniger gut imstande sind, die stützende Anwesenheit anderer Menschen in ihrer Umgebung zu nützen, und dass sie Interventionen brauchen, die eher auf die Eltern-Kind-Beziehung zielen (z. B. Lieberman et al. 2005). Es empfiehlt sich, schon bei der Erfassung auf Anzeichen von Bindungsstörungen zu achten, um solchen Kindern schrittweise zu helfen: zuerst mit der Verbesserung der Eltern-Kind-Beziehung und dann mit einer Intervention, die ihnen hilft, mit der Erfahrung der Gewalt zwischen ihren Eltern fertigzuwerden.

Anmerkung

1 M = Mittelwert; R steht für »range«, hier: »Anzahl der Fälle«; SD = Standardabweichung.

Literatur

Achenbach, T. M. & Edelbrock, C. (2001): *Manual for the Child Behavior Checklist and Revised Child Behavior Profile.* Burlington, Vt. (University of Vermont, Department of Psychiatry).

Alink, L., van IJzendoorn, M. H., Bakermans-Kranenburg, M. J., Pannebakker, F., Vogels, T. & Euser, S. (2011): *Kindermishandeling in Nederland anno 2010: De Tweede Nationale Prevalentiestudie Mishandeling van Kinderen en Jeugdigen (NPM-2010).* Leiden, Niederlande (Casimir).

American Academy of Child and Adolescent Psychiatry (AACAP) (2010): Practice parameter for the assessment and treatment of children and adolescents with posttraumatic stress disorder. *Journal of the American Academy of Child and Adolescent Psychiatry,* 49 (4), S. 414–430.

Baskin, T. W., Tierney, S. C., Minami, T. & Wampold, B. E. (2003): Establishing specificity in psychotherapy: A meta-analysis of structural equivalence of placebo controls. *Journal of Consulting and Clinical Psychology,* 71 (6), S. 973–979.

Blijf Groep (2009): *Handleiding »En nu ik!«* Amsterdam (Blijf Groep).

Bowlby, J. (1976): *Trennung.* München (Kindler).

Bowlby, J. (2008): *Bindung als sichere Basis: Grundlagen und Anwendungen der Bindungstheorie.* München, Basel (Ernst Reinhardt).

Briere, J. (1995): *Trauma Symptom Checklist for Children.* Lutz, Florida (PAR).
Briere, J. (1997): *Trauma Symptom Checklist for Young Children.* Lutz, Florida (PAR).
Cohen, J. A., Mannarino, A. P. & Deblinger, E. (2006): *Trauma and traumatic grief in children and adolescents.* New York (Guilford Press).
Cohen, J. A., Mannarino, A. P. & Iyengar, S. (2011): Community treatment of posttraumatic stress disorder for children exposed to intimate partner violence: A randomized controlled trial. *Archives of Pediatrics & Adolescent Medicine,* 165 (1), S. 16–21.
Conger, R. D., Conger, K. J. & Martin, M. J. (2010): Socioeconomic status, family processes, and individual development. *Journal of Marriage and Family,* 72 (3), S. 685–704.
Davies, P. T., Sturge-Apple, M. L. & Cummings, E. M. (2004): Interdependencies among interparental discord and parenting practices: The role of adult vulnerability and relationship perturbations. *Development and Psychopathology,* 16 (3), S. 773–797.
Ehrensaft, M. K., Cohen, P., Brown, J., Smailes, E., Chen, H. N. & Johnson, J. G. (2003): Intergenerational transmission of partner violence: A 20-year prospective study. *Journal of Consulting and Clinical Psychology,* 71 (4), S. 741–753.
El-Sheikh, M. & Elmore-Staton, L. (2004): The link between marital conflict and child adjustment: Parent-child conflict and perceived attachments as mediators, potentiators, and mitigators of risk. *Development and Psychopathology,* 16 (3), S. 631–648.
Evans, S. E., Davies, C. & DiLillo, D. (2008): Exposure to domestic violence: A meta-analysis of child and adolescent outcomes. *Aggression and Violent Behavior,* 13 (2), S. 131–140.
Felitti, V. J. & Anda, R. F. (2010): The relationship of adverse childhood experiences to adult medical disease, psychiatric disorders and sexual behavior: Implications for healthcare. In: R. Lanius, E. Vermetten & C. Pain (Hrsg.), *The impact of early life trauma on health and disease. The hidden epidemic.* Cambridge u. a. (Cambridge University Press), S. 77–87.
Felitti, V. J., Anda, R. F., Nordenberg, D., Williamson, D. F., Spitz, A. M., Edwards, V. et al. (1998): Relationship of childhood abuse and household dysfunction to many of the leading causes of death in adults: The Adverse Childhood Experiences (ACE) Study. *American Journal of Preventive Medicine,* 14 (4), S. 245–258.
Fergusson, D. M. & Horwood, L. J. (1998): Exposure to interparental violence in childhood and psychosocial adjustment in young adulthood. *Child Abuse & Neglect,* 22 (5), S. 339–357.
Graham-Bermann, S. A. (2002): Child abuse in the context of domestic violence. In: J. E. B. Myers, L. Berliner, J. Briere, C. T. Hendrix, C. Jenny & Z. A. Reid (Hrsg.), *The* APSAC *handbook on child maltreatment.* 2. Aufl. Thousand Oaks, California (Sage Publications), S. 119–129.
Graham-Bermann, S. A., Lynch, S., Banyard, V., Devoe, E. R. & Halabu, H. (2007): Community-based intervention for children exposed to intimate partner violence: An efficacy trial. *Journal of Consulting and Clinical Psychology,* 75 (2), S. 199–209.
Graham-Bermann, S. A., Gruber, G., Howell, K. H. & Girz, L. (2009): Factors discriminating among profiles of resilience and psychopathology in children exposed to intimate partner violence. *Child Abuse & Neglect,* 33 (9), S. 648–660.
Graham-Bermann, S. A., Howell, K. H., Lilly, M. & Devoe, E. (2011): Mediators and moderators of change in adjustment following intervention for children exposed to intimate partner violence. *Journal of Interpersonal Violence,* 26 (9), S. 1815–1833.
Graham-Bermann, S. A., Castor, L. E., Miller, L. E. & Howell, K. H. (2012): The impact of intimate partner violence and additional traumatic events on trauma symptoms and PTSD in preschool-aged children. *Journal of Traumatic Stress,* 25 (4), S. 393–400.

Grencavage, L. M. & Norcross, J. C. (1990): Where are the commonalities among the therapeutic common factors. *Professional Psychology-Research and Practice,* 21 (5), S. 372–378.
Grych, J. H. (2002): Marital relationships and parenting. In: M. H. Bornstein (Hrsg.), *Handbook of parenting.* Bd. 4: *Social conditions and applied parenting.* 2. Aufl. Mahwah, NJ (Lawrence), S. 203–226.
Grych, J. H., Jouriles, E. N., Swank, P. R., McDonald, R. & Norwood, W. D. (2000): Patterns of adjustment among children of battered women. *Journal of Consulting and Clinical Psychology,* 68 (1), S. 84–94.
Hamby, S. L., Finkelhor, D., Turner, H. & Ormrod, R. (2011): Children's exposure to intimate partner violence and other family violence. *Juvenile Justice Bulletin, National Survey of Children's Exposure to Violence.* Washington, DC (U.S. Department of Justice). https://www.ncjrs.gov/pdffiles1/ojjdp/232272.pdf (Zugriff: 14.4.2016).
Holden, G. W. (2003): Children exposed to domestic violence and child abuse: Terminology and taxonomy. *Clinical Child and Family Psychology Review,* 6 (3), S. 151–160.
Hubble, M. A., Duncan, B. L. & Miller, S. D. (2002): *The heart and soul of change: What works in therapy.* Washington, D.C. (American Psychological Association).
Ippen, C. G., Harris, W. W., Van Horn, P. & Lieberman, A. F. (2011): Traumatic and stressful events in early childhood: Can treatment help those at highest risk? *Child Abuse & Neglect,* 35 (7), S. 504–513.
Jacobson, N. S. & Truax, P. (1991): Clinical significance: A statistical approach to defining meaningful change in psychotherapy research. *Journal of Consulting and Clinical Psychology,* 59 (1), S. 12–19.
Jouriles, E. N., McDonald, R., Rosenfield, D., Stephens, N., Corbitt-Shindler, D. & Miller, P. C. (2009): Reducing conduct problems among children exposed to intimate partner violence: A randomized clinical trial examining effects of Project Support. *Journal of Consulting and Clinical Psychology,* 77 (4), S. 705–717.
Kitzmann, K. M., Gaylord, N. K., Holt, A. R. & Kenny, E. D. (2003): Child witnesses to domestic violence: A meta-analytic review. *Journal of Consulting and Clinical Psychology,* 71 (2), S. 339–352.
Kolko, D. J., Iselin, A. M. R. & Gully, K. J. (2011): Evaluation of the sustainability and clinical outcome of Alternatives for Families: A Cognitive-Behavioral Therapy (AF-CBT) in a child protection center. *Child Abuse & Neglect,* 35 (2), S. 105–116.
Kovacs, M. (2009): *Manual* CDI [holländische Ausgabe; übers. von B. Timbremont & C. Braet]. Amsterdam (Pearson).
Kraemer, H. C., Wilson, G. T., Fairburn, C. G. & Agras, W. S. (2002): Mediators and moderators of treatment effects in randomized clinical trials. *Archives of General Psychiatry,* 59 (10), S. 877–883.
Kuiper, R. M., Dusseldorp, E. & Vogels, A. G. C. (2010): *A first hypothetical estimate of the Dutch burden of disease with respect to negative experiences during childhood.* Delft, Niederlange (TNO Quality of Life).
Lamers-Winkelman, F., Slot, N. W., Bijl, B. & Vijlbrief, A. C. (2007): *Scholieren over mishandeling. Resultaten van een landelijk onderzoek naar de omvang van kindermishandeling onder leerlingen van het voortgezet onderwijs.* Amsterdam, Duivendrecht (vrije Universiteit amsterdam/PI Research).
Levendosky, A. A. & Graham-Bermann, S. A. (1998): The moderating effects of parenting stress on children's adjustment in woman-abusing families. *Journal of Interpersonal Violence,* 13 (3), S. 383–397.

Levendosky, A. A. & Graham-Bermann, S. A. (2001): Parenting in battered women: The effects of domestic violence on women and their children. *Journal of Family Violence,* 16 (2), S. 171–192.

Lieberman, A. F., Van Horn, P. & Ippen, C. G. (2005): Toward evidence-based treatment: Child-parent psychotherapy with preschoolers exposed to marital violence. *Journal of the American Academy of Child and Adolescent Psychiatry,* 44 (12), S. 1241–1248.

Litrownik, A. J., Newton, R., Hunter, W. M., English, D. & Everson, M. D. (2003): Exposure to family violence in young at-risk children: A longitudinal look at the effects of victimization and witnessed physical and psychological aggression. *Journal of Family Violence,* 18 (1), S. 59–73.

Marchand, E., Stice, E., Rohde, P. & Becker, C. B. (2011): Moving from efficacy to effectiveness trials in prevention research. *Behaviour Research and Therapy,* 49 (1), S. 32–41.

McFarlane, J. M., Groff, J. Y., O'Brien, J. A. & Watson, K. (2005): Behaviors of children following a randomized controlled treatment program for their abused mothers. *Issues in Comprehensive Pediatric Nursing,* 28 (4), S. 195–211.

McLeod, B. D. & Weisz, J. R. (2010): The Therapy Process Observational Coding System for child psychotherapy strategies scale. *Journal of Clinical Child and Adolescent Psychology,* 39 (3), S. 436–443.

McWhirter, P. T. (2011): Differential therapeutic outcomes of community-based group interventions for women and children exposed to intimate partner violence. *Journal of Interpersonal Violence,* 26 (12), S. 2457–2482.

Overbeek, M. M., de Schipper, J. C., Lamers-Winkelman, F. & Schuengel, C. (2012): The effectiveness of a trauma-focused psycho-educational secondary prevention program for children exposed to interparental violence: Study protocol for a randomized controlled trial. *Trials,* 13 (12). Online-Publikation, DOI: 10.1186/1745-6215-13-12. http://trialsjournal.biomedcentral.com/articles/10.1186/1745-6215-13-12 (Zugriff: 14.4.2016).

Overbeek, M. M., de Schipper, J. C., Lamers-Winkelman, F. & Schuengel, C. (2013): Effectiveness of specific factors in community-based intervention for child witnesses of interparental violence: A randomized trial. *Child Abuse & Neglect,* 37 (12), S. 1202–14.

Overbeek, M. M., de Schipper, J. C., Lamers-Winkelman, F. & Schuengel, C. (2014): Moderators of recovery during and after interventions for children exposed to interparental violence. *American Journal of Orthopsychiatry,* 84(3), S. 295–306.

Overbeek, M. M., de Schipper, J. C., Willemen, A. M., Lamers-Winkelman, F. & Schuengel, C. (2015): Mediators and treatment factors in intervention for children exposed to interparental violence. *Journal of Clinical Child and Adolescent Psychology* (Online-Publikation; im Druck).

Perry, D. B. (1993): Neurodevelopment and the neurophysiology of trauma II: Clinical work along the alarm-fear-terror continuum. *The APSAC Advisor,* 6, S. 14–20.

Renner, L. M. & Boel-Studt, S. (2013): The relation between intimate partner violence, parenting stress, and child behavior problems. *Journal of Family Violence,* 28 (2), S. 201–212.

Rizo, C. F., Macy, R. J., Ermentrout, D. M. & Johns, N. B. (2011): A review of family interventions for intimate partner violence with a child focus or child component. *Aggression and Violent Behavior,* 16 (2), S. 144–166.

Shirk, S. R. & Karver, M. (2003): Prediction of treatment outcome from relationship variables in child and adolescent therapy: A meta-analytic review. *Journal of Consulting and Clinical Psychology,* 71(3), S. 452–464.

Sullivan, C. M., Bybee, D. I. & Allen, N. E. (2002): Findings from a community-based program for battered women and their children. *Journal of Interpersonal Violence,* 17(9), S. 915–936.

UNICEF (2006): *Behind closed doors. The impact of domestic violence on children.* New York (UNICEF). Im Internet: http://www.unicef.org/media/files/BehindClosedDoors.pdf (Zugriff: 14.4.2016).

Wagar, J. M. & Rodway, M. R. (1995): An evaluation of a group treatment approach for children who have witnessed wife abuse. *Journal of Family Violence,*10 (3), S. 295–306.

Weisz, J. R., Sandler, I. N., Durlak, J. A. & Anton, B. S. (2005): Promoting and protecting youth mental health through evidence-based prevention and treatment. *American Psychologist,* 60 (6), S. 628–648.

World Health Organisation [WHO] (2014): *Violence against women. Intimate partner and sexual violence against women.* (Vgl. http://www.who.int/mediacentre/factsheets/fs239/en/, Zugriff: 14.4.2016).

BRIGITTE HAHN

Rituelle Gewalt – das Unheimliche unter uns

Ausbeutung und Bindung in destruktiven Kulten bzw. Sekten

Genauer hinhören, was die Opfer uns zu sagen haben, jeden ihrer Sätze zur Kenntnis nehmen und gründlicher darüber nachdenken, als wir es bisher gemacht haben, um an die eigentlichen Ursachen heranzukommen.

Klaus Mertes (Wensierski 2012, S. 23)

Rituelle Gewalt

Rituelle Gewalt ist planmäßige und systematisch ausgeführte körperliche und psychische Gewalt im Kontext einer Ideologie. Aus vielen Ländern der Welt liegen Berichte über rituelle Gewalt vor, jedoch gibt es wenig Erkenntnisse der Strafverfolgungsbehörden. Bereits 1998 hat sich die Enquetekommission des Deutschen Bundestages »Sogenannte Sekten und Psychogruppen« mit dem Thema »rituelle Gewalt« beschäftigt. Im *Abschlussbericht der Unabhängigen Beauftragten zur Aufarbeitung des sexuellen Kindesmissbrauchs* 2011 wird rituelle Gewalt ebenfalls beschrieben. Auch Johannes-Wilhelm Rörig, derzeitiger »Unabhängiger Beauftragter für Fragen des sexuellen Kindesmissbrauchs« (UBSKM), rückt das Thema »rituelle Gewalt« in den Fokus. In beiden Berichten wird die gesellschaftliche Relevanz betont und die Notwendigkeit, aufklärend aktiv zu werden. Jedoch ist bislang wenig geschehen.

Darüber hinaus informieren uns zahlreiche Medienberichte, Filme, Fachbücher und Aussteigerbiografien über rituelle Gewalt. Die Berichte der Aussteigerinnen und Aussteiger veranlassen mich zur größten Sorge. Ihre Darstellungen sind erschütternd. Sie sind gefoltert, missbraucht und systematisch gequält worden und haben rituelle Tötungen miterleben müssen. Die Aussteigerinnen und Aussteiger berichten von gewalttätigen Sekten, die im Untergrund agieren. Die Mitglieder dieser Sekten halten sich für auserwählt und für die Elite der Gesellschaft. Ihr Ziel ist die Erschaffung einer neuen Weltordnung. Sie streben die Vernichtung unseres demokratischen, christlichen Wertesystems an. Alle Aktivitäten unterliegen der höchsten Geheimhaltung. Die Mitglieder der Sekten kommen aus der Mitte unserer Gesellschaft und sind schwer zu erkennen. Sie leben ein perfektes Doppelleben: angepasst und unauffällig in unserer Welt und gleichzeitig folternd, missbrauchend und mordend in der Sekte. Mitglied wird man über die Geburt (etwa wenn die Eltern schon Mitglieder waren) oder über Anwerbung. Ihre Tarnung ist perfekt und steht im Dienste einer gezielten Täuschung der Umwelt.

Ohne es zu wissen, kommen Mitarbeiterinnen und Mitarbeiter aus helfenden Berufen in ihrem Alltag häufig mit Opfern ritueller Gewalt in Kontakt. Die Unwissenheit führt zu vielen Frusterlebnissen: Die Klienten fühlen sich unverstanden und die (professionellen) Helfer erfahren keinen Fortschritt in ihrer Arbeit.

Das Wissen über den ideologischen Hintergrund ritueller Gewalt ermöglicht es, zu verstehen und zu handeln.

Der ideologische Hintergrund ritueller Gewalt

Rituelle Gewalt wird häufig im Kontext einer satanistischen Ideologie ausgeübt. Die überwiegende Mehrheit der ratsuchenden Aussteiger und Aussteigerinnen berichtet mir von Ritualen im Namen Satans. Satanisten sind davon überzeugt, dass Satan der Herrscher der Welt sei und Gott besiegt habe. Dies wird mit Bibelzitaten belegt.[1] Im Gegensatz zur christlich orientierten Gesellschaft fühlen sich Satanisten im Besitz dieser Erkenntnis und aufgefordert, Satan zu seinem Recht zu verhelfen, d. h. eine satanistische Weltordnung zu erschaffen. Sie selbst halten sich für auserwählt. Alle anderen werden als dumm, im Alten verhaftet und als minderwertig bezeichnet. Sie halten es für legitim, uns auszubeuten, zu betrügen und zu benutzen. Solange die bestehende Weltordnung existiert, fühlen sich die Mitglieder dieser Sekten gezwungen, ein Doppellleben zu führen. Sie halten sich für berechtigt, das demokratische Gesellschaftssystem zu bekämpfen und die Bevölkerung für ihre eigenen Zwecke zu benutzen. Unsere Gesellschaftsordnung bezeichnen sie als Irr- und unser Strafgesetzbuch als Falschlehre.

In der Lehre der Satanisten gibt es eine Abstufung zwischen Teufel, Satan und

Luzifer, für die Sekte sind es Bezeichnungen für den einen (zur Vereinfachung werde ich weiterhin den Begriff Satanismus verwenden).

Auf der niedrigsten Stufe wird der Begriff »Teufel« benutzt: »Durcheinanderwerfer« oder auch »Verleumder« oder »Verwirrer«. Auf der nächst höheren Stufe gilt der Begriff »Satan«: »Widersacher« oder »Gegner«. Mitglieder dieser beiden Hierachieebenen werden beauftragt, nach außen das Bild »Satanismus« zu transportieren, z. B. durch Vandalismus in Kirchen, Rituale auf Friedhöfen, Schmierereien mit satanistischen Symbolen usw.

Erst auf der dritten Stufe wird der »wahre« Name, »Luzifer«[2] benutzt. Auf den ersten beiden Stufen wird das Mitglied gelehrt, dass Satan der Widersacher Gottes sei und Gott besiegt habe.

Die Mitglieder auf den ersten beiden Stufen verrichten bestimmte Handlungen, um Satan zu ehren und zugleich den christlichen Gott abzulehnen. Ihnen wird nicht gesagt, warum sie z. B. Symbole (Pentagramm, 666, umgedrehtes Kreuz usw.) verwenden oder später gerade nicht verwenden sollen. Erst auf der dritten und höchsten Stufe, die über Prüfungen erreicht werden kann, wird den Mitgliedern erklärt, wie z. B. die Bibel zu deuten ist und warum Rituale ausgeführt werden. Hier erhalten die Mitglieder einen Einblick in die gesamte Lehre und einen Überblick über das existierende Netzwerk. Die Anbetung Luzifers und nicht mehr die Anbetung Satans oder des Teufels steht nun im Zentrum. Auf den ersten beiden Stufen gibt es die meisten Aussteiger, deshalb wird in den meisten Berichten von Satan gesprochen. Die Aussteiger und Aussteigerinnen und Fachleute, die über satanistische Sekten sprechen, geraten in die öffentliche kontroverse Diskussion über Satanismus, da die Meinungen, was alles unter Satanismus zu verstehen ist, weit auseinandergehen. Die Sekte profitiert von dieser Auseinandersetzung, denn häufig wird die Glaubhaftigkeit der Aussteigerberichte angezweifelt.

Zum Beispiel werden Hochzeiten mit Satan in Ritualen inszeniert, treffen aber nicht den Kern des Satanismus; sie sind vielmehr dazu da, die »wahren Lehren« zu schützen, denn wenn Aussteiger von den Lehren berichten, tun sie dies überwiegend auf Basis der ersten beiden Stufen. Für die Sekte hat das den Vorteil, dass nichts über die wahren Lehren nach außen gelangt und auch ein falsches Bild in die Öffentlichkeit transportiert wird. Das heißt, die Aussteigerinnen berichten über satanistische Rituale, und eigentlich geht es um Rituale im Namen Luzifers. Auch glauben sie, dass Mitglieder der ersten Stufen noch nicht bereit sind, die wahren Lehren zu erfahren und richtig zu verstehen.

Bei Ritualen spielen die Farben eine große Rolle: Schwarze Kleidung steht dafür, dass noch viel Unkenntnis und auch Fehlerhaftigkeit vorhanden ist. Ein kleines Kleidungsstück, z. B. ein weißer Gürtel, symbolisiert das Ziel: die Reinheit zu erlangen.

Je höher die Erkenntnis, desto weniger ist die Farbe Schwarz in der Kleidung enthalten. Auch die »Höchsten« aus der Sekte tragen während der Rituale keine rein weiße Kleidung, weil für sie noch kein Mensch diese Stufe erreicht hat. Deshalb ist an der Kleidung immer ein kleines schwarzes Stoffstück. Dies zeigt, dass man die eigene Fehlerhaftigkeit anerkennt.

Auch in Ritualen, wie z. B. dem Geburtstagsritual, wird im Zusammenhang mit Weisheit um Licht gebeten. Die Sektenmitglieder glauben, dass in der Nacht zum Geburtstag der eigene Schutzgeist, der von Luzifer jedem persönlich zugeteilt wird, dem jeweiligen Menschen am nächsten ist. Deshalb wird zu Beginn des Rituals ein schwarzes Tier (Hund, Katze etc.) geopfert. Damit werden die Fehler des vergangenen Jahres vernichtet. Dann folgen Bestrafungen für die Verfehlungen.

Wenn bei Mitgliedern feststeht, dass sie niemals eine Stufe höher kommen werden, endet das Ritual hier bzw. hat einen anderen Ausgang als bei denen, die auf höheren Stufen sind oder kommen können. Bei ihnen wird nach der Bestrafung ein weißes Tier geopfert und verbrannt. Damit wird Luzifer gedankt und um weitere Weisheit und Erkenntnis gebeten.

Satanisten sind davon überzeugt, dass es bald zu einer gesellschaftlichen Katastrophe kommen und damit der Weg für eine satanistische Weltordnung frei werde. Astrologische Ereignisse (z. B. der »Blutmond« am 28. 9. 2015) und politische Unruhen werden als Anzeichen für eine baldige Veränderung gesehen. Es werden Zusammenbrüche der Aktienmärkte prophezeit und politische Entscheidungen genau beobachtet und im Sinne der Satanisten interpretiert. Die Mitglieder werden angehalten, für dieses Szenario Essens-, Gold- und Silbervorräte anzulegen. Sie glauben, dass sie bei einer eintretenden Katastrophe als Einzige von Satan/Luzifer gerettet werden. Für die Übergangszeit benötigen sie die angesammelten Vorräte.

Aussteigerinnen und Aussteiger berichten von Verbindungen in das rechtsradikale Milieu. Die Kritik an der herrschenden Gesellschaftsordnung, die Aufteilung in lebenswertes und lebensunwertes Leben und der Glaube an die Vorherrschaft der weißen Rasse verbinden satanistisches und rechtsradikales Gedankengut. Die satanistischen Sekten sind straff hierachisch organisiert. Widerspruch wird nicht geduldet, ein Ausstieg ist nicht erlaubt. Alles unterliegt einem strengen Schweigegebot. Satanisten glauben:

- Satan/Luzifer steht über allen.
- Die Anhänger gehören zu einem auserwählten Volk.
- Die Anhänger sterben, wenn sie nicht mehr an die Ideologie der Sekte glauben.
- Satan/Luzifer und die Sekte sind das Wichtigste im Leben und in der Welt.

Satanisten meinen, auf dem Weg zu einem perfekten, unsterblichen Wesen zu sein. Diesen Weg einzuschlagen bedeutet, in der Lage zu sein, Qualen, Folterungen, Schmerzen, Demütigungen und Angst auszuhalten. Es wird mit der Hoffnung auf ein unbeschwertes Leben in einer Gesellschaft Gleichgesinnter geworben. Dass Satanisten ein diktatorisches Herrschaftssystem anstreben, wird nicht gesehen bzw. darf nicht gesehen werden.

Folgen für die Mitglieder:

- Kritik ist nicht erlaubt.
- »Wir« (die Mitglieder) sind die Guten, die anderen sind die bösen Unwissenden.
- Eigene Bedürfnisse und Gefühle sind hinderlich und müssen eliminiert werden.
- Was der Sekte dient, muss getan werden, auch wenn es sich um schwerste Straftaten handelt.
- Absolute Geheimhaltung ist zwingend.

Die Erziehung der Kinder

In der Erziehung der Sektenkinder werden alle existentiellen Bedürfnisse wie Nahrung, Bindung, Gefühle dazu benutzt, die Kinder den Interessen der Sekte anzupassen und sie gefügig zu machen. Alle Folterungen, extremer sexueller Missbrauch, jede Strafe und das absolute Schweigegebot (vgl. Hayden 1991) werden mit dem Willen Satans begründet.

Kinder lernen früh, dass die Nacht die Zeit Satans sei. Während sie nachts Aufmerksamkeit und Zuwendung bekommen, werden sie tagsüber allein gelassen und nur mit dem Notwendigsten versorgt. Folterungen, Programmierungen, Angst- und Ekeltrainings sind aus Sicht der Sekte notwendig, um aus Kindern bessere Menschen zu machen. Programmierungen (d. h. Menschen werden dazu gebracht, auf bestimmte Reize hin in einer vorgegebenen Abfolge zu handeln) unterstützen die Sektenmitglieder dabei, das Richtige im Sinne der Sekte zu tun, und umso leichter soll es das Kind später haben. Ihm wird vermittelt, dass der einzige Sinn des Lebens die Sekte sei. Alle Menschen außerhalb der Sekte sind unwichtig und wertlos.

Die Beziehungen von Kindern in der Sekte zu Kindern außerhalb der Sekte werden auf ein Minimum reduziert und kontrolliert. Den Kindern wird beigebracht, in zwei Welten zu leben. »Verhalte dich unauffällig! Benutze sie [die anderen Kinder] für deine Vorteile, aber denke daran, dass sie nicht auserwählt sind und nicht die wahre Erkenntnis haben!«

Außerdem wird immer wieder gesagt, die anderen Menschen wären in der neuen Weltordnung sowieso verschwunden, deshalb sei es unnötig, sie zu beachten. Es wird gesagt, dass die Kinder auf die Eltern hören sollten, aber nur so lange, wie Letztere im Sinne der Sekte handeln. Ein Fehlverhalten der Eltern soll von den Kindern gemeldet werden. Eltern wird gesagt, sie sollten zwar ihre Kinder lieben, aber die Liebe zu Satan sei wichtiger. Sie werden gezwungen, ihre eigenen Kinder zu quälen und zu töten. Damit können sie beweisen, dass Satan für sie an erster Stelle steht. Es wird vermittelt, man tue den Kindern etwas Gutes, denn diese Kinder würden wieder auferstehen, da sie für die Sekte gestorben seien. In der satanistischen Welt werden die Kinder und die Eltern wieder vereint sein. Die Bindung an die Sekte und an die Ideologie ist das Wichtigste, eigene Gefühle und Bedürfnisse müssen bekämpft werden.

Programmierungen von Kindern

Schon früh werden Säuglinge, die in die Sekte hineingeboren werden, auf ihre Spaltungsfähigkeit hin geprüft. Die Fähigkeit des Menschen, sich in lebensbedrohlichen Situationen »zu spalten« (zu dissoziieren), benutzt die Sekte, um einen programmierten Menschen nach ihren Vorstellungen zu erschaffen. Die kleinen Kinder werden z. B. extremer Hitze ausgesetzt, der Kopf wird unter Wasser gedrückt, sie werden eingegraben etc. Um eine solche existentielle Bedrohung psychisch zu überleben, haben Menschen die Fähigkeit, Persönlichkeitsanteile abzuspalten.[3]

Der abgespaltene Persönlichkeitsanteil empfindet keinen Schmerz. Er erscheint wie eine neue Person. Diesem neuen Persönlichkeitsanteil wird z. B. ein Stofftier gezeigt, ihm wird ein Name gegeben und eine Aufgabe zugeteilt. Diese Programmierung wird so oft wiederholt, bis es automatisch funktioniert: Ein Stofftier wird gezeigt, der dazugehörige Name genannt und der Persönlichkeitsanteil erscheint und erfüllt seine Aufgabe. Über diesen Trigger (Stofftier und Name) kann jederzeit der dazugehörige Persönlichkeitsanteil aktiviert werden. Die Sekte spaltet die Psyche der Kinder nicht nur einmal, sondern in viele Anteile auf. Jede Spaltung wird mit spezifischen Folterungen in Gang gesetzt. So kreiert die Sekte für sich Menschen, die marionettenhaft vielfältigste Aufgaben perfekt und emotionslos erledigen. Die Opfer selbst haben häufig keine oder nur Teilerinnerungen an ihre Handlungen. Es sind Menschen mit einer dissoziativen Identität oder multiplen Persönlichkeit.

Diese Menschen können in unserer Gesellschaft unauffällig und angepasst leben und andererseits an schweren Straftaten beteiligt sein. Oft sind die Anteile derart scharf voneinander getrennt, dass der eine Anteil nichts von der Existenz der anderen Persönlichkeitsanteile mitbekommt. Die Zeitverluste, die sie registrieren, die Verletzungen an ihrem Körper, die unterschiedlichsten Kleidungsstücke in ihrem Schrank und dass sie sich an Situationen und Menschen nicht erinnern können, dies alles halten sie für normal. Solche Menschen sind für die Sekte multifunktional einsetzbar: für Prostitution, für Erpressung, für Rituale, für Spähdienste, für Drogenhandel, für Kontaktaufbau. Unter uns leben Menschen, die uns als angepasste Bürger entgegentreten und gleichzeitig in schwerste Straftaten verwickelt sind, ohne dass sie es selbst wissen und ohne dass wir es erkennen können.

In der satanistischen Welt haben nur perfekte, gesunde und von Schmerzen und Gefühlen befreite Menschen eine Existenzberechtigung. Satanisten glauben, über die Eliminierung ihrer eigenen Fehlerhaftigkeit die Unsterblichkeit und Perfektion erreichen zu können. In der Sekte geht es nicht nur um die eigene Fehlerhaftigkeit, sondern auch um die Fehler der Eltern. Haben die Eltern eine bestimmte Schwäche, z. B. Rauchen, müssen die Kinder besonders willensstark und diszipliniert sein, um diese Schwäche auszugleichen.

Die Mitglieder lernen von Geburt an, Schmerzen zu ertragen; wenn sie nicht schreien oder klagen, erhalten sie Zuwendung und Lob. Das Ziel: der perfekte Mensch.

Allen Mitgliedern wird unter Androhung extremer Strafen und des Verlusts von für sie wichtigen Personen ein absolutes Schweigegebot aufgezwungen. Deshalb werden diese Menschen nicht über ihren Sektenhintergrund und nicht über das ihnen zugefügte Leid sprechen. Die traumatischen Ereignisse tauchen nicht als Erzählung auf, sondern als Symptom.

Gefährdung von Kindern

Kinder, die in die Sekte hineingeboren worden sind, halten die psychische und physische Gewalt für normal. Sie lernen, Folter auszuhalten, sie werden früh darauf trainiert, an gewalttätigen Ritualen teilzunehmen und über Kinderprostitution für den Gelderwerb der Sekte zu sorgen. Aber nicht nur eigene Kinder werden missbraucht und gequält, sondern auch Kinder aus anderen Familien. Die Sekte versucht über andere Wege an Kinder heranzukommen und diese für ihre Zwecke zu benutzen.

Aussteigerinnen berichten, dass sie als Kindermädchen die ihnen anvertrauten Babys und Kinder der Sekte punktuell zugeführt haben. Dort wurden sie misshandelt. Darüber hinaus müssen Sektenmitglieder Berufe ergreifen, die für die Sekte nützlich sind, z.B. Tätigkeiten in sozialen Berufen, um Zugang zu Kindern zu bekommen, Ärzte zur Versorgung der Wunden, Bankangestellte, um Zugang zu Kontodaten zu erhalten. Ich bekomme Anfragen von Eltern, die von Missbrauch und Gewalt im Kindergarten, bei Nachhilfelehrern, durch Nachbarn etc. berichten. Die Eltern bemerken drastische Persönlichkeitsveränderungen bei ihren Kindern, ohne dass ein Zusammenhang zu einer Sekte hergestellt werden kann, z.B. aggressive Ausbrüche, Selbstmordversuche, panische Ängste, verändertes Essverhalten. Das erzwungene Schweigegebot führt dazu, dass die Opfer über das erlittene Leid nicht sprechen können. Ihnen ist gesagt worden, dass geliebte Menschen sterben werden, wenn sie anfangen zu reden. Oft gelingt es erst nach langer Zeit, das veränderte Verhalten zu entschlüsseln und dem Kind/Jugendlichen adäquate Hilfe anzubieten.

Anhaltspunkte für das Vorliegen von ritueller Gewalt

Hier ist eine kleine Auswahl von Anhaltspunkten, die Hinweise dafür sein können, dass Menschen rituelle Gewalt erfahren haben:

Die Menschen leiden unter Erinnerungslücken, z.B. kann nicht erinnert werden, was in den letzten Stunden und Tagen oder am letzten Wochenende gemacht worden ist. Gegenstände, die sich in der Wohnung befinden, können nicht zugeordnet werden. Die Ursache für Verletzungen am Körper ist ihnen unbekannt. In der Wohnung befindet sich Kleidung sowohl für Mädchen und Frauen als auch für Jungen und Männer – die Frage nach dem Weshalb kann nicht beantwortet werden. Wenn die Menschen schreiben, zeigen sich sehr unterschiedliche Schriftbilder: manchmal haben sie eine Kinderschrift, dann eine Erwachsenenschrift. Das Verhalten variiert zwischen extrem kindlich, jugendlich aggressiv und erwachsenem Verhalten. Eine multiple Person kann zugleich weitsichtig und kurzsichtig sein. Neben massiven Selbstverletzungen werden häufig Suizidversuche unternommen. Der Drang, nachts wach bleiben zu müssen, führt zu massiven Schlafstörungen. In der Sekte werden die Mitglieder gezwungen, zu hungern und zu dürsten und ekelhafte Sachen (Exkremente, Blut, rohes Fleisch) zu essen und zu trinken. Die Nahrungsaufnahme wird überwacht und darf nur mit Erlaubnis geschehen. Um Schwangerschaften zu vertuschen, müssen die Mädchen so viel essen, bis sie übergewichtig werden. In der Folge entwickeln die Sektenmitglieder häufig tiefgreifende Essstörungen, z. B. Magersucht, Übergewicht oder sie können in Gegenwart anderer nicht essen und trinken. Die langjährige massive Gewalteinwirkung führt zu vielfältigen körperlichen Schmerzen, deren Ursache aufgrund der Amnesie nicht erfasst werden kann. Zum Beispiel werden bei Routineuntersuchungen Knochenbrüche entdeckt, die nicht erinnert werden können. Menschen mit einer dissoziativen Identität (multiplen Persönlichkeit) berichten von Stimmen in ihrem Kopf, die ihre Handlungen kommentieren und beeinflussen. Zum Beispiel ist es für sie schwer zu entscheiden, wie der Kaffee getrunken werden soll: schwarz oder mit Zucker oder mit Milch – oder mit beidem. Denn die verschiedenen Persönlichkeitsanteile haben unterschiedliche Vorlieben beim Essen und Trinken, z. B. sind einige Vegetarier und einige nicht. So kann es sein, dass eine Vegetarierin plötzlich Fleisch in ihrem Kühlschrank findet und die Herkunft nicht erklären kann. Die Betroffenen selbst empfinden die Stimmen im Kopf als selbstverständlich und gehen davon aus, dass jeder Mensch diese Stimmen in sich hat. Die verschiedensten Persönlichkeitsanteile mit unterschiedlichsten Wertvorstellungen kontrollieren abwechselnd den Körper.

Was alle verbindet ist die Unwissenheit über die Gewalt, die sie erlebt haben. Menschen aus satanistischen Sekten haben zudem oft erlebt, dass Beziehungen, Kontakte und Vertrauen gezielt zerstört worden sind. Ihr Leben ist geprägt durch Fremdbestimmung, alle Aktivitäten, alle Kontakte werden kontrolliert und gesteuert. Vor diesem Hintergrund ist es sehr wichtig, dass man sich ihnen in der Begleitung vorsichtig zuwendet und ihnen ein hohes Maß an Selbstbestimmung ermöglicht. In der Ausstiegsbegleitung ist der Konflikt zwischen dem Freiheitswillen einerseits und der Bindung an die Sekte andererseits von zentraler Bedeutung.

Notwendige Maßnahmen, um satanistischen Sekten entgegenzutreten

Folgende Maßnahmen sind erforderlich, um satanistische Sekten bekämpfen zu können:

- eine Bestandserhebung und Bewertung der bundesweiten bzw. weltweiten Aussteigerberichte;
- Deutschlandweite Initiativermittlungen der Polizei und Strafverfolgungsbehörden;
- die Initiierung und Unterstützung von Forschungsprojekten;
- eine zentrale deutschlandweite Melde-, Informations- und Dokumentationsstelle;
- Ausstiegshilfen (Beratungen, Schutzräume, Therapien, juristische Begleitung);
- Schulung von Strafverfolgungsbehörden, Verfassungsschutz, Jugendämtern etc.;
- öffentliche Aufklärungskampagnen.

Es gibt eine umfangreiche Datenlage. Ausführliche Literaturangaben finden sich in dem Buch: *Rituelle Gewalt. Das (Un)heimliche unter uns,* 2014 herausgegeben vom Arbeitskreis Rituelle Gewalt der Bistümer Osnabrück, Münster und Essen. Hier eine kleine Auswahl:

- Deutscher Bundestag (1998): *Endbericht der Enquete-Kommission »Sogenannte Sekten und Psychogruppen«. Neue religiöse und ideologische Gemeinschaften und Psychogruppen in der Bundesrepublik Deutschland.* S. 184 ff.: Exkurs: »Ritueller Mißbrauch von Kindern – ein okkult-satanistisches Phänomen?«.
- *Abschlussbericht der Unabhängigen Beauftragten zur Aufarbeitung des sexuellen Kindesmissbrauchs, Dr. Christine Bergmann* (2011), S. 221 ff: »Rituelle Gewalt«.
- Internetseite des Unabhängigen Beauftragten für Fragen des sexuellen Kindesmissbrauchs (UBSKM) (2015): Wo findet Missbrauch statt? Exkurs: Missbrauch als rituelle Gewalt.
- Ingolf Christiansen et al. (2009): *Brennpunkt Esoterik. Okkultismus, Satanismus, Rechtsradikalismus.*
- *Höllenleben. Eine multiple Persönlichkeit auf Spurensuche,* Dokumentarfilm, D 2001.
- Claudia Fliß und Claudia Igney (Hrsg.) (2010): *Handbuch Rituelle Gewalt.*

- Guido und Michael Grandt (1995): *Schwarzbuch Satanismus.* Innenansichten eines religiösen Wahnsystems.
- Karin Jäckel (2003): *Isis, die Fürstin der Nacht. Als Kind in den Fängen einer satanistischen Sekte.*
- Alison Miller (2014): *Jenseits des Vorstellbaren.*
- Rainer Fromm (2003): *Satanismus in Deutschland.*
- Michaela Huber (Hrsg.) (2011): *Viele sein.*
- Michaela Huber, Pauline C. Frei (2009): *Von der Dunkelheit ins Licht.*
- Ulla Fröhling (2008): *Vater unser in der Hölle.*
- Gaby Breitenbach (2013): *Innenansichten dissoziierter Welten extremer Gewalt. Ware Mensch – Die planvolle Spaltung der Persönlichkeit.*
- Helen Lindstrøm, Jutta Sniehotta (2016): *Abwegig – Überleben und Therapie bei ritueller Gewalt.*
- Video: *Im Namen des Teufels – Rituelle Gewalt in satanistischen Sekten.* https://www.youtube.com/watch?v=JXAWeQw5fYs

Anmerkungen

1 *1. Johannes 5,19:* »Wir wissen: Wir sind aus Gott, aber die ganze Welt steht unter der Macht des Bösen.« *Interpretation der Sekte:* Gott hat alles Leben erschaffen, aber Luzifer hat die Macht über die Welt. Er wird in zahlreichen Bibelstellen als »Böser« oder »das Böse« definiert. Das hat Gott gemacht, um die Menschen zu täuschen und um sie von Luzifer und somit von der Wahrheit fernzuhalten.
Die Bibel ist Gottes Wort und Gott hat die Bibel aufschreiben lassen. Die Satanisten glauben, dass Gott die Bibelgeschichte für seine Zwecke gefälscht habe. Nur derjenige erkennt die Fälschungen, der bereit ist, seine persönlichen Schwächen aufzugeben, und absolut gehorsam ist.
Johannes 14,30: »Ich werde nicht mehr viel zu euch sagen; denn es kommt der Herrscher der Welt. Über mich hat er keine Macht.« *Interpretation der Sekte:* Jesus spricht in dem Vers zu seinen Jüngern. Auch hier wird Luzifer als Herrscher der Welt bezeichnet. Luzifer hat die Macht über Gott bekommen und durch Jesu Tod einen wichtigen Sieg errungen.
1. Mose 3,2–5: »Die Frau entgegnete der Schlange: Von den Früchten der Bäume im Garten dürfen wir essen … Nur von den Früchten des Baumes, der in der Mitte des Gartens steht, hat Gott gesagt: Davon dürft ihr nicht essen und daran dürft ihr nicht rühren, sonst werdet ihr sterben. Darauf sagte die Schlange zur Frau: Nein, ihr werdet nicht sterben. Gott weiß vielmehr: Sobald ihr davon esst, gehen euch die Augen auf; ihr werdet wie Gott und erkennt Gut und Böse.« *Interpretation der Sekte:* Dieser »Sündenfall« von Adam und Eva ist für die Sekte der Moment, in dem Luzifer es geschafft hat, die Wahrheit unter die Menschheit zu bringen. Luzifer will die Menschen aus der »Sklaverei« von Gott befreien. Denn Gott will nur täuschen und die Wahrheit vorenthalten. Dies

bedeutet für die Sekte, dass nach und nach die Erkenntnis immer größer werden wird und Luzifer nicht nur die Macht im himmlischen Bereich, sondern auch über die Menschen bzw. die Welt übernehmen wird.

2 Luzifer = Lichtbringer, Morgenstern, Sohn der Morgenröte. Für die Sekte bringt er das Licht der Weisheit in die Welt. Licht wird als Weisheit, Erkenntnis, Wahrheit, Glück und Entrinnen aus der Finsternis betrachtet. Finsternis bedeutet Irrlehren, Orientierungslosigkeit und dass die Wahrheit nicht erkannt wird. Die Venus (Morgenstern/Abendstern) gilt als ein Symbol für Luzifer (Lichtpunkt der Nacht/Finsternis). *Matthäus 27,45f.:* »Von der sechsten bis zur neunten Stunde herrschte eine Finsternis im ganzen Land. Um die neunte Stunde rief Jesus laut: *Mein Gott, mein Gott, warum hast du mich verlassen?*« Die »Sonnenfinsternis« nach dem Tod Jesu, des Sohnes Gottes, versteht die Sekte so, dass Gott damit gezeigt habe, dass er »verloren« habe. Die Mitglieder glauben, dass es keine natürliche Sonnenfinsternis gewesen sei, sondern dass Gott sie als Zeichen der endgültigen Kapitulation/Unterordnung bewusst initiiert habe. Gott zeige damit, dass seine Lehren in Wirklichkeit Irrlehren seien. Außerdem, dass es seine Absicht war, Finsternis und somit Unkenntnis in der Welt zu verbreiten, und dass im Gegensatz dazu Luzifer das Licht in die Welt gebracht habe.
Die Sonnenfinsternis und die Rituale spielen im Satanismus eine wichtige Rolle. Auch wenn die Sekte glaubt, dass es zur Zeit von Jesu Tod keine natürliche Sonnenfinsternis gewesen sei, so sehen sie heute die Sonnenfinsternis als Symbol von Gottes Niederlage und feiern sie deshalb.

3 Stefan Högl, Religionsphilosoph, sagte 2013 in einem Interview: »Viele Nahtoderfahrungen sind auch mit einem ›Out-of-Body‹-Erlebnis verbunden,« also dem »Eindruck, sich vom physischen Körper abgespalten zu haben und sich dann von oben oder von der Seite zu sehen« (Fleischmann 2013). Vgl. auch Bijnsdorp 2006; Nepeis 2002; Huber 2010; Reddemann et al. 2004; Lüderitz 2005; Wildwasser Bielefeld 1997.

Literatur

Arbeitskreis Rituelle Gewalt der Bistümer Osnabrück, Münster und Essen (Hrsg.) (2014): *Rituelle Gewalt. Das (Un)heimliche unter uns.* Münster (Dialogverlag).

Bijnsdorp. L. (2006): *Die 147 Personen, die ich bin. Drama und Heilung einer multiplen Persönlichkeit.* 2. Aufl. Stuttgart (Urachhaus).

Breitenbach, G. (2011): *Innenansichten dissoziierter Welten extremer Gewalt. Ware Mensch – Die planvolle Spaltung der Persönlichkeit.* Kröning (Asanger).

Bundesarbeitsgemeinschaft Prävention und Prophylaxe e. V. (2001): *Rituelle Gewalt.* Berlin (die Jonglerie).

Christiansen, I. (2000): *Satanismus.* Gütersloh (Quell).

Christiansen, I., Fromm, R. & Zinser, H. (2006): *Brennpunkt Esoterik. Okkultismus, Satanismus, Rechtsradikalismus.* Hamburg (Freie und Hansestadt Hamburg, Behörde für Inneres – Landesjugendbehörde). Im Internet: https://vikas.de/DOKUMENTPUBLIC/brennpunkt-esoterik.pdf (Zugriff: 25.4.2016).

Deutscher Bundestag (1998): *Endbericht der Enquete-Kommission »Sogenannte Sekten und Psychogruppen«. Neue religiöse und ideologische Gemeinschaften und Psychogruppen in der Bundesrepublik Deutschland.* Bonn (Deutscher Bundestag, Referat Öffentlichkeitsarbeit). (Im Internet zugänglich u. a. über: http://www.uni-bielefeld.de/%28de%29/theologie/forschung/religionsforschung/forschung/streib/pdf/Streib1998%28Enquete-Ausz-dt-Zs_0598%29.pdf, Zugriff: 25.4.2016).

Fleischmann, L. (2013): Nahtoderfahrungen: Berichte aus dem Jenseits? *tz München*, 8.5.2013. Im Internet: http://www.tz.de/welt/nahtoderfahrungen-berichte-jenseits-zr-2894012.html (Zugriff: 18.2.2016).

Fliß, C. & Igney, C. (2010): *Handbuch Rituelle Gewalt. Erkennen, Hilfe für Betroffene, interdisziplinäre Kooperation.* Lengerich (Pabst).

Fröhling, U. (2008): *Vater unser in der Hölle. Durch Inzest und den Missbrauch in einer satanistischen Sekte zerbrach Angelas Seele.* Bergisch Gladbach (Bastei Lübbe).

Fromm, R. (2003): *Satanismus in Deutschland. Zwischen Kult und Gewalt.* München (Olzog).

Grandt, G. & Grandt, M. (1995): *Schwarzbuch Satanismus. Innenansichten eines religiösen Wahnsystems.* Augsburg (Pattloch).

Hayden, T. L. (1991): *Jadie. Das Mädchen, das nicht sprechen wollte.* München (Goldmann).

Höllenleben – Eine multiple Persönlichkeit auf Spurensuche, Dokumentarfilm, D 2001, Regie: Liz Wieskerstrauch, Erstausstrahlung 12.12.2001 (ARD).

Huber, M. (2010): *Multiple Persönlichkeiten. Seelische Zersplitterung nach Gewalt.* Durchges. Neuaufl. Paderborn (Junfermann).

Huber, M. (Hrsg.) (2011): *Viele sein. Ein Handbuch. Komplextraumata und dissoziative Identitäten – verstehen, verändern, behandeln.* Paderborn (Junfermann).

Huber, M. & Frei, P. C. (2009): *Von der Dunkelheit zum Licht. Wie Persönlichkeit sich entwickeln kann. Trauma, Krankheit und Todesnähe überwinden.* Paderborn (Junfermann).

Im Namen des Teufels – Rituelle Gewalt in satanistischen Sekten. Video, https://www.youtube.com/watch?v=JXAWeQw5fYs (Zugriff: 25.4.2016).

Jäckel, K. (2003): *Isis, die Fürstin der Nacht. Als Kind in den Fängen einer satanistischen Sekte.* Bergisch Gladbach (Bastei Lübbe).

Lindstrøm, H. & Sniehotta, J. (2016): *Abwegig – Überleben und Therapie bei ritueller Gewalt.* Kröning (Asanger).

Lüderitz, S. (2005): *Wenn die Seele im Grenzbereich von Überleben und Vernichtung zersplittert. Auswirkungen und Behandlungskonzepte der dissoziativen Identitätsstörung.* Paderborn (Junfermann).

Miller, A. (2014): *Jenseits des Vorstellbaren. Therapie bei Ritueller Gewalt und Mind-Control.* Kröning (Asanger).

Miller, A. (2016): *Werde, der du wirklich bist. Mind-Control und Rituelle Gewalt überwinden.* Kröning (Asanger).

Nepeis, B. (2002): *Mein Leben als »Multiple« oder ein endloser Kampf.* Jena u. a. (Verlag Neue Literatur).

Reddemann, L., Hofmann, A. & Gast, U. (Hrsg.) (2004): *Psychotherapie der dissoziativen Störungen. Krankheitsmodelle und Therapiepraxis – störungsspezifisch und schulenübergreifend.* Stuttgart, New York (Thieme).

Smith, M. (1994): *Gewalt und sexueller Mißbrauch in Sekten. Wo es geschieht, wie es geschieht und wie man den Opfern helfen kann.* Zürich (Kreuz).

Solidarität, Intervention, Engagement für von Gewalt betroffene Frauen und Mädchen e. V. (Hrsg.) (2011): *Rituelle Gewalt. Vom Erkennen zum Handeln.* Dokumentation der Tagung vom 6. November 2009 in Trier. Lengerich (Pabst).
Unabhängige Beauftragte zur Aufarbeitung des sexuellen Kindesmissbrauchs (2011): *Abschlussbericht der Unabhängigen Beauftragten zur Aufarbeitung des sexuellen Kindesmissbrauchs, Dr. Christine Bergmann Berlin.* https://www.fonds-missbrauch.de/fileadmin/content/Abschlussbericht-der-Unabhaengigen-Beauftragten-zur-Aufarbeitung-des-sexuellen-Kindesmissbrauchs.pdf (Zugriff: 25.4.2016). Berlin (Geschäftsstelle der Unabhängigen Beauftragten zur Aufarbeitung des sexuellen Kindesmissbrauchs).
Unabhängige Beauftragte für Fragen des sexuellen Kindesmissbrauchs (UBSKM) (2015): Internetseite: Wo findet Missbrauch statt? Exkurs: Missbrauch als rituelle Gewalt. https://beauftragter-missbrauch.de/praevention/was-ist-sexueller-missbrauch/wo-findet-missbrauch-statt (Zugriff: 25.4.2016).
Wildwasser Bielefeld (Hrsg.) (1997): *Der aufgestörte Blick. Multiple Persönlichkeiten, Frauenbewegung und Gewalt.* Bielefeld (Kleine Verlag).

KARL HEINZ BRISCH

Das MOSES®-Therapiemodell

Ergebnisse einer Pilotstudie über die Effekte stationärer Intensivpsychotherapie mit bindungstraumatisierten Kindern

Im Folgenden wird zunächst das MOSES®-Therapiemodell in seinen verschiedenen Modulen vorgestellt. Anschließend wird die Evaluationsstudie dieses Therapiekonzepts erklärt und werden Veränderungen durch die Therapie anhand der Beschreibung einer Behandlung eines traumatisierten Adoptivkindes exemplarisch erläutert.

Das MOSES®-Therapiemodell

Das MOSES®-Therapiemodell ist ein Konzept zur stationären bindungsbasierten Intensivpsychotherapie von sehr schwerwiegend und sehr früh traumatisierten Kindern. Es setzt sich aus verschiedenen Therapiemodulen und Einheiten zusammen, die im Folgenden beschrieben werden.

Diagnostik und Behandlung von körperlichen Symptomen

Viele der früh traumatisierten Kinder haben aufgrund ihrer extremen Stresserfahrungen auch körperliche, psychosomatische Beschwerden wie – um nur einige aufzuführen – Kopfschmerzen, Bauchschmerzen, Übelkeit, Erbrechen, Hautausschläge, asthmatische Beschwerden, Durchfälle, Essstörungen aller Art. Alle diese körperlichen Symptome benötigen eine ausführliche, klare Diagnostik. Oftmals ist diese schon erfolgt, bevor die Kinder zu uns zur stationären Behandlung kommen. Ist dies nicht der Fall, muss die Zeit der stationären Behandlung bei uns in der Kinderklinik auch für die notwendigen diagnostischen Abklärungen genutzt werden. Sollten hier Hinweise auf behandlungsbedürftige Erkrankungen auftauchen, werden diese ebenfalls somatisch behandelt. Immer wieder sehen wir

Kinder, die durch »Anfälle« auffallen. Sie zucken dann z. B., zittern, geraten in absenceartige Zustände, fallen plötzlich um, so dass sich differentialdiagnostisch die Frage stellt, ob es sich bei der Symptomatik dieser Kinder um ein sogenanntes zerebral bedingtes Krampfleiden handelt oder ob sie Ausdruck einer dissoziativen Störung ist, die mit psychogenen Anfällen einhergeht.

Die EEG-Diagnostik – mit Provokationsmethoden wie Flickerlicht und bei Bedarf auch Videodiagnostik – lässt nicht selten erkennen, dass diese Symptomatik bei vielen Kindern eine dissoziative Störung widerspiegelt, die sich in der Form eines psychogenen epileptischen Anfalles zeigt. Allerdings diagnostizieren wir auch immer ein bis zwei Kinder pro Jahr in unserer Patientengruppe, die zerebral bedingte Krampfanfälle im Sinne einer Epilepsie haben und auch eine entsprechende antiepileptische medikamentöse Behandlung benötigen. Manche Kinder haben beides, psychogene Anfälle und körperlich bzw. somatisch bedingte Anfälle. Eine solche Differenzierung lässt sich nur durch EEG-Ableitungen unter Videodiagnostik »aufschlüsseln«, so dass wir die Möglichkeit der Kooperation mit der Kinderneurologie in unserer Kinderklinik nutzen, um eine entsprechende klare Diagnostik und Abgrenzung zwischen somatisch und psychogen bedingten Krampfanfällen zu erhalten.

Milieutherapie

Ein Herzstück unseres Ansatzes ist die milieutherapeutische Behandlung der Kinder im Rahmen unseres stationären Konzepts. Die Kinder verbringen die meiste Zeit auf einer sogenannten Kinderpsychosomatischen Station. Diese ist in einer Altbauwohnung untergebracht und hat daher nicht den Charakter einer typischen Krankenstation mit langen Gängen und Türen, die rechts und links vom Flur abgehen. Vielmehr gehören ein Esszimmer, ein Wohnzimmer, eine Küche, ein Spielzimmer und auch ein Aufenthaltsraum, ein Bad etc. zu dieser Station. Die Kinder nehmen hier ihre Mahlzeiten ein, machen ihre Hausaufgaben, spielen und verbringen die meiste Zeit des Tages in diesen Räumen.

Die tägliche Arbeit mit den Kindern im milieutherapeutischen Raum ist dadurch gekennzeichnet, dass jedes Kind eine ganz spezifische Bezugsperson hat, eine Person aus dem Pflegeteam. Diese Bezugsperson ist beim Aufnahmegespräch des Kindes dabei, ebenso bei den Bilanzgesprächen und auch teilweise bei den Elterngesprächen. Das Kind weiß, dass diese »seine« Bezugsperson besonders auf es achtet und nach im schaut, es ganz besonders unterstützt, mit ihm Einzelausflüge plant und durchführt; zudem begleitet sie es bei schwierigen diagnostischen

Maßnahmen wie z. B. der EEG-Untersuchung, vor der Kinder meist große Angst haben.

Die milieutherapeutische Arbeit, besonders die an der Koregulation der Affekte, ist für den Heilungsprozess des Kindes von sehr großer Bedeutung. Es erlebt, wenn es von ihm wenig bis gar nicht bewussten Affekten überflutet wird, wie es diese Affekte jetzt – in einer neuen schützenden, heilenden, womöglich sicheren Bindungsbeziehung mit seiner Bezugsperson – ausdrücken kann und dabei durch die Person koreguliert, d. h. in seinen Affekten gehalten, gesehen, emotional gespiegelt wird; diese Affekte werden dann auch in der Eins-zu-eins-Beziehung mit der Bezugsperson (manchmal auch in einer Zwei-zu-eins-Beziehung) psychisch bewusster und können innerseelisch – mit der Zeit – eher vom Kind selbst ausgehalten, von ihm selbst reguliert und somit psychisch integriert werden. Auf diese Weise kommt es in seinem Stresserleben langsam »runter«, wird ruhiger, kann manchmal mehr darüber sprechen, lernt Auslöser für die Situation und die Art der Affekte verstehen und kann mehr Nähe zulassen; manchmal weinen die Kinder am Ende eines solchen »Ausbruchs von Affekten«, suchen dann vermehrt Körperkontakt zu ihrer Bezugsperson und wollen getröstet werden.

Es kann sein, dass ein Kind in der Anfangsphase der Behandlung mehrmals am Tag »explodiert«, sogenannte »Ausflipper« hat und koreguliert werden muss. Es braucht dann über Tage, manchmal über Wochen eine Eins-zu-eins-Betreuung; im Pflegedienstteam muss klar sein, wer aus dem Team diese Eins-zu-eins-Betreuung des jeweiligen Kindes übernimmt. Manchmal ist die Betreuung eines Kindes mit so heftigen affektiven Ausbrüchen für eine Person nicht alleine zu tragen oder wird mit der Zeit – wenn die Ausbrüche Stunden dauern – unerträglich, so dass dann eine oder mehrere Bezugspersonen aus der Schicht dazukommen und bei der Koregulation helfen müssen.

Dass es im milieutherapeutischen Raum zwischen den Kindern zu Auseinandersetzungen, Konflikten, vielfältigen affektiven »Explosionen« kommen kann, versteht sich von selbst. Typischerweise werden die Kinder bei affektiven Ausbrüchen durch eine »Time-intensive«-Intervention begleitet. Jegliche Form von »Time-out« als Intervention, bei der das Kind isoliert würde, ist im MOSES®-Konzept tabu, weil das Bindungssystem des Kindes durch die Isolation noch mehr aktiviert würde, das Kind noch mehr Angst bekäme und schließlich nur seine Affekte dissoziieren könnte, weil es mit diesen ganz alleine überfordert wäre. Ein Kind hört dann vielleicht auf zu schreien, aber es lernt durch die Erfahrung mit der Time-out-Methode nicht, wie es seine Affekte besser steuern und selbst regulieren könnte.

Bei unserer Time-intensive-Methode, die geradezu das Gegenteil zum Time-out darstellt, hilft uns ein spezielles Zimmer, das rundherum gepolstert und mit vielen Kissen ausgestattet ist. Die Kinder können in diesem Raum in der Eins-zu-eins-Betreuung (manchmal ist es sogar mehr als eine Bezugsperson, die das Kind kontinuierlich betreut) ihre Affekte, wenn sie sich gar nicht mehr steuern können, »austoben«. Dabei werden sie aber nicht unbedingt dazu ermutigt zu toben, sondern es geht darum, dass ein Kind, das in der Gruppe »ausflippt« – d.h. schreit, andere Kinder oder Bezugspersonen angreift, sich verletzten will, sich nicht mehr selbst steuern kann –, aus der Gruppe herausgehen muss und dann in einem Eins-zu-eins-Kontakt intensiv betreut wird. Es wird in diesem Ausnahmezustand nicht alleine gelassen; seine inneren affektiven Zustände werden von der Bezugsperson, die das Kind begleitet, ins Wort gebracht.

Allein das Ausagieren von unerträglichen Affekten mit Schreianfällen und aggressiven Verhaltensweisen gegenüber sich selbst, anderen Kindern oder den Bezugspersonen führt zwar zu einer »Abreaktion von Affekten«, das Kind kann diese Affekte aber dadurch nicht schon auf die Dauer besser bzw. angemessener steuern, besser integrieren. Ein gutes Bild für das Geschehen wäre eine Gewitterwolke, die sich immer wieder auflädt, um sich dann blitzartig zu entladen: Das Kind zeigt dabei die verschiedensten externalisierenden Symptome wie schreien, beißen, treten, weglaufen. Manche Kinder ziehen sich aber auch zurück, sie reagieren mehr mit internalisierenden Symptomen, wenn sie großen affektiven Stress erleben, und sprechen nicht mehr, wobei die Bezugspersonen deutlich die Anspannung eines Kindes spüren. Bei beiden Formen des Ausagierens – externalisierend und internalisierend – braucht das Kind die intensive, feinfühlige Begleitung und Koregulation durch seine Bezugsperson oder den Therapeuten. Diese wiederkehrenden Erfahrungen bewirken eine langfristige Veränderung der Affektregulation.

Einzelpsychotherapie

Die Milieutherapie wird durch psychodynamische Einzelpsychotherapien ergänzt. Alle Kinder haben in der Regel zwei Therapeutinnen bzw. Therapeuten, welche die Therapiestunden unter sich aufteilen. In der Regel hat jedes Kind – als basistherapeutisches Angebot – bei jedem der beiden Behandler zwei bis drei Therapiestunden pro Woche, somit in der Summe alleine schon vier bis sechs Therapiestunden Einzeltherapie, die in einem Kindertherapiespielzimmer durchgeführt werden; das Zimmer ist mit Spielsachen, die für eine tiefenpsychologisch orientierte Therapie geeignet sind, ausgestattet. Hinzu kommt auch die Möglichkeit zum therapeutischen Sandspiel während der Einzeltherapiestunden.

Eine Besonderheit sind Therapiestunden, die als sogenannte »Notfalltherapie« bezeichnet werden. Kommt das Kind in einen kritischen affektiven Zustand, in dem es sich nicht mehr steuern und auch von seiner Bezugsperson im milieutherapeutischen Raum nicht mehr sicher beruhigt werden kann, so kann das Kind – oder auch die Bezugsperson – einen »Notfall« deklarieren und um eine solche Notfalltherapiestunde bitten. Die Behandler lassen in einem solchen Fall alles andere stehen und liegen, um mit dem Kind im Spielzimmer eine Notfalltherapiestunde durchzuführen. Die Erfahrung zeigt, dass sich die Kinder in der Regel durch eine Unterbrechung und die Herausnahme aus dem oftmals emotional sehr aufgeladenen milieutherapeutischen Raum und durch die Hilfestellung in der Notfalltherapie relativ rasch beruhigen; sie können danach oftmals für Stunden wieder relativ gut im milieutherapeutischen Raum begleitet werden.

Wenn die Kinder im fortgeschrittenen Stadium der stationären Behandlung sind, die zwischen sechs und 14 Monate (im Durchschnitt acht Monate) dauern kann – also in deren letzter Phase –, erhalten sie oft auch eine individuelle Traumatherapie, um mit spezifischen Methoden, z. B. EMDR, einzelne, besonders belastende traumatische Erfahrungen besser und rascher verarbeiten zu können.

Kreative Therapien

Hinzu kommen *kreative* Einzel- und Gruppentherapien. Da die Kinder oft sehr früh in ihrem Leben, häufig schon in der Säuglingszeit, traumatisiert wurden, ist es ihnen in der Regel nicht möglich, den Schrecken und das Grauen aus dieser Zeit ins Wort zu bringen, denn diese Erfahrungen stammen aus einer Zeit, in der den Kindern – vor der Sprachentwicklung – noch keine Worte zur Verarbeitung zur Verfügung standen. Die kreativen Therapien ermöglichen mit ihren Mitteln den Zugang zu diesen früheren Erfahrungen, welche die Kinder in der kreativen Einzel- und Gruppenpsychotherapie über Malen, Kunst, Musik und Bewegung zum Ausdruck bringen können. Da zu Beginn der stationären Behandlung in der Regel keines dieser Kinder gruppentherapiefähig ist, kommen sie zunächst zur kreativen Einzeltherapie, um dann Schritt für Schritt in das Gruppensetting aufgenommen zu werden. In der Regel wird eine der kreativen Therapien – sei es Musik-, Kunst- oder konzentrative Bewegungstherapie (KBT) – bis zum Ende des stationären Aufenthaltes weitergeführt, damit das Kind seine früheren Konflikte auch im Einzelsetting in einer kreativen Therapieform zum Ausdruck bringen kann.

Schule für Kranke

Alle Kinder sind in der Regel schulpflichtig. Aus diesem Grunde gibt es – wie für alle kranken Kinder in der Kinderklinik – eine »Staatliche Schule für Kranke«, für die maximal sechs Kinder unserer Intensiv-Station eine eigene Schulklasse. Grundsätzlich müssen alle Kinder die Schule besuchen und werden entsprechend ihren Lücken und Defiziten beschult. Hierzu gibt es zwei speziell ausgebildete Lehrerinnen bzw. Lehrer, welche die pädagogische Arbeit mit den sechs Kindern unter sich aufteilen können. Da die Kinder auch in der Schulklasse in der Regel nicht gruppenfähig sind, ist es eine besondere Kunst der Lehrpersonen, die Aufgaben der Beschulung, der Klärung von schulischen Lernlücken zu erfüllen und die Frage der weiteren Beschulung nach der Entlassung mit den Kindern, und dann auch den Eltern und den Therapeuten, zu klären. Dies ist keine leichte Aufgabe, gelingt aber dadurch umso besser, dass die Lehrpersonen in das Gesamtteam integriert sind. Morgens, bevor sie mit dem Unterricht beginnen und die Kinder zum ersten Mal an einem Tag sehen, findet eine Übergabe statt, ebenso von den Lehrerinnen und Lehrern zu den Bezugspersonen – sprich: dem Pflegeteam –, wenn der Unterricht zur Mittagszeit beendet ist.

Die Lehrpersonen haben jederzeit die Möglichkeit, auf der Station anzurufen und um Hilfe zu bitten, wenn ein Kind während des Unterrichts etwa einen aggressiven Schreianfall bekommt. Dies kommt gar nicht so selten vor, und die Bezugspersonen aus dem Pflegeteam müssen dann in die Schulräume gehen, die sehr nahe bei den Stationsräumen liegen, und das Kind zur Beruhigung wieder mit auf die Station nehmen. Die in solch einem emotional aufgebrachten Zustand nicht beschulbaren Kinder können sich im ruhigen Stationsmilieu durch eine Eins-zu-eins-Betreuung wieder beruhigen, so wie oben beschrieben. In einzelnen Situationen ist auch eine »Notfalltherapie« angebracht, um den Ausnahmezustand des Kindes zu unterbrechen.

Lernen von Empathie durch »B.A.S.E.® – Babywatching«

Das von uns für den Bereich des Kindergartens und der Schule entwickelte Programm »B.A.S.E.® – Babywatching« (www.base-babywatching.de) wird auch mit den schwer traumatisierten Kindern auf der Station angewandt. Einmal in der Woche kommt eine Mutter mit einem Baby in das Gruppensetting; die Kinder sitzen, begleitet von ihren Therapeuten und Bezugspersonen, im Halbkreis, um für 20 bis 30 Minuten eine feinfühlige Mutter-Kind-Interaktion zu beobachten.

Dies ist für die Kinder oft sehr schwierig, da sie unter Umständen durch die Beobachtung der feinfühligen Interaktion unbewusst an ihre eigene frühe Kindheit erinnert werden, die in der Regel nicht von Feinfühligkeit, sondern eher von Vernachlässigung und Gewalt geprägt war. Da die Kinder aber jeweils von ihrer oben erwähnten speziellen Bezugsperson und ihrem Therapeuten bzw. ihrer Therapeutin begleitet und unterstützt werden, die rechts und links von ihnen sitzen, wird es dennoch möglich, dass sie sich auf die Beobachtung einlassen.

Bei den Kindern kommen viele intensive, negative Gefühle aus frühen Erfahrungen hoch, in Bezug auf welche sie dann in der Therapie unmittelbar begleitet und unterstützt werden können. Auf diese Weise wird es möglich, dass z.B. Adoptivkinder sehr früh in der Therapie beginnen, über ihre Ursprungsfamilie und ihre Herkunft zu sprechen, und somit diese frühen Erfahrungen auch dem therapeutischen Prozess zugänglich werden. Zusätzlich schult die Beobachtung der Mutter-Kind-Interaktion die Empathiefähigkeit und Feinfühligkeit der Kinder selbst. Das Programm soll auch dazu dienen, dass Kinder, die über längere Zeit an »B.A.S.E.® – Babywatching« teilnehmen, weniger aggressive Verhaltensweisen und weniger Angst zeigen – ein Ansatz, der durchaus erfolgreich ist, wie unsere Forschungsergebnisse zeigen (Brisch & Hollerbach, im Druck).

Pädagogische und psychotherapeutische Arbeit mit den Eltern

Für viele Eltern ist es schwierig, mit ihrem Pflege- und Adoptivkind oder auch dem leiblichen Kind zurechtzukommen, weil es heftige Auseinandersetzungen, Konflikte, Aggressionen, Entfremdungsprozesse gibt. Aus diesem Grunde haben die Eltern sich manchmal – nach vielfältigen ambulanten Therapien des Kindes – für dessen stationäre Behandlung in unserem MOSES®-Therapiemodell entschieden. Da die Eltern aber oft über keine – oder nur sehr wenige – Kenntnisse in Bezug auf, Bindung, Stress, Stressregulation, Bindungsstörungen und Trauma sowie Symptome bei Traumafolgestörungen verfügen, ist es uns ein Anliegen, sie in Gruppentreffen mit allen Eltern im Rahmen einer Psychoedukation über diese Themen aufzuklären, damit sie sich selbst, aber auch ihre Kinder besser verstehen.

Während der gesamten Behandlungszeit ihres Kindes kommen die Eltern einmal in der Woche zudem zu einem sogenannten »Elterngespräch«. Dieses dient dazu, dass die Eltern von ihren Schwierigkeiten mit ihrem Kind, z.B. während der Wochenendbeurlaubungen, berichten können. Auf diese Weise wird es möglich, dass die Eltern und das Pflegepersonal auf der Station sich über ihre jeweiligen Erfahrungen mit dem Kind austauschen und dass die Eltern auch über den therapeutischen Prozess informiert werden. Eine enge Zusammenarbeit bzw. ein enger Austausch mit den Eltern ist von größter Bedeutung, damit die Entwicklungskrisen sowie -fortschritte des Kindes sowohl von den Behandlern wie auch von den Eltern gemeinsam verstanden und begleitet werden können und es nicht zu Spaltungsprozessen kommt. Da die Kinder in der Regel an Wochenenden nach Hause zu ihren Eltern, Pflegeltern, Adoptiveltern oder auch in Wohngruppen der Jugendhilfe entlassen werden, ist es wichtig, dass von Pflegepersonal zu den Eltern bzw. den Bezugspersonen vor der Beurlaubung nach Hause eine ausführliche Übergabe stattfindet, so dass klar ist, welche Dynamiken und Probleme das Kind ins Wochenende mitnehmen wird; dasselbe gilt in umgekehrter Richtung, wenn das Kind auf unsere Station zurückkehrt, damit das Team über die Ereignisse informiert ist, die sich zu Hause oder in der Wohngruppe ereignet haben. Auf diese Art und Weise können wir vieles, was sich für das Kind an sehr spezifischen Geschehnissen auf der Station ereignet, und das, was an den Wochenenden bei den Eltern zu Hause geschieht, gut miteinander integrieren und dies für den therapeutischen Prozess während der Woche nutzen.

Sozialarbeit

Viele Eltern leben in schwierigen persönlichen Beziehungen und unter prekären Bedingungen, was ihre Wohnverhältnisse, aber auch ihre ökonomischen Möglichkeiten angeht. Manche Familien stehen oft schon seit Jahren wegen Hilfen zur Erziehung in Kontakt mit dem Jugendamt. Angesichts der schlechten Wohnbedingungen und anderer vielfältiger Probleme, wie etwa hohen Schulden, erscheint ihnen das Kind mit seinen extremen Schwierigkeiten, das gerade stationär bei uns behandelt wird, häufig noch als das kleinere Problem. Aus diesem Grund ist eine gute Sozialarbeit in enger Kooperation mit dem Jugendamt und den Jugendhilfeträgern, die eventuell schon in der Familie engagiert sind, notwendig, um den Eltern auch hier Unterstützung anbieten zu können.

Team- und Fallsupervision

Alle diese Prozesse der Behandlung lösen natürlich bei vielen Mitarbeiterinnen und Mitarbeitern mehr oder weniger heftige Gefühle aus. Nur dadurch, dass sie durch häufige Team- und Fallsupervisionen intensiv begleitet werden, können sie für die Kinder in einer hilfreichen Position bleiben.

Die Teamsupervision findet alle 14 Tage statt und konzentriert sich unter einem systemischen Blickwinkel auf Probleme im Team, etwa aufgrund von Personalveränderungen, während die Fallsupervision dreimal in der Woche stattfindet und sehr gezielt die individuellen Dynamiken und Entwicklungsprozesse der Kinder im Fokus hat. Die Fallsupervision für das Pflegeteam findet getrennt von der Fallsupervision statt, an der nur die Therapeutinnen und Therapeuten teilnehmen, und am oben erwähnten dritten Termin der Fallsupervision nehmen dann alle Berufsgruppen gemeinsam teil.

Die Sitzungen der Team- und Fallsupervision, die durch externe Supervisorinnen und Supervisoren durchgeführt werden, sind ein grundlegender, prägender Bestandteil des gesamten MOSES®-Konzeptes. Ohne die Intensität der regelmäßig stattfindenden Supervisionen hätte diese Station die vielen Krisen – ausgelöst durch die intrapsychischen Konflikte, die durch die Konfrontation mit den frühen traumatischen Erfahrungen der Kinder und den Folgen dieser Erfahrungen in deren Verhalten entstehen – nicht überstanden. Es versteht sich von selbst, dass Kinder mit diesen frühen traumatischen Erfahrungen und Störungen, die dazu führen, dass die Kinder manchmal beißen, treten, schlagen und das Bezugspersonal physisch verletzen, beim Personal heftigste Affekte – wie Ängste, Wut und Enttäuschung – und auch Unverständnis auslösen. Nur durch Supervision bekommen die Teammitglieder dann wieder etwas emotionalen Abstand, was sie in die Lage versetzt, den inneren dynamischen Prozess eines Kindes zu verstehen, so dass sie diesem dann – mit besserem Verständnis – in der Einzel- und Gruppentherapie sowie im milieutherapeutischen Raum helfen können. Wir »rätseln« also sehr oft, was hinter den Symptomen steckt, die das Kind uns bietet, wie sie verstanden werden können, um sie dann – nachdem wir eine Idee entwickelt haben, wie wir das Rätsel lösen könnten – in den verschiedenen therapeutischen Prozessen entsprechend bearbeiten zu können (Brisch et al. 2013).

Evaluation des MOSES®-Therapiemodells

Das MOSES®-Therapiemodell wird – nach Genehmigung der Studie durch die Ethikkommission – ausführlich evaluiert. Hierzu erhalten die Kinder und die Eltern ausführliche Informationsmaterialien zur Studie und dem Ablauf der Untersuchungen. Das gesamte Informationsmaterial für die Kinder ist kinderfreundlich gestaltet, mit schönen kleinen Bildern und Comics. Insbesondere werden die Kinder auf die funktionellen Kernspinuntersuchungen langfristig vorbereitet; dazu gehören Extratermine, bei denen sie den Kernspintomographen kennenlernen, eventuell zusehen können, wie die Untersuchung bei anderen Probanden durchgeführt wird. Auf diese Weise erreichen wir bei den Kindern – trotz ihrer schwierigen Symptomatik – eine insgesamt gute Kooperation zur Teilnahme an der Studie und den Untersuchungen, die nach schriftlichem Einverständnis der Eltern *und* der Kinder durchgeführt werden können (Brisch et al. 2015a, b).

Die in der Evaluationsstudie untersuchten Fragestellungen und Hypothesen lauten u. a.: Das MOSES®-Therapiemodell verbessert bei den Kindern

- die Symptomatik (z. B. Symptome einer posttraumatischen Belastungsstörung, Depression, Angst, aggressives Verhalten),
- die Beziehungsfähigkeit;
- die Gruppenfähigkeit;
- die Empathie;
- die Reifung des Gehirns in traumarelevanten Gehirnarealen (z. B. Veränderung im Volumen, der Konnektivität, der Reaktion des Gehirns auf stressvolle Bilder),
- Veränderungen im Oxytocinsystem (flexiblere physiologische Antworten auf stressvolle Reize).

Die Kinder, die stationär nach dem MOSES®-Therapiemodell behandelt und im Rahmen der Evaluation untersucht werden, sind sechs bis 13 Jahre alt. Es werden maximal immer nur sechs Kinder gleichzeitig stationär behandelt, die auch als »Kinder der Interventionsgruppe« bezeichnet werden. Die stationäre Aufenthaltsdauer zur Behandlung beträgt zwischen minimal sechs und maximal ca. 14 Monaten, die durchschnittliche Behandlungsdauer lag bisher bei acht Monaten.

Für die Evaluation werden eine Wartekontrollgruppe (N = 10), eine Interventionsgruppe (N = 20) und eine gesunde Kontrollgruppe (N = 20) untersucht. Die Symptomatiken aller Patienten, die in die Interventionsgruppe aufgenommen werden, beruht auf frühen Erfahrungen von schwerer Traumatisierung durch verschiedenste Formen von Gewalt, wie Vernachlässigung sowie körperliche, sexuelle und emotionale Gewalt. Alle Kinder leiden an einer komplexen chronifizierten posttraumatischen Belastungsstörung mit entsprechenden Symptomen sowie auch an einer ausgeprägten Form von Bindungsstörungen. Jedem Kind wird im Rahmen der Evaluation ein gesundes Kind aus der Kontrollgruppe im Matched-Pair-Vergleich gegenübergestellt. Das Matching erfolgt im Hinblick auf Geschlecht, Rechts- bzw. Linkshändigkeit und Alter.

Die Kinder der Wartegruppe werden zu einem Zeitpunkt untersucht, der mindestens zwei Monate – oder länger – vor der stationären Aufnahme liegt. Die Wartezeit ergibt sich daraus, dass wir nicht alle Kinder direkt in das Therapiekonzept aufnehmen können, da wir nur wenige Behandlungsplätze haben. Die Kinder der Wartelkontrollgruppe werden zum Zeitpunkt der stationären Aufnahme nochmals diagnostisch untersucht, um zu sehen, ob sich die Symptomatik der Kinder während der Wartezeit, in der die bisherigen Behandlungen, etwa mit Psychopharmaka, fortgesetzt wurden, verändert hat. Es folgt schließlich die Aufnahme und die stationäre Behandlung über einen Zeitraum von durchschnittlich acht Monaten. Zum Zeitpunkt der Entlassung und ebenso – als Follow-up-Untersuchung – zum Zeitpunkt sechs Monate nach der Entlassung erfolgt eine erneute diagnostische Untersuchung.

Jedem Kind der Interventionsgruppe ist, wie schon gesagt, ein Kontrollgruppenkind zugeordnet, das im Hinblick auf Geschlecht, Händigkeit und Alter mit ihm vergleichbar ist und ebenso zu zwei Zeitpunkten diagnostisch untersucht wird. Die gesunden Kontrollgruppenkinder sollen in Abständen untersucht werden, die den Untersuchungszeitpunkten ihrer jeweiligen »Partner« aus der Interventionsgruppe entsprechen. Wird ein Kontrollgruppenkind einem Interventionskind zugeordnet, das acht Monate stationär behandelt wurde, so wird somit auch das Kontrollgruppenkind in einem Abstand von acht Monaten zweimal untersucht, um die Reifung und Entwicklung eines gesunden Gehirns mit der Reifung und den Fortschritten bei einem Kind aus der Interventionsgruppe parallelisieren und vergleichen zu können.

Zu den unterschiedlichen Messzeitpunkten füllen die Eltern verschiedene Fragebögen im Hinblick auf ihre Wahrnehmung des Verhaltens ihres Kindes aus, ebenso werden von den Therapeutinnen und Therapeuten sowie den Bezugspersonen Fragebögen zum stationären Verlauf der Behandlung des Kindes ausgefüllt. Mit den Kindern wird jeweils zu allen Untersuchungszeitpunkten ein Kinderbindungsinterview (CAI = Child Attachment Interview; Target et al. 2003) durchgeführt, und es werden jeweils vor den Interviews und zu bestimmten Zeitpunkten nach dem Interview Proben genommen, um Oxytocin, Vasopressin und Cortisol im Speichel der Kinder zu messen.

Die Kinder müssen zudem zu den unterschiedlichen Untersuchungszeitpunkten an einer funktionellen Kernspinuntersuchung (fMRT) teilnehmen. Das Gehirn wird sowohl im Ruhezustand als auch in seiner Reaktion auf affektive Stimuli untersucht. Hierzu werden den Kindern während der Kernspinuntersuchung bestimmte Fotos aus einer Sammlung (Lang et al. 2008; Bradley et al. 2007) mit neutralen, positiven und negativen Inhalten gezeigt. Die negativen Fotos können potentiell angsteinflößend sein. Weiterhin müssen die Kinder bei kognitiven Testungen mitmachen, wie etwa einem Intelligenztest. Hiermit werden auch Veränderungen im Bereich der kognitiven Fähigkeiten im Vergleich der Ergebnisse von vor und nach der stationären Behandlung festgehalten. Ebenso werden sie mit Fragebögen zu Angst, Depression, Dissoziation und Verhaltensproblemen untersucht, die die Eltern sowie die Therapeutinnen bzw. Therapeuten und die Bezugspersonen ausfüllen müssen.

Fallbeispiel eines sehr früh und schwerwiegend traumatisierten Adoptivkindes

Im Folgenden berichte ich über ein sehr früh – schon im Säuglingsalter – traumatisiertes Mädchen, das mit vier Jahren adoptiert wurde.

Sarah (so möchte ich das Mädchen hier nennen) hatte schon im Säuglingsalter in ihrer Herkunftsfamilie massivste Gewalt erfahren, mit der Folge von Knochenfrakturen, weshalb sie aus der Familie herausgenommen und an eine Pflegefamilie gegeben worden war. Doch auch dort war es zu Misshandlungen und Vernachlässigung gekommen, so dass Sarah zunächst in eine Kinderklinik, dann in ein Kinderheim aufgenommen worden war. Dort lernten die Adoptiveltern sie im Alter von vier Jahren schließlich kennen: Sie war auf dem Entwicklungsstand einer Zweijährigen, konnte kaum sprechen, und auch in ihren motorischen Fähigkeiten zeigte sie einen massiven Entwicklungsrückstand.

Bei ihren Adoptiveltern konnte Sarah durch die gute Pflege zunächst sehr schnell sowohl in ihren motorischen Fähigkeiten als auch in ihren sprachlichen Möglichkeiten aufholen, so dass sie relativ bald in den örtlichen Kindergarten integriert werden konnte. Hier fiel sie dadurch auf, dass sie eher zurückgezogen war, nur wenig mit anderen Kindern spielte, aber das veränderte sich mit der Zeit langsam.

Sarah wurde im Alter von sechs Jahren in eine Regelschule eingeschult. Hier stellte man bei ihr große kognitive Schwierigkeiten und Defizite fest. Sarah hatte große Probleme mit dem Lernen. Auch ihre soziale Integration in ihre Klasse und die Kontakte zu ihren Klassenkameraden waren schwierig. Sie hatte keine wirkliche Freundin und kam in der Gruppe nicht zurecht, zog sich bei Gruppenaktivitäten immer eher zurück.

Als wir Sarah kennenlernten, war sie 12 Jahre alt. Die Eltern waren relativ verzweifelt, weil Sarah die Schule nicht mehr besuchte, herumstreunte, immer

wieder log und kleinere Diebstähle begangen hatte, sich immer mehr zurückzog und emotional verschloss. Sie konnte stundenlang in ihrem Zimmer sitzen und an die Decke starren, sprach dann nicht mehr, reagierte nicht, wenn die Eltern sie ansprachen. Immer wieder gab es aber aggressive Ausfälle und Ausbrüche, sowohl verbaler Art als auch durch sadistische Handlungen, wenn sie auf dem Schulhof kleinere Kinder attackierte und quälte. Dies tat sie meistens so, dass die Lehrerinnen und Lehrer der Schule es nicht sehen konnten.
Ambulante Therapieversuche waren bisher ohne Erfolg geblieben. Sarah hatte schon eine Zeitlang eine Kinderpsychotherapie mit einer Frequenz von zwei Sitzungen pro Woche besucht und auch verschiedene Medikamente eingenommen, hierunter auch Stimulanzien und Neuroleptika, die aber zu keiner Verbesserung der Symptomatik geführt hatten. Sarah war dadurch nur noch müder geworden und hatte sich noch mehr zurückgezogen; die Eltern hatten das Gefühl, dass sie sich ihnen gegenüber gänzlich verschlossen hatte. Schließlich hatte Sarah es abgelehnt, weiter in die Schule zu gehen, wollte die Schule ganz abbrechen und ging auch schon länger nicht mehr in die Kinderpsychotherapie.
Nach der stationären Aufnahme in unser MOSES®-Therapiemodell zog Sarah sich oft komplett zurück, schwieg; sollte sie an Gruppenaktivitäten teilnehmen, so setzte sie sich außerhalb der Gruppe hin oder erschien erst gar nicht. Sie war oft in dissoziativen Zuständen, kaum ansprechbar, dann verhielt sie sich auf einmal aggressiv-provokant und – anderen Kindern gegenüber – sadistisch-aggressiv, besonders dann, wenn sie glaubte, die Personen aus dem Team könnten sie nicht beobachten. Damit konfrontiert, leugnete sie ihr Tun, machte klar, dass sie mit dem, was man ihr vorwerfe, nichts zu tun habe, fühlte sich falsch gesehen, falsch beurteilt, abgelehnt, war ihrerseits dann wütend, zog sich noch mehr zurück und war über Stunden »beleidigt«, was aber einem dissoziativen Rückzug gleichkam. Sie konnte anschließend, wenn sie etwas mehr zugänglich war, nicht über das sprechen, was passiert war; es schien so, dass sie kaum mehr eine Erinnerung daran hatte, wie die Dinge abgelaufen waren.
Dies erschwerte auch das therapeutische Vorgehen. Sarah saß in der Anfangsphase in ihrer Kindertherapie ihren Therapeutinnen schweigend gegenüber, zog sich meistens zurück, wollte nicht sprechen, wollte überhaupt nicht zur Kindertherapie gehen, obwohl sie dort natürlich nicht sprechen *musste*, sondern auch hätte spielen können. Sie war wie von einem Kokon umhüllt. Oft saß sie selbst im Sommer mit zwei Pullis bekleidet da, die sie übereinander

angezogen hatte, und man sah, dass sie sich auf diese Art und Weise – trotz Hitze und Schwitzen – vermutlich zu schützen versuchte, dass die Kleidungsschichten für eine emotional »dickere Haut« standen.

Dass sie sich langsam auf die Therapie einließ, wurde sehr schön dadurch gespiegelt, dass sie mit der Zeit nur noch einen, später keinen Pulli mehr trug und gegen Ende der Behandlung sogar in Sommerkleidern die Freizeitaktivitäten – Ausflüge mit ihrer spezifischen Bezugsperson – genießen konnte.

Gegen Ende der Behandlung nahm sie an allen Therapien teil und nutzte die kreativen Einzel- sowie die Gruppentherapiestunden für sich, um sich einzubringen und eine »aktive Gestalterin« des therapeutischen Geschehens im milieutherapeutischen Raum zu sein. Sie hatte gute Ideen für Ausflüge, Unternehmungen und begann im letzten Drittel der Therapie, über sich und ihre Erfahrungen aus früherer Zeit zu sprechen.

Sarah wurde nach Hause zu ihren Adoptiveltern entlassen, besuchte anschließend die Realschule, was ihr einigermaßen gelang, da sie durch die individuelle Beschulung in der klinikeigenen »Schule für Kranke« einige fehlende Inhalte hatte nacharbeiten können. Die Symptomatik, die der Anlass für die stationäre Behandlung gewesen war, hatte sich total zurückgebildet: Sarah ging jetzt verlässlich von zu Hause aus in die Schule, streunte nicht mehr durch die Stadt, war wesentlich gesprächsfähiger und konnte auch zeigen, dass sie sich innerlich mit verschiedenen Themen beschäftigte. Das war auch ihre Motivation, in eine ambulante Kinderpsychotherapie zu gehen und dort die bei uns in der stationären Therapie begonnene Entwicklung fortzusetzen.

Sowohl bei der Abschluss- als auch bei der Follow-up-Diagnostik sechs Monate nach der Entlassung zeigte sich, dass sich die Symptomatik von Sarah – z. B. entsprechend der Child Behavior Checklist – deutlich verbessert hatte und nicht mehr im klinischen Bereich lag. Die Symptomatik im Bereich sowohl internalisierender als auch externalisierender Störungen hatte sich entsprechend verändert. Die von den Eltern berichteten Symptome, die im Kontext ihrer traumatischen Erfahrungen verstanden worden waren, hatten sich deutlich zurückgebildet und lagen zum Zeitpunkt der Entlassung nicht mehr im klinischen Bereich: Entsprechende Veränderungen zeigten sich in der Depressionsskala, dem Angstfragebogen und ebenso in der dissoziativen Symptomatik.

Im Child Attachment Interview war die Bindungsrepräsentation von Sarah gegenüber Mutter wie Vater zum Zeitpunkt der Aufnahme in die Klinik bindungsvermeidend, dagegen hatte Sarah zum Zeitpunkt der Entlassung, wie

auch zum Zeitpunkt der Nachuntersuchung, gemäß demselben Untersuchungsinstrument eine sichere Bindungsrepräsentation zu beiden entwickelt.
Vor und nach dem Bindungsinterview führen wir, wie angedeutet, Messungen des Hormons Oxytocins im Speichel der Kinder durch. Oxytocin ist ein Hormon, dass bei Stress in physiologischer Weise ausgeschüttet wird und – neben seiner bindungsförderlichen Funktion – einen entspannenden Effekt hat. Die Oxytocinmessungen vor und unmittelbar nach dem Ende des Kinderbindungsinterviews, das die Kinder wegen der Fragen über ihre Kindheit und ihre Beziehung zu ihren Eltern als stressvoll erleben, sowie 15 und 30 Minuten nach der Beendigung zeigten bei Sarah zu Beginn der stationären Therapie über alle Messzeitpunkte kaum eine Veränderung bzw. keinen physiologischen Anstieg des Oxytocinspiegels, wie dies aber als Reaktion auf den Stressor »Bindungsinterview« zu erwarten gewesen wäre. Nach der Therapie sowie im Follow-up sechs Monate nach der Entlassung zeigte sich bei der erneuten Durchführung des Bindungsinterviews jetzt ein deutlicher Anstieg des Oxytocinwertes nach dem Ende des Bindungsinterviews im Vergleich zur Messung vor dem Bindungsinterview sowie ein Abfall des Oxytocinwertes dann im weiteren Verlauf. Eine solche physiologische Antwort mit der Erhöhung des Oxytocinspiegels als Reaktion auf einen Stressor zum Zeitpunkt der Entlassung und bei der Nachuntersuchung entspricht einem gesunden Verlauf. Sarah hatte also vor der Therapie kaum durch eine Veränderung des Oxytocinspiegels auf den Stress des Kinderbindungsinterviews reagiert, während es nach Beendigung der stationären Therapie sowie im Follow-up sehr deutliche Veränderungen der Oxytocinwerte gab; dies zeigt, dass das Reaktionsmuster des Hormons sich vermutlich während der stationären Behandlung hin zu einem gesünderen physiologischen Verlaufsmuster verändert hatte.
Sarah hatte zum Zeitpunkt der Aufnahme verschiedene Diagnosen erhalten,: wie z.B. mittelgradige depressive Episode, komplexe posttraumatische Belastungsstörung, vorübergehende dissoziative Störung in der Kindheit und Jugend, sowie reaktive Bindungsstörung. Neben den Veränderungen in den Diagnosen aufgrund der erstaunlichen Besserung der Verhaltensauffälligkeiten vom Beginn der Behandlung bis zum Zeitpunkt der Entlassung zeigten sich auch entsprechende Veränderungen im Gehirn, die im Rahmen der Forschungsevaluation in der funktionellen Kernspinuntersuchung bei Sarah nachgewiesen werden konnten. Diese sollte eine Antwort auf die Frage geben, ob in bestimmten – für traumatische Erfahrungen relevanten – Gehirnregionen Reifungsprozesse stattgefunden hatten und ob die Reaktion auf auslö-

sende Reize – hier affektiv stimulierende Fotos – sich verändert hatte. Es wurden hierzu die Volumina und die Relationen von weißer Substanz zu grauer Substanz im Gehirn untersucht. Wenn über die Zeit der Therapie ein Reifungsprozess im Gehirn stattgefunden hatte, dann sollte die weiße Substanz mit zunehmender Vernetzung und Myelinisierung an Volumen zugenommen haben, während es gleichzeitig zu einer Abnahme im Volumen der grauen Substanz gekommen sein sollte. Es wäre dann zu diskutieren, ob dies einen Therapieerfolg anzeigen könnte.

Ein solche spezifisch bei traumatischen Erfahrungen betroffene Gehirnregion ist der Hippocampus. Dieser Bereich im Gehirn ist für Gedächtnisfunktionen zuständig, z.B. das Langzeitgedächtnis, eine Konsolidierung von Gedächtnisinhalten, und hat eine besondere Vulnerabilität unter chronischen und traumatischen Stressbelastungen sowie bei traumatischen Erinnerungen. Im Hippocampus von Sarah zeigte sich bei der Messung in der funktionellen Kernspinunterschung (fMRT) im Vergleich zwischen dem Befund vor und nach der Therapie eine deutliche Volumenveränderung. Der Hippocampus zeigte bei Sarah – im Vergleich zum Zeitpunkt vor der stationären Behandlung – eine Volumenzunahme in der weißen Substanz um 23% sowie eine Abnahme in der grauen Substanz von 25%. In einer anderen Gehirnregion, dem medialen Temporallappen, der z.B. für deklaratives und episodisches Gedächtnis sowie für die Kontrolle des räumlichen Gedächtnisses und Wiedererkennung von Bedeutung ist, zeigte sich eine Volumenzunahme von 40% in der weißen Substanz und einer Verringerung von 21% in der grauen Substanz. Ähnliche Volumenveränderungen fanden sich auch in der Gehirnregion des Pallidums. Dies wird u.a. mit der Funktion von Belohnung und Motivation in Zusammenhang gebracht, ist auch bei der Bewegungskoordination involviert und steuert die Kontrolle von inhibitorischen Reizen mit. Hier zeigte sich eine Zunahme von 34% im Volumen der weißen Substanz, während die graue Substanz gleichzeitig um 20% abnahm.

Auch im Verlauf der Nervenfaserbündel und Netzwerke im Gehirn, der sogenannten Konnektivität, wie sie im funktionellen Kernspin untersucht werden kann, zeigte sich z.B. vom Temporallappen superior links zu den präfrontalen Strukturen des Gehirns eine enorme Zunahme der Dichte der Nervenfaserbündel; ähnliche Zunahmen zeigten sich vom Temporallappen superior in der rechten Gehirnhälfte zu den präfrontalen Strukturen: Hier wurden auch die frontalen und basalen Gehirnstrukturen – gemäß dem Vergleich der fMRT-Untersuchungen zum Untersuchungszeitpunkt vor und nach der Therapie sowie zum Zeitpunkt der Nachuntersuchung sechs Monate nach Entlassung und Beendigung der Therapie – sehr deutlich stärker ausgeprägt in eine neuronale Vernetzung eingebaut.

In den funktionellen Kernspinuntersuchungen werden die Kinder, wie oben kurz angedeutet, mit verschiedenen Fotos, die in Bezug auf die affektive Wirkung positive, neutrale und negative Gefühle beim Betrachter auslösen können (International Affective Picture System [IAPS], Lang et al. 2008; Bradley et al. 2007) konfrontiert. Dies wird folgendermaßen durchgeführt: Während ein Kind im Scanner des Kernspins zur Untersuchung des Gehirns liegt, wird nach einer bestimmten Abfolge eine Serie von Fotos in sein Blickfeld gebracht. Hierbei werden die Reaktionen des Gehirns auf diese unterschiedlichen affektiv geladenen Fotos untersucht. Hier zeigte sich bei Sarah – im Vergleich zwischen dem Beginn der stationären Behandlung und dem Zeitpunkt der Nachuntersuchung im Follow-up –, dass die Reaktionen ihres Gehirns auf die Fotos, die positive – wie Freude – bzw. negative – wie Angst – Gefühle auslösen können, gänzlich verändert war. So konnte die Patientin auf negative Bilder jetzt weniger gestresst reagieren, was sich im funktionellen Kernspin sehr deutlich in den verringerten Aktivierungen im Gehirn abbildete.

Eine Nachuntersuchung und Nachbefragung von Sarah im Alter von 16 Jahren zeigte, dass diese jetzt – am Ende ihrer Realschulzeit – hoch motiviert war, einen guten Schulabschluss zu machen. Sie war sehr motiviert, weil sie, wie sie sagte, unbedingt »etwas mit Menschen tun« wolle, denn das könne sie am besten. Sie hatte inzwischen erfolgreich verschiedene Praktika in Kinderkrippen absolviert und betreute in ihrer Freizeit einmal in der Woche nachmittags eine taubstumme Frau aus einer Behinderteneinrichtung. Auf die Bemerkung, dass es wahrscheinlich ganz schön schwierig sei, mit dieser Frau einen Kontakt herzustellen, meinte sie, sie habe das Gefühl, dass sie genau dies sehr gut könne. Sie könne sie sehr genau beobachten und aus ihren Reaktionen herauslesen, welche der von ihr vorgeschlagenen Freizeitaktivitäten ihre Zustimmung fänden und welche nicht.

Bei der Nachbefragung war Sarah rückblickend voller Wertschätzung für die über sieben Monate vom MOSES-Team erfahrene stationäre Behandlung und konnte sich auch sprachlich sehr gut hierüber äußern. Sie hatte kurz vorher ihre ambulante Therapie, die sie im Anschluss an die stationäre Behandlung begonnen hatte, abgeschlossen und wollte jetzt möglichst alle ihre Energien mobilisieren, um einen guten Schulabschluss zu machen und daran eine Ausbildung anzuschließen.

Prävention

Das Präventionsprogramm »SAFE® – Sichere Ausbildung für Eltern« (Brisch 2010) beginnt in der Schwangerschaft und untersucht mit dem Erwachsenen-Bindungs-Interview die werdenden Eltern, um herauszufinden, wer von den Schwangeren und ihren Partner an unverarbeiteten traumatischen Erfahrungen leidet. Hierbei werden auch Traumatisierungen durch Bindungspersonen schon in frühester Kindheit berichtet. Diese werden bis teilweise zurück ins Kindergartenalter erinnert. Traumatisierungen aus der Säuglingszeit können nicht mehr erinnert werden, sind aber oftmals durch Schilderungen der Pflege- oder Adoptiveltern und aus den Akten des Jugendamtes teilweise bekannt, weil die werdenden Eltern schon, als sie noch Säugling waren, aus der Ursprungsfamilie herausgenommen wurden. Sind diese frühen stressvollen Erfahrungen nicht verarbeitet, besteht ein Risiko, dass schon in der Schwangerschaft, noch mehr aber nach der Geburt des Säuglings diese traumatischen Erfahrungen mit allen intensiven Affekten wie etwa Angst, Wut, Einsamkeit wieder psychisch aktiviert – oder »getriggert« (ein Begriff aus der Psychotraumatologie) – werden können. Solche Trigger-Reize können der wachsende Bauch der Schwangeren sein, der sie ein Gefühl von Ohnmacht im Hinblick auf das, was mit ihrem Körper gerade passiert, erleben lässt und so an frühere Situationen von sexueller Gewalt und Hilflosigkeit erinnert, oder auch das Weinen des Säuglings, das dann von den Eltern nicht ausgehalten wird. In solchen Situationen geraten die Eltern extrem in Stress, erleben Angst und Hilflosigkeit und versuchen, den Trigger-Reiz zu stoppen, indem sie etwa das Baby schütteln, damit es aufhört zu schreien, oder die Wohnung verlassen und das schreiende Baby einfach zurücklassen.

Wenn die werdenden Eltern unter diesen Umständen schon sehr früh auf diese Risikokonstellation aufmerksam gemacht und dann »an die Hand genommen« werden, damit sie schon – mit Beginn in der Schwangerschaft – psychotherapeutisch zunächst im Sinn von Stabilisierung, dann auch mit dem Ziel der Traumaverarbeitung behandelt werden, besteht eine große Chance, die oftmals über viele Generationen bestehenden Teufelskreise der Ausübung von unterschiedlichsten Formen von Gewalt von Eltern gegenüber ihren Kindern zu unterbrechen. Die Forschungsergebnisse aus unserer Längsschnittstudie weisen darauf hin, dass genau dies durch das Präventionsprogramm SAFE® möglich ist. Durch diesen Ansatz der primären Prävention kann die transgenerationale Weitergabe von Bindungstraumatisierungen unterbrochen und den Säuglingen ein Lebensweg eröffnet werden, der ihnen bindungssichere Entwicklungen mit ihren Eltern ermöglicht. Die Wahrscheinlichkeit, dass diese Säuglinge dann später in der nachfolgenden Generation ihre eigenen Kinder feinfühlig behandeln und damit eher bindungssichere Muster an ihre Kindern »weitergeben«, ist groß (Rauwald et al. 2013; Beck et al. 2016).

Zusammenfassung

Es hat sich gezeigt, dass das MOSES®-Therapiemodell ein intensivtherapeutisches Konzept ist, das gut geeignet, ja spezifisch darauf zugeschnitten ist, schwer und früh traumatisierte Kinder erfolgreich zu behandeln. Diese Kinder sind oft wegen ihrer zahlreichen, gravierenden Symptome, die auf dem Hintergrund ihrer extremen Bindungstraumatisierungen entstanden sind, aus allen sozialen Kontexten herausgefallen. Auch durch ihre Eltern – bzw. ihre Adoptiv- und Pflegeeltern – können sie kaum mehr »gehalten« oder integriert werden. Selbst in pädagogischen Intensiv-Wohngruppen, wo sie oft auch durch eine medikamentöse Behandlung in ihren affektiven Ausbrüchen gebremst werden, können sie häufig kaum erfolgreich gefördert werden.

Die MOSES®-Evaluationsstudie zeigt, dass sich nicht nur die Symptomatik dieser Kinder dramatisch verbessert, sondern dass diese Verbesserungen mit Reifungsprozessen in bestimmten Hirnstrukturen korrelieren und sich somit die positiven Verhaltensveränderungen auch in neuro-biologischen Veränderungen im Gehirn widerspiegeln. Nicht nur Sarahs Eltern, sondern viele Eltern, Adoptiv- und Pflegeeltern, deren Kinder bei uns in der Vergangenheit behandelt wurden, sind hoch zufrieden und empfehlen die Therapie nach dem MOSES®-Therapiemodell weiter. Es gibt viele Hinweise, dass den Kindern durch die Intensität der emotionalen Neuerfahrungen in allen Modulen des Therapiemodells ermöglicht wird, sowohl intrapsychisch als auch in ihren sozialen Fähigkeiten Wachstumsprozesse zu erleben, die ihnen schließlich auch in der Schule auf einen neuen Entwicklungsweg helfen können.

Es wäre zu wünschen, dass – bei weitergeführter, erfolgreicher Evaluation – das MOSES®-Therapiemodell sowohl für die stationäre kinder- und jugendpsychiatrische als auch für die intensiv-pädagogische Behandlung von Kindern fruchtbar gemacht werden kann und an anderen Standorten Nachahmer finden kann.

Eine frühzeitige primäre Prävention, um die Entstehung von Bindungstraumatisierungen zu vermeiden, und eine Unterbrechung der transgenerationalen Weitergabe wäre die allerbeste Investition in eine gesündere Entwicklung von Kindern, die aufgrund der psychischen Bedingungen ihrer Bindungspersonen keine guten Startchancen haben.

Dank

Ein großer Dank gebührt den Eltern und ihren Kindern, die sich auf einen vertrauensvollen Prozess der intensiven stationären Behandlung sowie auf das Evaluationsprogramm eingelassen haben. Das Konzept verlangt nicht nur den Kindern, sondern auch den Eltern einiges ab, da sie regelmäßig mindestens einmal wöchentlich zu Elterngesprächen kommen und einige Untersuchungen mitmachen sowie ihr Kind dabei unterstützen müssen.

Ein weiterer Dank gilt dem Team, das in vielfältigen Dynamiken mit den Eltern und Kindern verwoben ist und sich immer wieder auf sehr intensive Weise auf neue emotionale Erfahrungen mit den Eltern und den Kindern einlässt. Ohne die regelmäßige, verlässliche Begleitung durch unsere externen Supervisoren wären wir nicht in der Lage, die Arbeit mit diesen Kindern so erfolgreich zu leisten, daher sei ihnen an dieser Stelle ein besonderer Dank ausgesprochen. Ein weiterer Dank geht an das Forschungsteam, das mit höchster Konzentration und größter Feinfühligkeit den Kindern hilft, dass sie an dieser Evaluationsstudie teilnehmen können, die entsprechenden Untersuchungen kooperativ mitmachen, einschließlich der funktionellen Kernspinuntersuchung.

Wir könnten diese Studie ohne eine entsprechend gute Kooperation mit einigen Forschungspartnern nicht durchführen: sowohl mit Herrn Professor Landgraf vom Max-Planck-Institut München (Riagnos) als auch mit Herrn Dr. Martin Bidlingmaier vom Endokrinologischen Labor am Klinikum der LMU München. Mein besonderer Dank gilt Herrn Dr. Keeser von der Neuroradiologischen Abteilung in Großhadern, Klinikum München; ohne die intensive Kooperation mit ihm und Frau Professor Ertle-Wagner sowie Frau Coates vom Kernspinlabor wäre es nicht möglich gewesen, die Kernspinuntersuchungen mit den Kindern erfolgreich durchzuführen und einmalige Daten über die neurobiologischen Veränderungen in den Gehirnen dieser Kinder zu erhalten.

Literatur

Beck, A., Meinardi-Weichhart, L., Landers, S., Quehenberger, J., Walter, I. & Brisch, K. H. (2016): The impact of early parent-child-interaction on the transition to school (Poster). 15th World Congress of the World Association for Infant Mental Health. Infant mental health in a rapidly changing world: Conflict, adversity, and resilience, Prag/Tschechien, 29. Mai–2. Juni 2016.

Bradley, M. M. & Lang, P. J. (2007). The International Affective Picture System (IAPS) in the study of emotion and attention. In: J. A. Coan & J. J. B. Allen (Hrsg.): *Handbook of emotion elicitation and assessment.* London (Oxford University Press), S. 29–46.

Brisch, K. H. (2010): SAFE® – *Sichere Ausbildung für Eltern: Sichere Bindung zwischen Eltern und Kind.* Stuttgart (Klett-Cotta).

Brisch, K. H. & Hollerbach, J. (im Druck): B. A. S. E.® – Babywatching: An attachment-based program to promote sensitivity and empathy and counter fear and aggression. In: H. Steele & M. Steele (Hrsg.): *Handbook of attachment-based interventions.* New York (Guilford Press).

Brisch, K. H., Erhardt, I., Kern, C., Formichella, A., Paesler, U., Ebeling, L. & Quehenberger, J. (2013): How to treat children with severe attachment disorders after multiple early experiences of trauma? A model of treatment in an intensive care unit of psychotherapy. In: L. Barone (Hrsg.): *6th International Attachment Conference.* Pianoro/Italien (Medimond), S. 139–144.

Brisch, K. H., Quehenberger, J., Kern, C. & Oberschneider, L. (2015a): The salivary oxytocin response of severely early-traumatized children in relation to their attachment representations. *Psychologische Medizin*, 26 (1), S. 53.

Brisch, K. H., Quehenberger, J. & Oberschneider, L. (2015b): Oxytocin response to an attachment-related stressor in women with respect to depressive symptoms. *Journal of Psychosomatic Research*, 78 (6), S. 595.

Lang, P. J., Bradley, M. M. & Cuthbert, B. N. (2008). International Affective Picture System (IAPS): Affective ratings of pictures and instruction manual. Technical Report A-8. University of Florida, Gainesville, FL.

Rauwald, M., Becke, S., Hartmann, L. & Brisch, K. H. (2013): Prävention transgenerationaler Weitergabe von Traumatisierungen – SAFE®-Kurse für traumatisierte Mütter. In: M. Rauwald, M. (Hrsg.): *Vererbte Wunden. Transgenerationale Weitergabe traumatischer Erfahrungen.* Weinheim (Beltz), S. 149–157.

Target, M., Fonagy, P. & Shmueli-Goetz, Y. (2003): Attachment representations in school-age children: The development of the child attachment interview (CAI). *Journal of Child Psychopathology*, 29, S. 171–186.